血栓形成と凝固・線溶
治療に生かせる基礎医学

[著]

浦野 哲盟 浜松医科大学医生理学講座 教授
後藤 信哉 東海大学医学部内科学系循環器内科学 教授

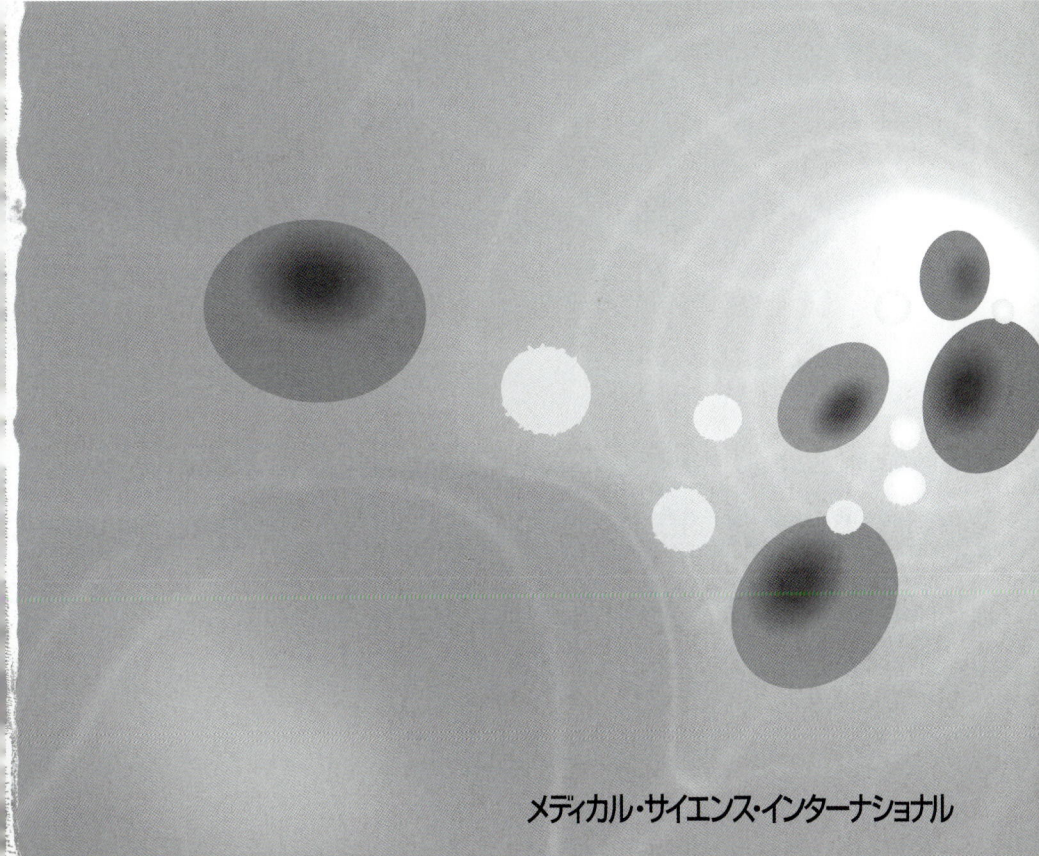

メディカル・サイエンス・インターナショナル

Thrombogenesis, Coagulation and Fibrinolysis :
Basic Science for Treatment
First Edition
by Tetsumei Urano, Shinya Goto

© 2013 by Medical Sciences International, Ltd., Tokyo
All rights reserved.
ISBN 978-4-89592-736-9

Printed and bound in Japan

序　文

　「血栓症」はわが国でも国民病の１つに数えられるほど増えています。心筋梗塞，脳梗塞，深部静脈血栓症/肺血栓塞栓症などに代表されるいわゆる血栓症に加え，外傷や感染に伴う臓器障害にも血栓形成は関わります。これに伴い血栓症は，循環器内科，脳神経外科，あるいは血管外科といった専門家だけでなく，他科の先生方も日常遭遇する疾患になってきました。血栓というと，凝固・線溶系の複雑なカスケード，また多様な受容体とシグナル伝達が関わる複雑な血小板の活性化機構が，暗く脳裏に浮かぶ読者も多いと思います。その結果「発症機序はともかくとして，治療法はどうなの？」と性急に臨床的な対処法を求めたくなるのではないでしょうか。

　私は医学部卒業後，駆け出しの血管外科医として線溶療法に関わり，その後米国留学を経て基礎医学者として主に線溶の制御機構を研究してきました。最初に関わったプラスミノーゲンの構造変化の研究は「フィブリン形成に伴う線溶系の活性化機構」に関連し，不要な血栓を迅速に溶解する事象をよく説明するものでした。これにより「血液は固まると溶ける」という概念がしみ込んだようです。その一方で，容易に溶解するはずの不要血栓が意外にも線溶療法抵抗性を示したり，フィブリン選択性が高いはずの線溶療法時に高度のフィブリノーゲン分解に伴う重篤な出血を認める例も多く経験しました。「実地臨床は理論通りにはいかない！」という無力感と同時に，「凝固・線溶調節機構には未解明の制御機構が多く存在する」，さらには「すべての生理的制御機構が明らかになれば，効率的で安全な抗血栓療法や線溶療法が確立できる」という可能性も感じました。このような可能性を感じることができたことが，凝固・線溶の基礎研究を続けようと決心した動機につながりました。

　私の専門とする「生理学」は，「生命の理」を解き明かす学問です。身体の仕組み，機能の解明を目指す学問であり，講義では生命反応のメカニズムを考えさせます。「血栓止血」あるいは「凝固・線溶」の分野は「生体防御」の範疇に入り，「必要部位で止血する（血液が固まる）と同時に，血液の流動性を維持し末梢への血流を保つ」機構になります。血小板活性化ならびに凝固・線溶系活性化の機構は，多くの機能分子が関わる複雑系です。しかしながら実際には，個々の反応が必要とされる部位で必要時に合目的的に引き起こされ，全体として「止血しながら末梢への血流を維持する」という偉業を成し遂げているのです。これには実に様々な分子の相互反応，あるいはその調節因子の介入が関わり，その１つ１つの

反応が巧妙に調節されています．血漿中の凝固因子の相互反応だけでなく，血小板の膜上の因子と放出される生理物質，あるいは血管内皮上の様々な機能分子が関わり，時空間的に「止血」と「血液の流動性維持」を実に見事に調節しているわけです．学生たちにはこれらの「理」を理解してもらうべく講義をしています．

　自身の研究対象としての興味だけでなく，わかりやすく講義するために関連分野を学ぶことにより，凝固・線溶・血小板，さらには血管壁と血流の関わる「血栓止血機構」の深淵なる魅力が見えてきました．そのようなことから，基礎医学の立場からこの魅力的な生理的血栓止血機構をご紹介し，複雑に見える「血栓症」の病態や発症機構を理解する一助となればと考え，本書を執筆しました．まずはその優美な調節機構を堪能いただき，その後に巧妙な調節機構が破綻して発症する「血栓症」の病態を得心していただければと思います．「理論は所詮理論でしかない」のも事実ですが，最近の学問の発展に伴いその理論も大いに進化してきました．無論まだまだ不十分であることも事実ですが，多くの症例の発症機構とその病態が説明可能になることを期待します．「このような機序ではまだ説明できない隠された機構がある」と感じ，凝固・線溶の研究にのめり込む読者が増えてくれるなら，それもまた望外の喜びです．

　血栓症の治療や予防方法は近年大いに発展し，従来から使用されているアスピリン，ワルファリン，あるいはヘパリンに代わる新規治療薬も相次いで発売されました．これらの新規薬剤は，いずれも臨床治験において従来の薬剤の欠点を補う効果，あるいは優れた治療成績が示されたものです．しかしながら実地臨床での使用例が増えるにつれて，それらの問題点も明らかになってきました．逆に，長らく使用されてきた薬剤の優れた点も見直されるようになりました．本書では，新規治療薬も含め，血栓症治療に使用される薬剤の作用機序と使用方法，また使用上の問題点も記載しました．抗血小板薬および抗凝固薬の使用の実際，あるいはその治験結果のパートを後藤信哉先生にご担当いただき，最新情報を提供しています．実地臨床における「治療」にも貢献できると期待しています．

　所詮は「理論」ですが，理論を基盤にした治療経験の積み重ねから「理論とエビデンスに基づいた血栓症治療」が確立されると信じ，本書がその一助になれることを心から願っています．

2013 年 2 月
浦野 哲盟

目 次

はじめに 1

Part 1　血栓と血栓症

1. 凝固系の役割とは？ 防衛反応？ 6
    止血／炎症反応の惹起／感染防御
2. 血栓症はなぜ起こるのだろう？ 8
    Virchowの3徴は血栓症発症にどのように関わっているのだろう？／血管壁の性状変化／血流の変化／血液成分の変化
3. 凝固・線溶系の概略 14
    ①正常内皮細胞の抗血栓作用（その1）／②血小板のプライミング，粘着・凝集・放出，PS発現／③凝固／④線溶／⑤正常内皮細胞の抗血栓作用（①その2）

Part 2　凝固・線溶系，血小板の基礎を理解する

1. 凝固系の活性化機構 18
    A. セリン酵素：凝固系の酵素反応の基本
        活性型セリン酵素って何？／セリン酵素の活性化／セリン酵素によるペプチド結合の加水分解
    B. 凝固カスケードの活性化
        活性中心以外のドメインは何をしているのだろう？／クリングル構造／Glaドメイン／その他の共通ドメイン
2. 凝固因子は必要な部位でのみ活性化される 25
    凝固系活性化における血小板の役割／凝固系活性化における血小板リン脂質の役割／血小板PSはどのように細胞膜外側に露呈される？
3. 凝固系はどのように活性化されるのか？ 29
    A. 外因系の開始機構
        組織因子の構造と機能／組織因子の構造と機能：トピックス／組織因子遺伝子の発現臓器とその調節／TF/FⅦa複合体の機能／blood-borne TF
    B. 内因系の開始機構
        接触因子（内因系）／接触因子の活性化機構／接触因子（内因系）の多彩な生理機能
    C. 共通経路の活性化機構
        外因系によるFIXの活性化／FIXの活性化／FXの活性化／プロトロンビンの活性化／FⅧの役割／FⅤの役割

4. 血栓形成過程：フィブリノーゲンとフィブリン ……………………………… 39
    フィブリノーゲンの構造と生理機能／フィブリン形成／フィブリンの安定化
5. 凝固系の制御機構 ……………………………………………………………… 43
    A. インヒビターによる凝固系の制御
        組織因子経路インヒビター（TFPI）／アンチトロンビンの作用序
    B. トロンボモジュリン-プロテインC/S系
        トロンボモジュリンとプロテインCの活性化機序／活性化プロテインCの作用機序／プロテインSによる活性調節
6. 凝固系検査で何がわかる？ …………………………………………………… 54
    A. 凝固能あるいは凝固予備能の測定
        プロトロンビン時間（PT）／活性化部分トロンボプラスチン時間（aPTT）
    B. 凝固系活性化を示すマーカー
        フィブリノペプチドA（FPA）／可溶性フィブリンモノマー／プロトロンビンフラグメント1+2／トロンビン-アンチトロンビン複合体／Dダイマー
7. 血小板の活性化機構とその制御 ……………………………………………… 58
    A. 血小板の産生
        血流中の正常血小板／骨髄での血小板産生／巨核球産生調節機構／トロンボポエチン
    B. 血小板の形態と構造
        α顆粒／濃染顆粒／開放小管系／細胞骨格
    C. 血小板膜の接着分子と受容体
        インテグリン／LRRファミリー／7回膜貫通型受容体／免疫グロブリンスーパーファミリーとC型レクチン受容体スーパーファミリー
    D. 血小板膜の変化と粘着・凝集
        粘着に関わる受容体とシグナル伝達／高ずり応力下での血小板粘着／顆粒放出による血小板活性化促進機構／TXA_2の合成と放出による血小板活性化増幅機構／増幅機構に関わるシグナル伝達経路／血小板活性化の共通シグナル伝達経路／凝集に関わる受容体とシグナル伝達／フィブリン形成による強固な血栓形成
    E. 血小板活性化の制御機構
        血管内皮による血小板凝集の制御／受容体の構造変化による抑制機構／受容体の脱感作
    F. 血小板検査で何がわかる？

8. 血栓（線維素）溶解機構とその制御 ··· *88*
   A. 線溶系は血栓症発症にどのように関わっている？
       線維素溶解（線溶）／プラスミノーゲン／リジン結合部位（LBS）／プラスミノーゲン活性化因子（PA）／tPA
   B. 線溶活性の制御
       PA活性の制御／プラスミン活性の制御
   C. 凝固による線溶促進
       凝固機転に伴うtPAの放出／tPAおよびプラスミノーゲンのフィブリンへの結合（3者複合体形成）／プラスミノーゲンの高次構造の変化と活性化／トロンビンによるPAI-1不活性化に伴うtPA活性の発現／プラスミン活性制御の修飾
   D. 凝固による線溶抑制機構：安定化フィブリンの線溶抵抗性
       血栓安定化のための線溶活性抑制機構（血栓溶解抑制機構）／α_2PI/α_2APのフィブリンへの架橋
   E. 線溶系の検査
       FDP・Dダイマー測定の臨床的意義／プラスミン-α_2アンチプラスミン（α_2AP）複合体（PAP）〔プラスミン-α_2プラスミンインヒビター（α_2PI）複合体（PIC）〕測定の臨床的意義／包括的な線溶活性測定法

9. 凝固・線溶系の多彩な生理作用 ··· *105*
   A. 感染防御
       A群溶連菌とストレプトキナーゼ／ペスト菌
   B. トロンビンの生理作用
       プロテアーゼ活性化受容体（PAR）／PARを介する血小板の活性化／PARを介する血管内皮機能の修飾
   C. 悪性新生物と凝固・線溶系
       組織因子の産生／凝固活性の調節と癌の進展：血管新生／悪性新生物と血栓／腫瘍増殖と線溶系／PAIの関与／腫瘍組織の産生する線溶因子と血栓症リスク
   D. 血管新生に関わる線溶因子
       血管新生の促進／血管新生の抑制
   E. 神経の可塑性と線溶系
       長期増強への影響／tPAによる神経伝達の増強機構／tPAと神経細胞死

Part 3 凝固・線溶系と疾患：臨床とその背景

1. 血栓症をきたす病態：血液の因子を詳細に検討してみよう ………………… *116*
   - A. 血小板活性化の増強（プライミング）
     様々な病態に伴う血小板のプライミング／血小板から分泌される反応増強分子／血小板のプライミングと検査データ／創薬の分子標的
   - B. 先天性の凝固活性過剰発現と線溶活性発現低下
     血栓症をきたす凝固制御因子の分子異常／血栓症をきたす線溶因子の分子異常
   - C. 後天性の凝固活性過剰発現と線溶活性発現低下
     感染症・炎症と易血栓性／外傷・手術などの侵襲と易血栓性／癌と易血栓性／メタボリックシンドロームと易血栓性：高PAI-1血症の関与／経口避妊薬，ホルモン補充療法と易血栓性／妊娠と易血栓性／ストレスと易血栓性／抗リン脂質抗体症候群と易血栓性／高ホモシステイン血症と易血栓性
2. 心筋梗塞 ……………………………………………………………………… *136*
   プラークの破綻と血栓形成／心筋梗塞における血栓形成の危険因子／心筋梗塞の治療
3. 脳 梗 塞 ……………………………………………………………………… *139*
   アテローム血栓性梗塞／心原性塞栓／ラクナ梗塞／脳梗塞の血栓溶解療法／抗血小板療法・抗凝固療法による脳梗塞予防
4. 深部静脈血栓症と肺血栓塞栓症 ………………………………………………… *143*
   深部静脈血栓症に関わる易血栓性／抗血小板療法・抗凝固療法による深部静脈血栓症と肺血栓塞栓症の予防
5. 播種性血管内凝固症候群（DIC） ……………………………………………… *145*
   発症機転／検査所見と診断／治療
6. 血栓性微小血管障害症（血栓性血小板減少性紫斑病） ………………………… *152*
   血栓性微小血管障害症（TMA）／UL-VWFとTMA：ADAMTS13の関与／TMAの分類／TMAの診断と治療

Part 4 血栓症の治療と予防

1. 血栓症治療：新時代の考え方 ………………………………………………… *158*
2. 抗血小板療法 …………………………………………………………………… *159*
   - A. TXA₂合成阻害薬：アスピリン
   - B. ADP受容体拮抗薬：クロピドグレル，チクロピジン
   - C. GPⅡb／Ⅲa受容体阻害薬
   - D. ホスホジエステラーゼ阻害薬：シロスタゾール

  E. PGI₂ 誘導体製剤：ベラプロスト
  F. セロトニン受容体拮抗薬：サルポグレラート
  G. トロンビン受容体 (PAR-1) 阻害薬
  H. GPⅣ受容体阻害薬
3. 抗凝固療法：経口薬 *168*
  A. ワルファリン
    ワルファリンとビタミン K／ワルファリンと電撃性紫斑病／投与量のモニタリング
  B. 新しい経口抗凝固薬の登場
  C. 抗トロンビン薬：ダビガトラン
  D. Ⅹa 阻害薬：リバーロキサバン，アピキサバン，エドキサバン
  E. 新規経口抗凝固薬の臨床使用で見えてきたこと
    出血性の副作用／モニタリングの必要性／腎機能障害との関連／服薬コンプライアンス／投薬に関する現時点でのコンセンサス
  F. ワルファリンからの，あるいはワルファリンへの切り替え
  G. 抗トロンビン薬とⅩa 阻害薬，いずれを選ぶ？
  H. 現在開発中の抗血栓薬
    FⅪ阻害薬／PAI-1 阻害薬
4. 抗凝固療法：注射薬 *183*
  A. ヘパリン類：未分画ヘパリン，低分子ヘパリン，合成ペンタサッカライド
    未分画ヘパリン／低分子ヘパリン／合成ペンタサッカライド／ヘパリノイド／ヘパリン起因性血小板減少症
  B. アンチトロンビン製剤
  C. 活性化プロテイン C
  D. 可溶性トロンボモジュリン製剤：トロンボモジュリンアルファ
  E. 合成抗トロンビン薬：アルガトロバン
5. 線溶療法 *188*
  A. 線溶療法に用いられる薬剤
  B. 線溶療法で考慮すべきこと
    フィブリン分解とフィブリノーゲン分解／病的血栓と生理的血栓
  C. 薬剤選択と投与方法の工夫
    血栓溶解薬の投与量：必要量と安全量／投与方法の工夫
  D. 線溶療法の限界と今後の展望
    なぜ心筋梗塞に使われなくなったか？／なぜ脳梗塞の治療で出血するのか？／今後の展望

Part 5　身体はどのように凝固・線溶系を調節しているか

1. 凝固・線溶系の生理的変動 ……………………………………………… *198*
    - A. 日内変動
        血小板／凝固系／線溶系／*clock*遺伝子と遺伝子発現の時的制御機構
    - B. 加齢による変動
        血小板／凝固系／線溶系
    - C. 生活習慣による変動
        食事による変動／喫煙の影響／運動による変動／精神的ストレス／生活習慣の改善と血栓症リスク低下

2. 遺伝子欠損動物からわかった凝固・線溶系因子の生理的役割 …………… *207*
    外因系凝固カスケードは胎児発育に不可欠である／凝固系の過剰な活性化はやはり致死的である／トロンボモジュリン／プロテインC系も不可欠／線溶系も血管の開存性の維持に関わる／血小板凝集にフィブリノーゲンは必要ない？

索　引 ……………………………………………………………………… *210*

■ コラム一覧

エコノミークラス症候群で考えてみよう	*13*
クリングル構造って？	*22*
血小板表面へのPS露出	*28*
ヘビ毒とフィブリノーゲン	*42*
TFPIの生理的重要性	*45*
トロンビンの多彩な生理機能の発現機序	*52*
PT-INRとトロンボテスト	*55*
顆粒からの分泌分子と抗血小板薬	*63*
GPⅡb/Ⅲa受容体阻害薬（αⅡbβ_3拮抗薬）	*67*
血小板凝集抑制薬以外にも血小板数や血小板機能を変化させる薬物がある	*69*
tPAは分泌後血管内皮細胞上にとどまり高い線溶活性を維持する	*93*
ADAMTS13は多様な病態に関わる	*156*

注 意

本書に記載した情報に関しては，正確を期し，一般臨床で広く受け入れられている方法を記載するよう注意を払った。しかしながら，著者ならびに出版社は，本書の情報を用いた結果生じたいかなる不都合に対しても責任を負うものではない。本書の内容の特定な状況への適用に関しての責任は，医師各自のうちにある。

著者ならびに出版社は，本書に記載した薬物の選択，用量については，出版時の最新の推奨，および臨床状況に基づいていることを確認するよう努力を払っている。しかし，医学は日進月歩で進んでおり，政府の規制は変わり，薬物療法や薬物反応に関する情報は常に変化している。読者は，薬物の使用にあたっては個々の薬物の添付文書を参照し，適応，用量，付加された注意・警告に関する変化を常に確認することを怠ってはならない。これは，推奨された薬物が新しいものであったり，汎用されるものではない場合に，特に重要である。

はじめに

　血栓症は血液凝固により血管が閉塞し，末梢組織が壊死に陥る疾患である。日本人の三大死因と呼ばれる疾患のうちの2つ（心筋梗塞，脳卒中/脳梗塞）に，凝固系および血栓が直接関与している。さらに，最大の死因である癌や近年話題の感染症や炎症の進行にも凝固・線溶系因子は関わる。逆にこれらの病態が凝固・線溶系に影響することも知られており，微小血栓形成による二次的な臓器障害の素因となる可能性がある。

　本来，血液と血管壁は，酸素・栄養素などの運搬という役割を遂行するために，様々な機構で血液の流動性と血管の開存性を維持している。血栓形成の基盤となる血液凝固系は，出血による血液の喪失を阻止して循環血液量の維持に寄与することが主要な役割である。そのほかにも，感染巣からの病原菌の播種を阻止したり，炎症反応を惹起して病原菌の除去を促すなど，生体防御に関わる多様な生理機能を有している（図1）。凝固系は，多様な活性化促進機構ならびに制御機構により，必要な部位で必要量の活性が迅速に発現するよう厳密に制御されている。その活性発現制御機構が破綻すると過凝固状態となり，近年問題になっている血栓傾向をきたすことになる。

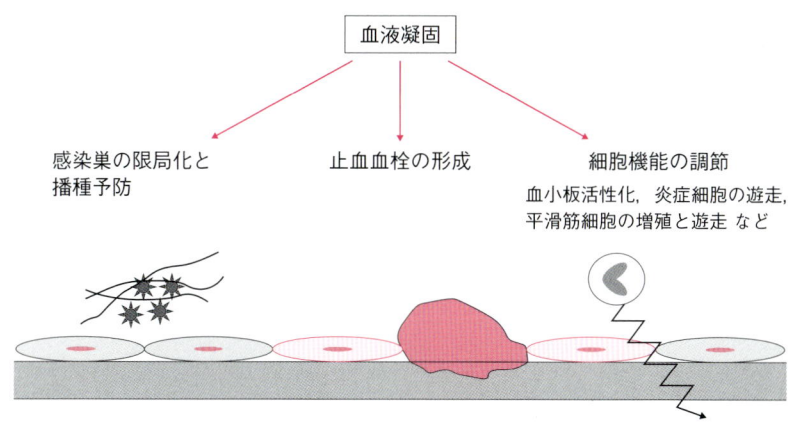

図1　凝固系の生理的役割

組織損傷あるいは血管破綻により出血が生じた部位では，血小板および凝固因子が連続的に活性化されて血栓が形成され止血される。血小板は血管壁の傷害部位で特異的に活性化され，粘着・凝集によりこれを被覆する。また凝固因子は，活性化した血小板膜を足場として次々と効率よく活性化され，必要部位に短時間で十分量のフィブリンを産生する。したがって，血小板の機能異常や血友病をはじめとする凝固因子の異常では，止血困難による出血を繰り返し，手術や大きな外傷によって致死的な出血を呈することになる。逆に血液凝固系の過剰な活性化は，過剰量の血栓形成に伴う血管閉塞と臓器壊死（梗塞）を引き起こす。

＊　　　＊　　　＊

　生体は様々な凝固活性調節機構を動員することにより，適切な量の血栓を適切な期間保持することが可能であり，これにより組織の修復に貢献する。形成された血栓（凝血塊）は，出血が止まり組織の修復が完了すると線維素溶解（溶溶）現象により速やかに溶解消失する。この血栓の溶解は早すぎると出血するし，遅ければ末梢の循環不全や梗塞につながるため，線溶系もまた様々な調節機構により制御されている。このような血小板および凝固系の活性化，また凝固と線溶の連携プレーには，巧みな指揮者に導かれるオーケストラのような趣がある。あたかも神様あるいは指揮者が全体の現象を調節しているように見えるが，実際は個々の反応にブレーキとアクセルがあり，周囲の状況に応じて速度が調節されている。ときには凝固系のアクセルが線溶系のブレーキになり，またときには線溶系においてもアクセルのように働いている。これらの連携プレーは，「血栓は必要な部位で必要量生じ，必要な時間とどまった後，不要になれば溶解する」という都合のよい現象を調節し，「迅速な止血と，血管の開存性ならびに適切な血流量の維持」に寄与しているわけである。

　本書では，このような血栓形成とその溶解に関わる個々の因子や機構を各項目で説明すると同時に，血液凝固・線溶反応を包括的で合目的的な生体反応と捉え，そのなかでの個々の役割に言及する。これにより，全体の調節機構の破綻の結果発現する病態に関しても，理解が深まると期待する。

＊　　　＊　　　＊

　以下のPart 1では，Virchowの3徴を中心に，血液凝固機転，血栓溶解機転，およびこれらに関わる血管壁と血小板の反応を大まかに説明し，まず医学部で学んだことをイメージとして思い出していただく。

　Part 2では，凝固と線溶のメカニズムを少し詳しく説明する。かなり細かいところまで述べているので，すべて覚えなければならないわけではないが，これは次のPart 3で述べる臨床との関連を理解するうえでの基盤となる知識といえ

る。

　Part 3では，凝固・線溶機構の破綻に伴って生じる病態について説明する。構成としては，血栓症や出血をきたす分子異常および生理機構の異常を最初に説明する。さらに個々の臓器特有の血栓症として，心筋梗塞，脳梗塞，深部静脈血栓症と肺血栓塞栓症，また凝固と関連する出血性の疾患である播種性血管内凝固症候群（DIC），血栓性微小血管障害症（TMA，血栓性血小板減少性紫斑病：TTP）について述べる。

　Part 4では，血栓症の治療と予防方法，異常出血をきたす疾患に関して，基本的な考え方と現在臨床で使われている薬剤について，新薬を交えて述べる。

　最後にPart 5では，血小板および凝固・線溶活性の生理的な変動を紹介し，血栓症の発症，あるいは効率的な治療法との関連に触れる。また凝固・線溶系因子の遺伝子欠損動物の解析から得られた情報を紹介し，各因子の胎児期の器官形成に関わる基本的な生理機能についても紹介する。

Part 1

血栓と血栓症

1 凝固系の役割とは？ 防衛反応？

　凝固系の主要な役割はいうまでもなく止血であるが，そのほか，細胞機能の調節による炎症反応の惹起，感染防御が加わる。これらの機能が互いに関わり合って生体防御に寄与している。

止　血
　凝固系は出血による血液喪失を防ぐための止血機構の中心である。血液は本来，正常血管内皮細胞や心内膜などの抗血栓作用を有する壁に囲まれた閉鎖腔内にあり，酸素，二酸化炭素，栄養物あるいは老廃物を運搬して体内の恒常性を維持している。血管壁が傷害されると，その部位で血液が即座に固まり，失血を阻止して末梢組織への血流を維持してくれる。これを止血（hemostasis）という。血液が血管や組織の傷害によって異物や傷害部位の内皮下組織に曝露したり（内因系凝固），血管外の細胞の表面に発現する組織因子に接触する（外因系凝固）と，血中の凝固因子が連続的に活性化されて止血機構が働く。最終的には，血漿中の可溶性蛋白であるフィブリノーゲン（線維素原）から不溶性のフィブリン（線維素）が産生されて，止血血栓を形成する。

　凝固系は様々な調節機構で制御されており，必要部位に必要量のフィブリン血栓を短時間のうちに生成することが可能である。いうまでもなく，フィブリン血栓形成による止血が凝固系の最も重要な機能である。一方で，その制御機構が破綻すると過剰な血栓の形成につながり，血管閉塞による末梢組織の壊死をきたす。狩猟を中心とした時代には，止血は最も重要な生体防御機構であったと考えられるが，それを生き抜いた種の子孫が飽食の時代に血栓症を危惧しなければならないのは皮肉な結果である。

炎症反応の惹起
　凝固系が活性化されると，その周囲の組織で様々な細胞応答が起こることが知られている。血管の透過性の亢進や，細胞の遊走能増加に伴う炎症反応の増強もその1つである。近年これらの細胞応答に，蛋白分解酵素により活性化される受容体〔プロテアーゼ活性化受容体（protease activated receptor：PAR）〕が関わることが明らかになった。

PARは血小板，血管内皮細胞，血管平滑筋細胞など多くの細胞に発現しており，凝固系活性化の結果産生されるトロンビンなどの蛋白分解酵素の刺激に応答する様々な生理反応に関わる．凝固系が活性化された組織では，これらの細胞応答の結果，血小板凝集，血管収縮，炎症細胞の接着・遊走などが引き起こされ，止血・組織修復がさらに促進することになる．これも凝固系が関与する生体防御反応の1つとして重要である．しかしこれらが過剰に反応すると，炎症反応が増大し，さらなる病態の増悪にもつながる．またPARは，腫瘍細胞の増殖・浸潤・転移にも関わることが明らかになっている．生体防御に関わる生理的反応を介在するとともに，新たな病態を引き起こす要因にもなり得るわけである．

感染防御
　凝固系は感染に対しても防御的に働く．血栓形成により感染巣周囲の血流を遮断することで感染を限局化するという防御機構が古くから指摘されている．概念としては理解しやすく大変興味深い現象であるが，その生理的意義は不明であった．

　最近，線溶酵素を発現するA群溶血性連鎖球菌感染には，フィブリンの防御壁の破壊が必須であることが実証され，注目されている（Sun H. Science 2004）．これは，A群溶連菌が産生するストレプトキナーゼ（SK）はヒトプラスミノーゲンを活性化するがマウスプラスミノーゲンは活性化しないことに着目し，マウスにヒトプラスミノーゲンを強制発現させることにより菌の毒性が高まることを証明したものである．ストレプトキナーゼを発現しないA群溶連菌では感染力に差は認めず，プラスミノーゲンの活性化に伴うフィブリン分解が感染の成立に重要であることを見事に実証した．

　この知見はすなわち，フィブリン形成が細菌感染の播種を阻害していることを証明していることにほかならない．これに対し細菌は，様々な機構を駆使して周囲のフィブリン網を溶解し，局所から全身へ播種することになる．これを標的とした感染症の新たな治療法も試みられている．

> ***Key Point***　凝固・線溶に関連する物質は，止血および止血血栓の溶解という本質的な役割にとどまらず，血管の透過性，炎症，感染防御など様々な生命維持現象に関与している．

文　献
・Sun H, et al. Plasminogen is a critical host pathogenicity factor for group A streptococcal infection. Science 2004 ; 305 : 1283-6.

2 血栓症はなぜ起こるのだろう？

　出血が起こると血小板ならびに凝固機構が働いて止血血栓を形成し，出血を防ぐ。末梢への血流が必要な大きな血管では，止血血栓は血管壁にのみ局在し，血流は通常保たれる。しかし血栓が過剰に産生されると血管閉塞をきたし，末梢への血流が途絶する。これが血栓症である。近年，血栓症は臨床における極めて重要な key word になった。

　では，生理的な止血血栓はどのような機構で産生されるのだろう？　また，その大きさはどのような機構で制御されているのだろう？　生理機構を理解したうえで，その機構の破綻に伴う血栓症発症の機序を考えてみよう。

　止血が必要な部位では血小板が活性化され，粘着・凝集による血小板血栓ができる（一次止血）。続いて活性化血小板の膜上で凝固カスケードが効率的に活性化され，強固な止血血栓が形成されることになる（二次止血）。

　凝固系の活性化は時空間的に厳密に調節され，止血のために必要最小限の血栓を迅速に産生するが，血管腔を完全閉塞するような過剰な血栓の形成には至らない。これは血小板，凝固カスケード，線溶カスケードのいずれもが必要に応じて迅速に活性化されると同時に，過剰な活性発現に際しては積極的な抑制を受け，必要な部位で，適量の血栓を，必要な時間維持するように調節されているためである。このような巧妙な調節機構が破綻すると出血，あるいは血栓症を発症することになる。

　血栓形成のメカニズムを理解するうえで，最も馴染み深いのは Virchow の 3 徴であろう。血栓形成に対する読者の理解は，これをもとに形成されていると思う。今でも血栓症の成因を解析する基本である。本書でも，血栓・線溶系の詳細を解説する前に，まず Virchow の 3 徴（図2）を手がかりに概観しつつ，近年の知見を紹介していきたい。

Virchow の 3 徴は血栓症発症にどのように関わっているのだろう？

　19 世紀の病理学者である Virchow は，病的血栓の形成には，
1 ）血管壁の性状変化
2 ）血流の変化

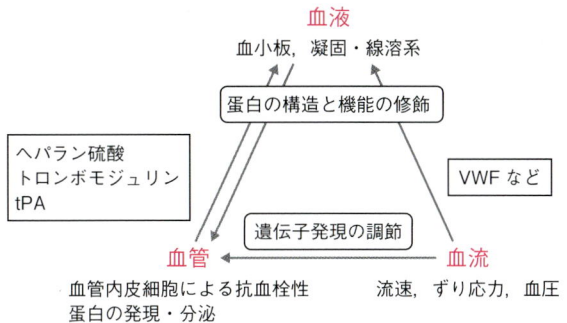

図2 Virchowの3徴とこれに関わる機能分子

3）血液成分の変化

という3つの徴候が関与するという概念を提唱し，これは現在も支持されている。

近年の研究によりそれぞれの分子機構が明らかになってきた。これらの3要素は互いに影響し合い，血栓症発症に関わっているようである。

血管壁の性状変化

正常な血管内皮細胞は血流を維持するための様々な機能を有している。不要な血栓の形成を予防する抗血栓機能もその1つであり，血小板ならびに凝固系の活性化を抑制している。さらに，不要な血栓が形成された場合には積極的にこれを溶解するよう，高い線溶活性が維持されている。アテローム性動脈硬化病変部位や炎症部位ではこれらの機能が低下し，血栓が形成されやすくなる。

■ 正常血管内皮はどのように血栓形成を抑制しているのだろうか？

正常血管内皮細胞は様々な機構で血栓の形成を抑制し，血流を保持している。血管内皮で合成されるプロスタグランジン I_2（プロスタサイクリン：PGI_2）や一酸化窒素（NO）は，血小板凝集を抑制する作用を有する。また，膜上には血漿中のアンチトロンビンが十分な抗凝固活性を発現するうえで必須であるヘパラン硫酸（heparan sulfate）などのプロテオグリカン（proteoglycan）を多く発現している。さらに，抗凝固因子であるプロテインCをトロンビンが活性化する際に必要となるトロンボモジュリン（thrombomodulin）も血管内皮細胞上に発現している。正常血管内皮細胞はこれらの仕組みにより，血栓形成の主役となるトロンビンを効率的に不活性化したり，逆にトロンビンに抗凝固活性を発現させて抗血栓性を発揮している。また，必要に応じて線溶酵素〔組織プラスミノーゲン活性化因子（tissue plasminogen activator：tPA）〕を分泌して高い線溶活性を維持

し，不要な血栓あるいは過剰に産生された血栓を迅速に溶解することにより，血管閉塞につながる病的血栓の形成を予防している。

このように血管内皮で発現・分泌する機能分子は，血液の凝固能と線溶能を変化させ，抗血栓性を維持する。これらの機能分子の遺伝子発現は血流の影響も受けて変動することが明らかになってきた。

■ では，なぜアテローム性動脈硬化は血栓形成を促進するのだろうか？

アテローム性病変部位ではこれらの抗血栓性因子の発現が低下している。逆に，外因系凝固カスケードの開始因子である組織因子（tissue factor：TF）の発現が高まり，血栓傾向を示すことになる。これらの変化には炎症反応も関わっている。

通常，TFは血流に曝される細胞には発現していない。外因系凝固カスケードは，血管内皮の剝脱や血管の破綻に伴って新たに露出した内皮下の細胞の表面に発現するTFに，血液中の第Ⅶ因子（factor Ⅶ：FⅦ）または活性化FⅦ（FⅦa）が結合することにより開始される。正常血管内皮細胞においても，炎症性サイトカインの刺激によりTFの発現が増強することが知られており，炎症時にはヘパラン硫酸やトロンボモジュリンの発現の減少もあって，血管内皮上の血栓傾向は急速に高まることになる。さらに，炎症時には線溶活性を抑制するプラスミノーゲン活性化因子インヒビター1（plasminogen activator inhibitor 1：PAI-1）も血管内皮細胞で発現し，本来の正常内皮細胞が有する高い線溶活性を抑制してしまう。動脈硬化や糖尿病などにより血管内皮に炎症があると，以上のような理由で易血栓性が高まることになる。

> **Key Point**　アテローム性動脈硬化や炎症により血管内皮の性状が変化すると，本来の抗血栓・高線溶活性が抑制され，血栓形成傾向が強くなる。

血流の変化

血流速度が低下したり乱流が発生すると，血栓傾向が高まる。血流速度が低下すると赤血球が連銭形成（rouleau formation）し，血液粘度が増すことがその主な原因と考えられている。また，血流によって生じるずり応力（shear stress）により，血中の超高分子蛋白であるvon Willebrand因子（VWF）の高次構造が変化し，血小板との結合性が変化することも原因となる。

近年，血流の変化に伴うずり応力を含む機械的刺激の変化により，血管径維持や抗血栓性に関わる血管内皮細胞の機能分子の遺伝子発現が変化することも明らかになってきた。正常な血流下（層流 laminar flow）で血流維持に寄与している内皮細胞機能が，流速の変化，乱流の発生，血圧の変化などでどのように変化す

るかは，今後明らかになるものと期待する。

> ***Key Point*** 　細動脈・細静脈以上の太さの血管では，正常の血流は層流となって流れており，このことが抗血栓作用にも関与している。乱流の形成や血圧の変化により，内皮細胞の機能に変化が生じる。

血液成分の変化

　血液中の凝固活性調節因子は，凝固活性を阻害することにより過剰な血栓形成を抑制する。これらの抑制因子の先天性分子異常が，血栓形成につながる血液成分の要因となる。また線溶活性化因子も，過剰血栓の迅速な溶解を通じて不要な血栓の蓄積を積極的に抑制する。これにも阻害因子が存在し，炎症や肥満に伴ってその血中濃度が上昇すると，血栓症発症のリスクが高まる。さらに，炎症に伴う凝固因子の増加，線溶阻害因子の増加，あるいは脱水による血液粘度の上昇など，後天的な異常に伴う血液成分の変化も血栓症の要因となる。

　血液の凝固活性調節因子の多くは，血管内皮細胞上に発現する補助因子の存在下で機能を発揮する。したがって，炎症などにより血管内皮が傷害されると，凝固活性調節因子は十分に機能できず，血液の抗凝固活性が低下することになる。

■ 血栓形成につながる血液成分の変化
①遺伝性素因

　日本人では，アンチトロンビン，プロテインC，プロテインSなどの抗凝固因子の異常による血栓症が知られている（Miyata T. Int J Hematol 2006)。いずれも静脈血栓症を発症して発見される例が多いが，動脈血栓症を併発する例もある。臨床的に重要な点は，先天性とはいえ発症年齢は必ずしも低年齢ではなく，中高年以降の発症が多いことである。若年時には血管壁も正常で他の血栓素因も少ないため血栓症になりにくいが，加齢に伴い他の後天性血栓性素因が顕在化すると，相乗効果で血栓症発症に至ると考えられる。

②後天性素因

　感染・炎症，手術侵襲，癌，生活習慣病などの各種病態では，凝固・線溶系因子の血中濃度が変動し，血栓傾向が増強することが知られている。また，加齢に伴って，いくつかの凝固因子の血中濃度が上昇すること（Kurachi K. J Thromb Haemost 2005)，逆に一部の凝固調節因子の血中濃度が低下することも知られている。これらは年齢軸による転写調節を受けており，病気でなくても加齢に伴って血栓傾向が増すことになる。

　感染・炎症時には，血管内皮だけでなく血漿成分も易血栓性に変化する。急性相蛋白として炎症時に血中濃度が上昇し血栓形成を促進する主要な血漿蛋白は，

フィブリノーゲンと PAI-1 である．フィブリノーゲンの血中濃度が上昇することにより，フィブリン形成能が高まると同時に血液粘度が増加する．また，PAI-1 の増加に伴い線溶活性が抑制され，血栓傾向を助長する．これらの因子は肥満，高脂血症でも増加し，メタボリックシンドロームの易血栓性の中心をなすと考えられる．いずれの蛋白も，血中濃度の上昇が心筋梗塞の危険因子であることが知られている．

　血液粘度の亢進も血栓症のリスクである．血液粘度は，ヘマトクリットの増加，高分子量血漿蛋白の増加，トリグリセリド（中性脂肪）の増加により高まる．酸素摂取量増加を目的とした自己輸血，あるいはエリスロポエチンによる血液ドーピングでは，ヘマトクリットが著増したスポーツ選手の心筋梗塞あるいは脳梗塞の発症が問題になっている．脱水時にもヘマトクリットと血漿蛋白濃度がいずれも上昇し，血栓症のリスクが高まる．

> ***Key Point***　　血栓・線溶に関連する血液成分の異常には，先天性のものと後天性のものがある．また，それらの因子が加齢により，あるいは加齢に伴う生理的変化により，易血栓性を発揮することがある．

＊　　　＊　　　＊

Part 2 では，血管内における血栓形成の調節機構の詳細を解説する．

文献

- Miyata T, et al. Genetic risk factors for deep vein thrombosis among Japanese：importance of protein S K196E mutation. Int J Hematol 2006；83：217-23.
- Kurachi K, et al. Molecular mechanisms of age-related regulation of genes. J Thromb Haemost 2005；3：909-14.

コラム
エコノミークラス症候群で考えてみよう

　血栓症の代名詞ともなったエコノミークラス症候群ではどのような因子が危険因子となるのだろうか？

　四肢・躯体の可動制限と，下腿を下げた状態による血流停滞，脱水などによる血液粘度の上昇が一般的な要因である。これに先天性あるいは後天性の血液成分の変化が伴えば，そのリスクがさらに増すことになる。阪神淡路大震災や新潟県中越地震，また東日本大震災の被災者において，凝固系活性化のマーカーや血栓形成のマーカーが上昇し，深部静脈血栓が多く発生しているデータが示された。特に自家用車で寝泊まりする被災者に多く認められたが，これは上記の要因のほかに，強度の精神的ストレスにより，血液成分や血管壁も影響を受けた可能性が高い。車の運転席あるいは助手席で下腿を座席から下げた姿勢での仮眠は，静脈の還流を妨げ，血栓形成を助長すると考えられる。同様のことは術後患者にも当てはまる。血栓症の予防として水分摂取と体位変換が重要であることは，今や常識であろう。自家用車で仮眠をとるときには，特に下腿を挙上することを勧める。

3 凝固・線溶系の概略

　血栓止血に関わる因子は多く，互いに関連している．これから登場する多くのプレーヤーたちはどの部位で機能しているのか，大まかな流れを把握するために，まずは概略図を見てみよう（図3）．正常血管内皮細胞の有する抗血栓機能〔①その1およびその2（⑤）〕を図示し，血管壁傷害部位での血栓形成過程を，血小板の活性化過程（②），凝固過程（③）に分けて表し，さらに血栓溶解（線溶）過程（④）とともに記載した．これらが互いに関連しながら，傷害部位に迅速に必要量の止血血栓を形成する一方で，過剰な血栓の形成を抑制し，血液の流動性と血管の開存性を維持している．

①正常内皮細胞の抗血栓作用（その1）

　正常血管内皮細胞は様々な機構で血栓形成を抑制し，血液の流動性を保つ．
1）血小板凝集抑制能を有する NO および PGI$_2$ を合成し放出する．NO と PGI$_2$ はそれぞれ血小板内の cGMP や cAMP を増加させることにより，血管傷害部位で一部活性化された（プライミング）血小板も沈静化し，同時に血管拡

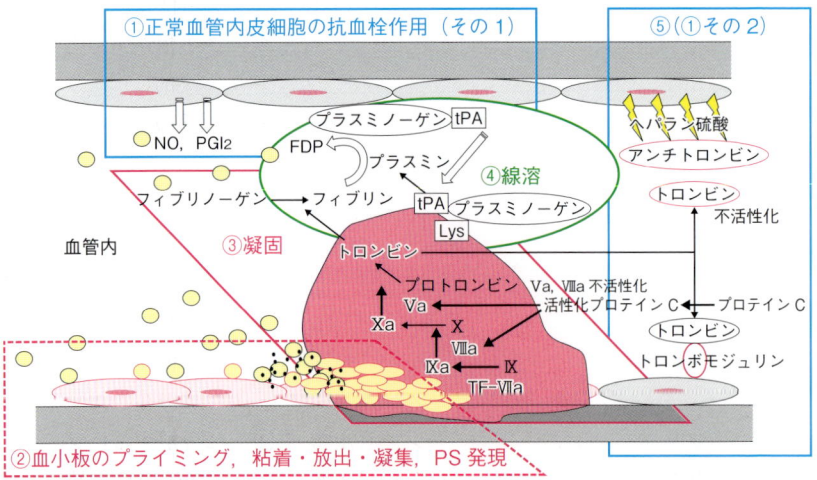

図3　凝固・線溶系の俯瞰図．（略語は本文参照）

張作用も有する.
2) 線溶系酵素であるtPAの合成と分泌，ならびにプラスミノーゲンの結合蛋白の発現を介して高い線溶活性を維持し，不要な血栓を迅速に溶解する．
3) ヘパラン硫酸（図3の⑤上）とトロンボモジュリン（図3の⑤下）を発現し，それぞれアンチトロンビンによるトロンビン不活性化，抗凝固因子であるプロテインCの活性化に寄与する（後述）．

このように正常血管内皮細胞は，血小板のさらなる活性化と粘着を抑えるとともに，トロンビンが産生されてもその活性を即時的に阻害したり，抗凝固因子活性化に利用することにより，不要血栓の形成を抑える．また，不要血栓が形成されても，高い線溶活性でこれを迅速に溶解除去することを可能にしている．

②血小板のプライミング，粘着・凝集・放出，PS発現

血小板は血管傷害部位で，露出したコラーゲン，VWF，フィブロネクチンなどのマトリックスと結合・解離を繰り返し（rolling），最終的に停止する．結合にはいくつかの血小板膜糖蛋白が関わるが，糖蛋白（GP）Ⅵとコラーゲンの結合が主である．結合に伴うシグナル伝達により血小板が部分的に活性化される（プライミング）と，以後の活性化が起きやすくなる．傷害部位で血小板は，放出・凝集反応を介して一次血栓を生じるとともに，膜表面にホスファチジルセリン（PS）を露出し，その上でのビタミンK依存性凝固因子の活性化を増幅する．

③凝　固

血管外組織の細胞に発現する組織因子（TF）と血液中のFⅦが結合し，外因系凝固が開始される．その際，FⅨ，FX，プロトロンビンの活性化には，活性化血小板の膜上に露出したPSが必須である．したがって，血小板が活性化されていない部位では，効率的な凝固系の活性化は起こらない．最終的に生じたトロンビンは，血液中の可溶性蛋白であるフィブリノーゲンを不溶性のフィブリンに変換してフィブリン血栓を形成する．

④線　溶

血栓が過剰に産生されると，血管を閉塞し血栓症を発症する．過剰血栓は，正常内皮細胞が有する高い線溶活性により容易に溶解する．これにはフィブリン上にtPAとプラスミノーゲンが結合することによる3者の複合体の形成と，これに伴うプラスミノーゲンの高次構造の変化が関わる．これにより生じたプラスミンは，フィブリンを可溶性のフィブリン分解産物（FDP）に分解する．プラスミンはフィブリン分子のリジン（Lys）あるいはアルギニン（Arg）のC末端側を切断するため，新たに生じたC末端Lysにさらにプラスミノーゲンが結合するこ

とにより，線溶反応が増幅される．したがって，正常内皮細胞の存在する部位では高い線溶活性が発現しており，不要な血栓は速やかに溶解されると考えられる．

⑤正常内皮細胞の抗血栓作用（①その2）

過剰な血栓形成を防ぐうえで，正常内皮細胞の有する抗凝固活性も大きく貢献する．すなわち，過剰に産生されたトロンビンは，正常内皮細胞上に発現するヘパラン硫酸に結合したアンチトロンビンに結合することによって凝固活性を失う．また，過剰産生されたトロンビンは，同じく正常内皮細胞に発現するトロンボモジュリンに結合すると，凝固活性を失うだけでなく，抗凝固因子であるプロテインCの活性化能を獲得する．活性化プロテインCは，FVaとFⅧaを不活性化して凝固系のさらなる活性化を抑制し（負のフィードバック機構），過剰な血栓の形成を防ぐことになる．

Part 2

凝固・線溶系,血小板の基礎を理解する

1 凝固系の活性化機構

A　セリン酵素：凝固系の酵素反応の基本

　凝固系カスケードは，少量の活性化酵素が下流に位置する酵素前駆体を次々と活性化する「増幅系」である．開始段階ではわずかな量の活性化であっても，一度引き金が引かれると凝固因子は次々に効率よく活性化され，最終的には十分量のトロンビンが産生されて迅速にフィブリン血栓が形成される．
　凝固因子の多くはセリン酵素の前駆体として存在する．これらが活性化されるというのはどのような反応であろうか？

活性型セリン酵素って何？

　凝固カスケードに属する酵素の多く（最終的にフィブリンを架橋し安定化するFXIIIa以外）はセリン酵素（serine protease）と呼ばれ，活性中心にセリン残基を有し，アスパラギン酸，ヒスチジンとともに活性中心（catalytic triad）を構成する．血中には酵素前駆体（zymogen）として存在し，活性化酵素により特定部位が切断されると活性型になる．
　セリン酵素は広範なファミリーを形成しており，凝固・線溶系のセリン酵素はC末端側にセリンプロテアーゼドメインを有する，いわゆるトリプシン様酵素である．トリプシンと同様に，塩基性アミノ酸であるリジンとアルギニンのカルボキシル側を加水分解する．基質特異性が高く，固有の基質の決まった部位のペプチド結合のみを加水分解（限定分解）する点が，消化酵素であるトリプシンと異なる重要な特徴である．

セリン酵素の活性化

　セリン酵素の活性化とは，活性中心のセリンにどのような変化が起こるのだろうか？
　活性中心を形成するアスパラギン酸，ヒスチジン，セリンは，一次構造上離れた部位に位置し，酵素前駆体では立体構造上も近接していない．酵素前駆体が限定分解を受けると高次構造が変化し，活性中心のアスパラギン酸側鎖のカルボキシル基とヒスチジンのイミダゾール基が水素結合することにより，セリン側鎖の

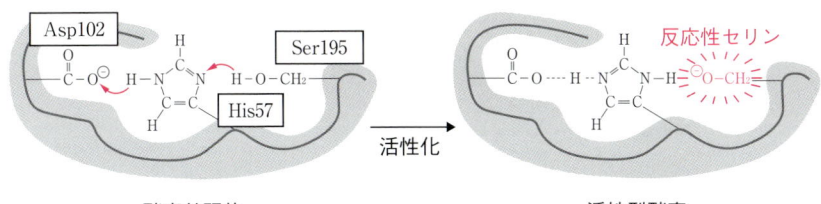

図4　セリン酵素。酵素前駆体が限定分解を受けると，活性中心を構成するAsp, His, Ser残基が高次構造上近づき，Serが活性を獲得する。(Alberts B, et al eds. Molecular Biology of The Cell, 3rd ed. Garland Science, New York & London, 1994, p.130 から許可を得て改変)

水酸基のH^+がイミダゾール基に水素結合し，その結果，酸素原子がペプチド結合に対する求核攻撃の活性を獲得することになる(図4)。活性化酵素による限定分解に伴うこのような一連の反応を活性化という。

セリン酵素によるペプチド結合の加水分解

　ペプチド結合の加水分解も復習しておこう。セリン酵素によるペプチド結合の加水分解機序は詳細に検討されている。活性中心のセリン残基側鎖のOH基が基質となる蛋白のペプチド結合のカルボニル炭素原子に求核攻撃し，四面中間体を形成するのが最初の段階である。四面中間体は不安定であり，基質蛋白のN末端ペプチドは酵素と共有結合したまま残り，C末端ペプチドは切断部位を新規のN末端として遊離する。C末端ペプチドに替わりヒスチジン残基と水素結合した水分子のOH基が炭素原子に求核攻撃して新たな四面体形中間体を形成した後，新規のC末端を有する基質蛋白のN末端ペプチドが遊離して，元の活性型セリン酵素に戻る(図5)。酵素反応は，特定の反応のエネルギー障壁を小さくすることにより，その反応を促進する。ペプチド結合の加水分解においては，四面中間体の形成がエネルギー障壁であり，セリン酵素はその形成を容易にすることにより反応を促進している。

　活性型セリン酵素の活性中心の構造，ならびに基質との反応はこのように繊細であり，pH，イオン強度など，至適環境下でのみ効率的に働くことは想像に難くない。逆に過酷な条件下では，活性中心の高次構造は容易に変化し，特異活性を失うことになる。精製製剤の加熱処理などによる滅菌作業や保存方法にも工夫が必要となる。

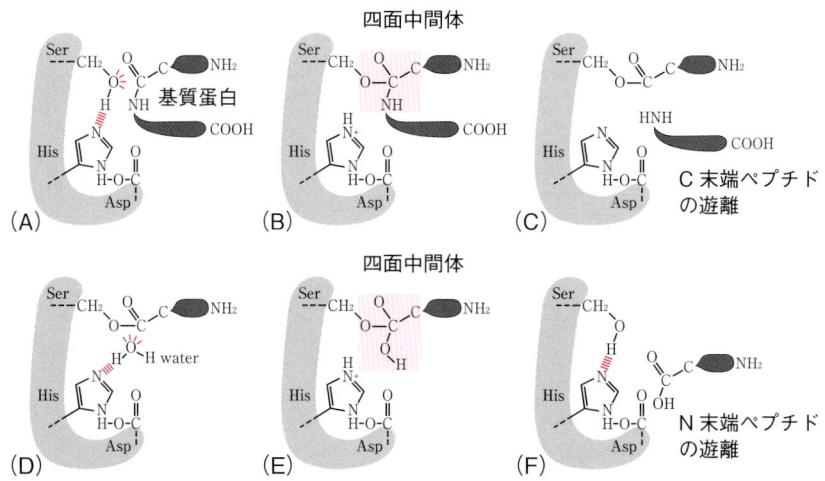

図5 セリン酵素によるペプチド結合の加水分解。Ser，His，Asp 残基より構成される活性中心の Ser 側鎖の OH 基が基質蛋白の限定分解部に接近する (A)。基質蛋白と四面中間体 (赤い四角部分) を形成すると (B)，まず基質蛋白の C 末端ペプチドが遊離される (C)。その後，水分子が介在することにより (D) 新たな四面中間体 (赤い四角部分) を形成し (E)，N 末端ペプチドを遊離して加水分解が完了する (F)。反応後，セリン酵素は元の活性型に戻り，新たな基質蛋白と反応する。(Alberts B, et al eds. Molecular Biology of The Cell, 3rd ed. Garland Science, New York & London, 1994, p.134 から許可を得て改変)

B 凝固カスケードの活性化

　凝固系とは酵素前駆体の限定分解による活性化が次々と起こる反応系であり，最終的に主要なセリン酵素であるトロンビンが十分量産生されることになる [p.25 図10 参照]。凝固カスケードは，はじめは少量の活性化凝固因子の産生であっても，最終的に大量の活性化凝固因子の産生につながる増幅系といえる。これを構成する個々の反応は極めて特異性の高い酵素と基質の反応であり，活性中心以外のドメインが大きく関わる。

活性中心以外のドメインは何をしているのだろう？

　凝固・線溶系のセリン酵素はいずれも C 末端側にセリン酵素触媒ドメインを有し，N 末端側に固有の機能を有するドメインを複数もつ (図6)。セリン酵素はこれらのドメインを介して補酵素である凝固因子 FV や FVIII，あるいはリン脂質，異物表面などの多様な因子と結合することにより，その酵素活性ならびに基質特異性を大きく変え，効率よい活性化に寄与する。このような，活性中心以外の部位にリガンドなどが結合することにより酵素反応の効率が変化する酵素を，アロステリック酵素 (allosteric enzyme) という。

1 凝固系の活性化機構

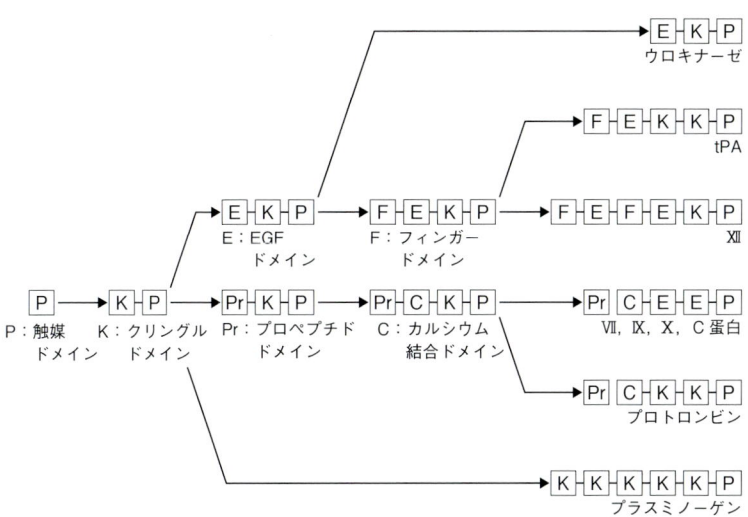

図6 凝固・線溶系セリン酵素の各ドメイン

こうした多様な分子との結合を介して，N末端ポリペプチド鎖は必要な部位における効率的で特異的な凝固カスケードの活性化に寄与している。多くの凝固因子が共通して保有するドメイン構造のなかで，特に重要な役割を果たすクリングルドメインとGlaドメインに関して説明を加える。

クリングル構造

プロトロンビンはクリングル構造と呼ばれる3対のS-S結合を有するループ状の固い構造のドメインを2個有し（図7），これがFVおよびFXとの相互作用部位として機能している。線溶系のプラスミノーゲン，tPA，uPAも同様の構造を有する。

プラスミノーゲンとtPAのクリングル構造には，ペプチドのC末端Lysに親和性を有するLys結合部位（lysine binding site：LBS）が存在し，迅速で効率的なフィブリン分解に関与している。トリプシン様セリン酵素であるプラスミンはLysあるいはArgのC末端側を限定分解するため，プラスミンにより一部分解を受けたフィブリンにはC末端Lysが多くなり，LBSを介してプラスミノーゲンが結合しやすくなる。すなわちプラスミンにより一部分解されたフィブリンにはさらに多くのプラスミノーゲンが集積することになる。このように，クリングル上のLBSはこれらの線溶系蛋白がフィブリンあるいは細胞膜上に集積することに関わっており，効率的なプラスミン活性の発現と基質分解に寄与している。

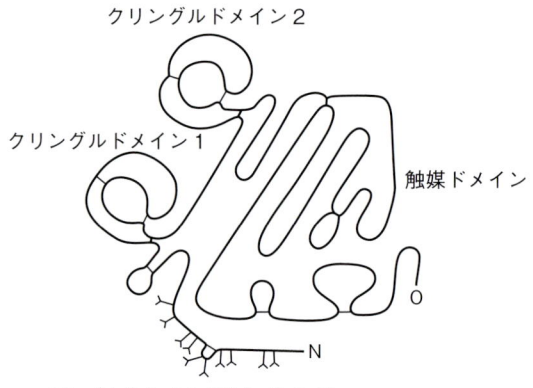

図7　プロトロンビン構造

Glaドメイン

　プロトロンビン，FVII，FIX，FX，プロテインC・S・Zは，γカルボキシグルタミン酸（Gla）に富むドメイン（Glaドメイン）を有する。Glaはグルタミン酸のγ位の炭素原子に1個のカルボキシル基が余分に付加されたもので（図8），この反応はビタミンK依存性カルボキシラーゼにより触媒される（図9）ことから，Glaドメインを有する蛋白をビタミンK依存性凝固因子と呼ぶ。これらの凝固因子はCa^{2+}を介して活性化血小板膜上のホスファチジルセリン（phosphatidylserine：PS）に結合する。このようにGlaドメインは，ビタミンK依存性凝固因子が活性化血小板上に集積して凝固系を効率的に活性化するうえで，極めて重要な役割を果たしている。ちなみに，ビタミンKは「凝固」を意味する独語の"Koagulation"に由来する。

　ワルファリンはビタミンK依存性カルボキシラーゼを拮抗阻害する薬剤であり，服用中は正常なGlaが合成されず，正常活性を有さないビタミンK欠乏時

コラム

クリングル構造って？

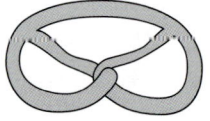

　クリングル（左図）はプレッツェルに似た北欧の焼き菓子に由来する名前で，デンマークのパン屋さんではシンボルとして店頭の看板に使われている。約80個のアミノ酸で構成され，3対のS-S結合で架橋された固い構造は，これとよく似ている。

図8 γカルボキシグルタミン酸（Gla）。Gluのγ位にカルボキシル基が付加されている。

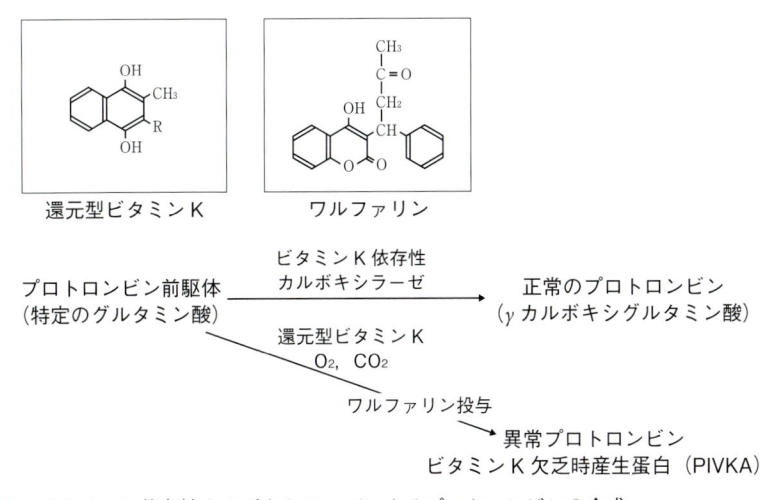

図9 ビタミンK依存性カルボキシラーゼによるプロトロンビンの合成

産生蛋白（protein induced by vitamin K absence：PIVKA）が血中に増加するため，凝固活性が抑制されることになる．

その他の共通ドメイン

上皮増殖因子（epidermal growth factor：EGF）と類似の構造（EGFドメイン），あるいはフィブロネクチンのフィンガードメインを有する凝固・線溶系因子が複数存在する．

> **Key Point** 凝固・線溶系に属するセリン酵素は，通常は酵素前駆体として存在しており，活性化酵素により限定分解を受けて高次構造が変化することにより，セリン，アスパラギン酸，ヒスチジンで構成する活性中心が形成される．活性化における酵素・基質反応の特異性は高く，触媒ドメイン以外のドメインがこれに関わる．

文　献

・Alberts B, et al eds. Molecular Biology of The Cell, 3rd ed. Garland Science, New York & London, 1994.

2 凝固因子は必要な部位でのみ活性化される

　凝固系は必要な部位で効率的に活性化され，迅速な止血をもたらす．しかし逆に，凝固活性が過剰に発現すると血栓症を発症することになる．生体では傷害血管壁あるいは正常血管内皮細胞，血流，血小板，白血球など，実に様々な因子が関与して凝固系の活性化および不活性化を制御しており，最適な止血血栓の形成を可能にしている．

　では，必要な部位で必要な時間だけ凝固系が活性化され，必要最小の量の血栓を産生する機構とはいかなるものであろうか？　まず，活性化過程の制御で最も重要な活性化血小板膜表面のリン脂質から話を始める．

凝固系活性化における血小板の役割

　凝固系カスケード（図10）の図中の枠内は外因系・内因系いずれにも必要な共通経路で，効率的な活性化には補助因子としてCa^{2+}とリン脂質を必要とする．リン脂質として一定比率のホスファチジルセリン（PS）を必要とし，活性化血小板の膜表面に露出されるPSがその主要な供給源と理解されている．不活性化状態の血小板では膜のリン脂質の分布は均一ではなく，PSは細胞膜脂質二重層の内側にのみ分布する．

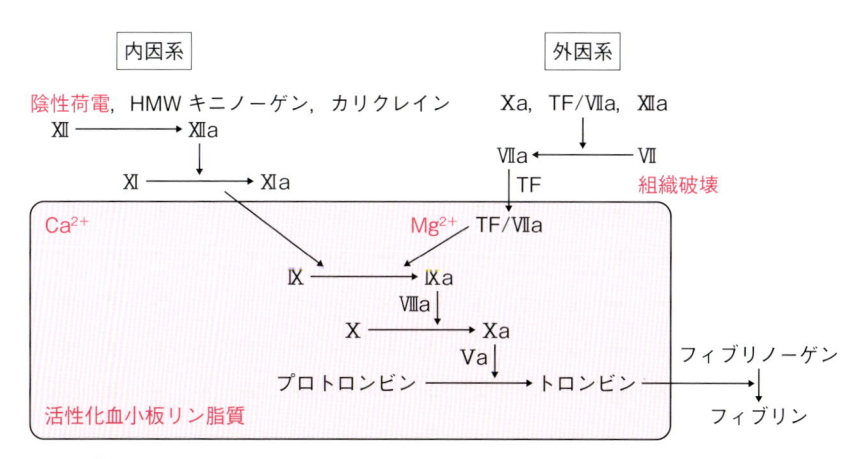

図10　凝固カスケード

血小板が活性化され細胞内 Ca^{2+} が持続的に増加すると，スクランブラーゼ (scramblase) 活性によりこの分布の不均一性が消失し，PS は細胞膜外側に露出することになる．すなわち，血小板は不活性化状態では凝固系活性化に関与せず，活性化に伴い PS を細胞膜外側に露出して，凝固系活性化の場を提供しこれを促進する（図11）．

凝固系活性化における血小板リン脂質の役割

PS はどのように凝固系活性化を促進するのであろうか？ PS には Ca^{2+} を介して Gla ドメインを有するビタミン K 依存性凝固因子が結合する（図12）．これにより，関連する複数の凝固因子が PS に結合して分子間の結合が促進され，また結合に伴い凝固因子の構造が変化することによって活性化が促進される．プロトロンビンからトロンビンが産生される反応を例に考えてみよう．

FXa によるプロトロンビンの活性化の Michaelis-Menten（ミカエリスメンテ

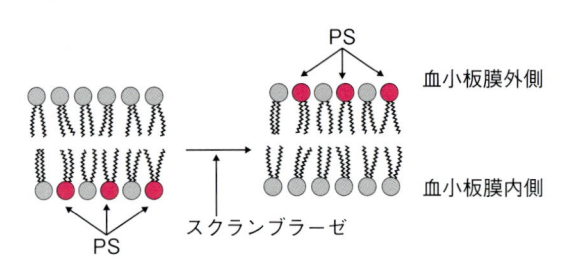

図11 活性化血小板膜上のホスファチジルセリン（PS）．スクランブラーゼ活性により血小板膜内側に存在する PS が，膜外側に移動し凝固活性化の場を提供する．

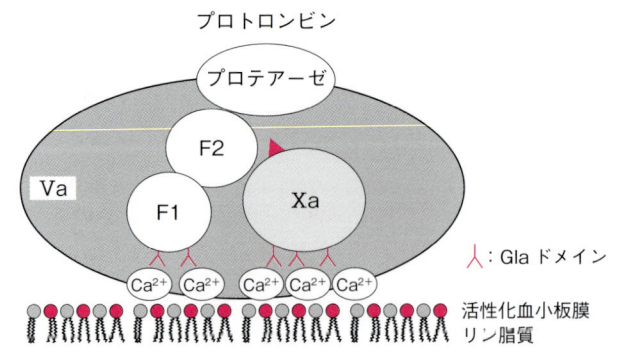

図12 FXa によるプロトロンビン活性化．F1（Gla & クリングル1），F2（クリングル2）およびプロテアーゼドメインよりなるプロトロンビンは，FXa とともに Gla ドメインを介して活性化血小板膜上の PS に結合し，やはり膜上に結合した補酵素である FVa の存在下で効率よく活性化される．

表1 プロトロンビン活性化反応における各種因子の影響

因子	Km (μM/L)	Vmax	触媒効率
II + Xa	131	0.61	1
II + Xa + Ca^{2+}	84	0.68	1.7
II + Xa + Ca^{2+} + PS	0.058	2.25	8.3×10^3
II + Xa + Ca^{2+} + PS + Va	0.21	1919	2.0×10^6

ン）数（Km）は約131 μMである（表1）。これはプロトロンビンの血漿中濃度である1.5 μMを大きく上回り，生理的条件下では反応は極めて遅い（あるいはほとんど起こらない）ことを示している。しかし補助因子であるFV，Ca^{2+}，PSが存在すると，Km値は生理的条件下で十分反応可能な0.21 μMとなり，速度定数は200万倍も増大することになる（表1赤い囲み）。

このことは，FXaによるプロトロンビンの活性化にはPSが必須であり，PS非存在下ではプロトロンビンの活性化反応が起こらないことを示している。凝固カスケード活性化を必要部位（膜上にPSを露呈した活性化血小板が存在する部位）に限局化し，不要な部位で血栓を形成しない安全機構となっている。これにはFVaが軽鎖を介してPSに特異的に結合することも関与する。FVaとFXaは，活性化血小板膜上のPSに結合することにより容易に複合体を形成して，プロトロンビナーゼ（prothrombinase）活性を発現することになる。

血小板PSはどのように細胞膜外側に露呈される？

では，活性化血小板ではどのようにしてPSが細胞膜外側へ露出されるのであろうか？

血液中を流れる非刺激時の血小板では細胞膜リン脂質の分布は一様でなく，PS膜の細胞質側に多く存在する。非刺激時のこの不均一な分布は，ATP依存性の転位酵素であるN-amino translocase（フリッパーゼ）の働きにより維持されている。血小板が活性化されると，PSは血小板膜表面（細胞膜外側）に提示されることになる。これには血小板内Ca^{2+}濃度を持続的に上昇させる刺激が必要であり，PSはCa^{2+}依存性スクランブラーゼにより膜表面（細胞膜外側）に移動する。ex vivoの実験では，PS発現にはトロンビンやADPなどの単独刺激では不十分であり，コラーゲンとトロンビン刺激などによる血小板内Ca^{2+}の持続上昇が必要であることが示されている。

> ***Key Point*** 凝固カスケードは必要な部位のみで活性化される。活性化血小板膜上に露出した PS 上での効率的な活性化はその主要なものである。血栓形成が必要な部位での効率的な凝固系活性化と，不要な部位での活性化阻止の両方に寄与する。ワルファリンはこの機構を阻害して血栓形成を抑制する。しかしながら，必要部位においても迅速な血栓形成を抑制する薬理作用は，出血の副作用という観点から不都合な点も多い。

文献

・Hayashi T, et al. Real-time analysis of platelet aggregation and procoagulant activity during thrombus formation *in vivo*. Pflugers Arch 2008；456：1239-51.

コラム

血小板表面への PS 露出

　最近，筆者らは *in vivo* のリアルタイムイメージング解析にて，血管内皮傷害部位への血小板凝集ならびに血栓形成過程を観察し，PS を細胞膜外側に発現する血小板は凝集血小板塊の中央部にのみ存在することを明らかにした（Hayashi T. Pflugers Arch 2008）（図 13）。この結果は，凝集血小板塊中ではいずれの血小板も十分に活性化されているであろうという予測を覆すものであり，血小板は粘着・凝集だけでは PS 発現に至る活性化を受けず，さらなる刺激（高濃度の二次刺激物質の存在，あるいは凝集による機械的伸展など）が必須であることを示している。凝固系の活性化を必要な部位に限局化することに大きく貢献するものであろう。逆に，凝集血小板塊外側の血小板が PS を発現していないという発見も，過剰な血栓形成の抑制という観点から興味深い。さらなる血栓形成が不要の部位では凝固活性化に必要となる PS の供給を積極的に遮断するという，血小板特有の能動的な機構が存在する可能性を示すものである。

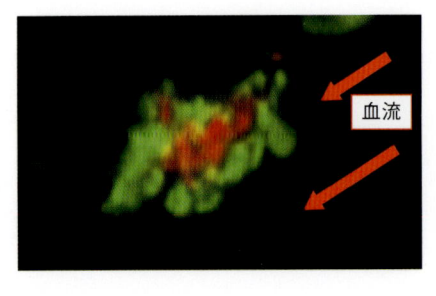

図 13　PS の細胞膜外側への発現。緑色蛍光蛋白（GFP：緑色）血小板と，血小板表面に発現した PS に特異的に結合した蛍光標識アネキシン V（赤色）の立体的な分布を示す。PS を発現した血小板は血栓の中央付近に存在し，その周囲に PS を発現しない血小板が存在していた。

3 凝固系はどのように活性化されるのか？

　凝固系は初期反応により産生される少量の活性化凝固因子が迅速に大量のトロンビンを産生する増幅系であり，小さな滝が連続するようなイメージから凝固カスケードと呼ばれる．その一方，個々の活性化過程において多様な促進因子あるいは阻害因子が存在し，必要な部位で必要量の活性化凝固因子が得られるように調節されている．カスケードはこのような各段階における促進あるいは阻害機構を自由に介在させることが可能な，巧妙な調節機構ともいえる．

　凝固カスケードには，組織因子（tissue factor：TF）とFⅦaの複合体（TF/FⅦa複合体）により開始される外因系と，接触因子が異物や内皮下組織に触れることにより開始される内因系がある．血液中の因子だけを必要とする（異物に触れる必要はあるが）系という意味から内因系，組織因子という血液中の因子以外の因子を必要とするという意味から外因系と定義されたようである．しかし最近は血液中のTFが注目されており，厳密にはこの分類は難しくなっている．いずれの系も生理的に重要とされてきたが，近年は純粋な血液凝固反応には外因系が重要であり，内因系は炎症や免疫，線溶など他の生理現象と凝固の交差反応に重要な系，あるいは凝固の増幅系と捉えられている．

　ここでは各凝固因子の構造と機能を解説する．

A　外因系の開始機構

組織因子の構造と機能

　TFは細胞膜貫通型の膜蛋白で，サイトカイン受容体ファミリーに属し，219残基のアミノ酸からなる細胞外ドメイン，23残基の膜貫通ドメイン，21残基の細胞内ドメインをもつ．現時点ではFⅦ/Ⅶaが唯一同定されているリガンドである．細胞膜上あるいはPS上でFⅦまたはFⅦaと複合体を形成してFⅨとFⅩを活性化する（図14）．したがって，外因系凝固はTF発現細胞と血液が触れることにより開始されることになる．TF/FⅦa複合体はまた，PAR-2を介するシグナル伝達に関わり，炎症反応や腫瘍増殖を含む様々な細胞機能の調節にも関わる．

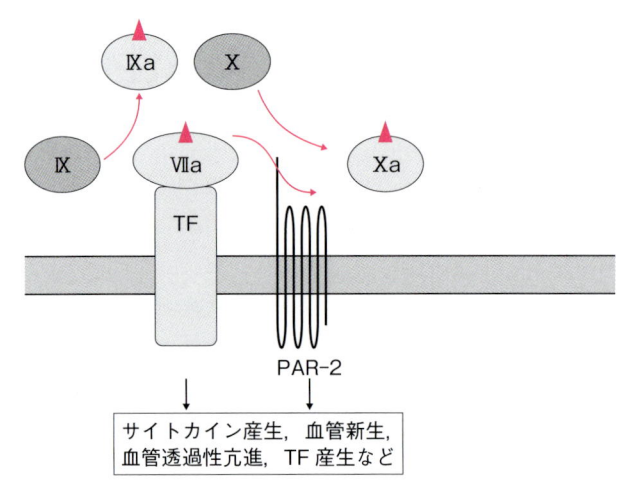

図14 組織因子（TF）。FⅦaはTFと結合してはじめて十分な酵素活性を獲得し，FⅨおよびFXを活性化する。TF/FⅦaはPAR-2を介する信号伝達にも寄与する。▲は活性化していることを示す。

組織因子の構造と機能：トピックス

TFは3種類の構造をとるという仮説が提唱されている（Chen VM. J Thromb Haemost 2006）。
・FⅦaとの複合体形成により凝固活性を発現する凝固活性型（coagulant form）
・FⅦaとの複合体形成によりPAR-2を介するシグナル伝達に関わる信号伝達型（signaling form）
・いずれの活性も示さない活性潜在型（cryptic form）

細胞外ドメインのジスルフィド結合の修飾によりいずれの構造もとり得るというもので，分子内ジスルフィド結合の形成に関わる蛋白質ジスルフィドイソメラーゼやNOが関与するという説であり，多様な生理活性の発現調節機構として興味深い（Versteeg HH. J Biol Chem 2007）。分子内ジスルフィド結合の修飾に伴って構造と機能が変化するものをアロステリックジスルフィド結合と呼び，凝固・線溶に関わるいくつかの因子もこれを有する。

血管新生阻害活性を有するアンジオスタチン（angiostatin）は，プラスミノーゲンの分解産物であり，その生成に分子内ジスルフィド結合の解離が必要と報告されている（Stathakis P. J Biol Chem 1997）。また，血小板膜蛋白である糖蛋白（glycoprotein：GP）Ⅰb，GPⅡb/Ⅲa，あるいはトロンボモジュリンも分子内にこれを有する（Chen VM. J Thromb Haemost 2006）。いずれも細胞膜上の重要な機能蛋白であり，その機能発現の共通の調節機構として大変興味深い。否定的な報告もあり（Pendurthi UR. Blood 2007）いまだ議論の分かれるところで，詳

細の解明が待たれる。

組織因子遺伝子の発現臓器とその調節

　TFは，通常は血液の接触する細胞には発現せず，血管内皮下の平滑筋細胞，血管外膜，線維芽細胞，あるいは血管外組織に発現する。血管破綻に伴う出血時には血管外に漏れ出た血液中のFⅦあるいはFⅦaと結合し，外因系凝固機構が開始されて迅速な止血に寄与する。特に脳・肺・胎盤組織などに多く発現しており，これらの臓器が傷害されたときの迅速な止血に深く関わる。

　感染症や炎症では，単球や好中球などの白血球，さらに内皮細胞でもTF遺伝子の発現が誘導される。感染巣を局在化するためのフィブリン網の形成や，炎症性細胞の遊走などに関わると考えられるが，微小血栓形成の誘因にもなり得る。アテローム性動脈硬化病変部位では泡沫細胞でのTFの発現が知られており，プラーク破綻による血栓形成の引き金と考えられている。炎症による発現誘導は，プロモーター領域の活性化蛋白1（activator protein-1：AP-1）および核内因子 κB（nuclear factor κB：NF κB）の結合配列が関わる転写促進によるが，mRNAの安定化も関わるようである。

TF/FⅦa複合体の機能

　FⅦは，FXa，FⅨaおよびトロンビンによってFⅦaに限定分解される。血液中のFⅦa単独の酵素活性は極めて低く，TFとの複合体形成によりはじめて高い酵素活性（約1万倍）を発揮する。したがってFⅦaの活性発現調節は，活性化部位の限定分解ではなく，TFとの複合体形成にある。その意味で，血管内の細胞では発現せず血管外（中膜や外膜を含む）の細胞に多く発現するというTFの不均一な局在は重要であり，血管が破綻して循環血液中のFⅦ（a）が血管外のTFに結合することで，はじめて外因系凝固活性が発現するという安全機構にもなっている。

blood-borne TF

　最近，血液中を極微量循環するblood-borne TFが注目されている。主に単球や血管内皮細胞膜から遊離したマイクロパーティクル（MP）に結合したTFが血液中を循環しており，接着因子を介して凝集血小板塊中の活性化血小板膜に結合・集積することによって凝固系を活性化するという仮説である。実は血小板にもTFは発現しており，活性化に伴って膜表面に露出するという説もあり，これも活性化血小板膜上での凝固系活性化に寄与すると考えられる。

　TFは炎症部位に集積した好中球や，動脈硬化巣の泡沫化マクロファージあるいは平滑筋細胞にも多く発現しており，それぞれ感染や炎症の局在化，動脈硬化

性病変の進展に関わるとともに，同部位での血栓形成に寄与すると考えられる。そのほか，急性前骨髄性白血病細胞や腫瘍細胞にも多く発現し，DICや血栓症の病態に関わると考えられている。

> ***Key Point*** 　外因系凝固カスケードが生理的血栓形成の主経路であり，血液中のFVIIあるいはFVIIaがTF発現細胞に接触することにより開始される。凝固カスケードが必要な部位でのみ活性化されることにはいくつかの機構が関わっており，通常は血液が触れる細胞には発現せず血管外の細胞に多く発現するTFの不均一な局在もこれに寄与する。

B　内因系の開始機構

接触因子（内因系）

血液は内皮下組織や人工弁・人工血管などの異物に接触すると凝固する。ガラス試験管に採血した血液が固まるのも同じ機構による。

接触による内因系凝固開始機構に関わるFXII，FXI，高分子キニノーゲン，プレカリクレインを接触因子（contact factor）という。詳細な活性化経路はいまだ不明であるが，FXIIあるいはプレカリクレインの活性化から始まり，両者は互いに相互活性化作用を発揮してカスケードを開始する。いずれの欠乏でも，凝固時間とaPTTの延長は認めるものの出血症状はほとんど認めず，FXI欠損で軽度に認めるのみである。

これらの知見から，接触因子の生理的止血機構における重要性に関しては疑問がもたれている。しかしながら，FXIおよびFXIIの遺伝子欠損マウスでは閉塞性動脈血栓形成が抑制されていることから，血栓形成の増幅系としての役割が再認識されている（Renné T. J Thromb Haemost 2009）。

接触因子の活性化機構

FXIIaがFXIをFXIaに活性化し，これによりFIX以下の共通経路を活性化するのが内因系凝固機構である。FXIIaはまた，プレカリクレインを限定分解してカリクレインを産生し，高分子キニノーゲンの活性化にもつなげる。

一方，FXII自身の初期の活性化機構の詳細はいまだ明らかではなく，陰性荷電を有する人工物あるいは生物材料との接触で高次構造が変化することによると理解されている。

FXIの活性化にはFXIIa以外の酵素も関わるようである。これはFXIIの遺伝子欠損では止血異常が認められないのに対し，FXI欠損では軽度の止血異常を認めることによる。これについては，血小板膜に結合したFXIをトロンビンが活性化

するという機序が提唱されている．凝固系活性化により産生されたトロンビンが，止血血栓を形成するとともにFXIを活性化してFIX以下の共通経路の反応を促進するという仮説（Gailani D. J Thromb Haemost 2007）であり，内因系凝固カスケードが止血血栓形成過程に対して増幅系として機能するということを意味している．

接触因子（内因系）の多彩な生理機能

FXIaは活性化血小板のリン脂質上でFIXを活性化し，最終的にトロンビン産生に至る．そのほか，FXIIaはプレカリクレインと補体系を活性化する機能を有する．また，カリクレインはFXIIを活性化するとともに，プロウロキナーゼと高分子キニノーゲンも活性化し，線溶活性を有するウロキナーゼ型PA（uPA）および血管の拡張と透過性に関わるブラジキニンをそれぞれ産生する．このような活性化経路より，接触相は免疫・線溶・微小循環・炎症などの多彩な生理反応と凝固を結ぶkey factorと捉えられている．

FXII遺伝子欠損マウスでも重篤な出血症状は認められない．これを用いた敗血症モデルにおいて，ブラジキニンを介する血圧低下反応が軽微であったことから，FXIIが止血血栓よりも炎症・微小循環と関連することが示唆されている（Iwaki T. J Thromb Haemost 2008）．FXIIについてはまた，変性蛋白（misfolded or aggregated protein）上でも自己活性化されることが最近報告され（Gebbink MF. FEBS Lett 2009），FXI非依存性に血管内あるいは組織で炎症を惹起し，βアミロイドなどの変性蛋白の除去に関わる可能性が示された．

> ***Key Point*** 外因系凝固カスケードとは異なり，内因系凝固カスケードの生理的止血機構における役割を積極的に示す証拠はない．接触因子を介した炎症や線溶系との関連，凝固機構における増幅系としての機能が示唆されている．

C 共通経路の活性化機構

外因系によるFIXの活性化

TF/FVIIa複合体はFXを主に活性化するとされていたが，最近はFIXを活性化する経路が生理的な主要経路として注目されている．これまでTF/FVIIa複合体の生理的基質はFXであるとされ，外因系にはFVIIIとFIXは不必要と考えられていた．その外因系カスケードが生理的な止血機構に重要であることが指摘されながら，ではなぜFVIIIやFIXの欠損（血友病A・B）が重篤な止血異常を呈するのかという疑問は残されていた．

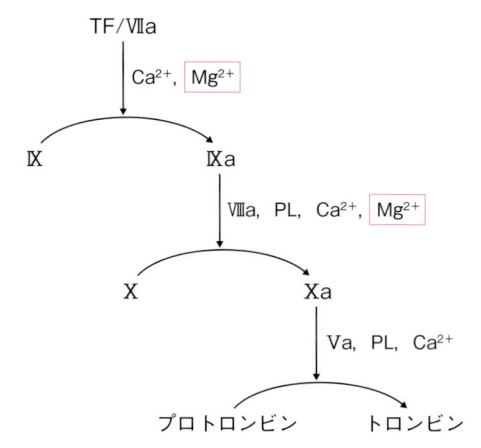

```
              TF/VIIa
                │
         Ca²⁺, [Mg²⁺]
                │
                ▼
    IX ───────► IXa
                │
         VIIIa, PL, Ca²⁺, [Mg²⁺]
                │
                ▼
    X ────────► Xa
                │
            Va, PL, Ca²⁺
                │
                ▼
     プロトロンビン ───► トロンビン
```

図15 TF/FVIIaによるFIXの活性化機構（Sekiya F, et al. Magnesium (II) is a crucial constituent of the blood coagulation cascade. Potentiation of coagulant activities of factor IX by Mg^{2+} ions. J Biol Chem 1996；271：8541-4 より許可を得て転載）

　近年，TF/FVIIa依存性のトロンビン産生にも，内因系と同様にFVIIIが関わることが示されたことで，その疑問が解消された．すなわち，TF/FVIIa複合体の生理的な基質はFXではなくFIXであり，外因系においてFXの活性化はFVIIIを補酵素とするFIXaによる，ということが明らかになったのである．

　これにはマグネシウムイオン（Mg^{2+}）の関与を検討した研究の成果が大きく貢献した．Mg^{2+}がFIXのGlaドメインのCa^{2+}結合部位とは別の部位に特異的に結合し，構造の安定性と酵素反応の効率を変化させるというもので（Sekiya F. J Biol Chem 1996），生理的な濃度のMg^{2+}の存在下ではTF/FVIIa複合体によってFIXが効率良く活性化されることを示した重要な発見である（図15）．これにより，生理的条件下ではTF/FVIIa複合体がFIXを活性化し，FIXaはPS発現膜上においてFVIII（a）の存在下で効率的にFXを活性化するという経路が確立されたわけである．この経路により，FVIIIあるいはFIXを欠損した血友病AあるいはBの患者の止血異常が容易に理解できる

　では，FVIIIやFIXを欠損する血友病A・Bの血漿において，外因系凝固の検査法であるプロトロンビン時間（prothrombin time：PT）はなぜ延長しないのであろうか？　これについては，PT測定のように十分量のMg^{2+}が存在せず，Ca^{2+}と過剰なTFが存在する条件下では，TF/FVIIa複合体が直接FXを活性化するためであると考えられている（図16 破線矢印）．

FIXの活性化

　FIXは分子量57,000の1本鎖糖蛋白として合成され，血漿中に3〜5μg/mL

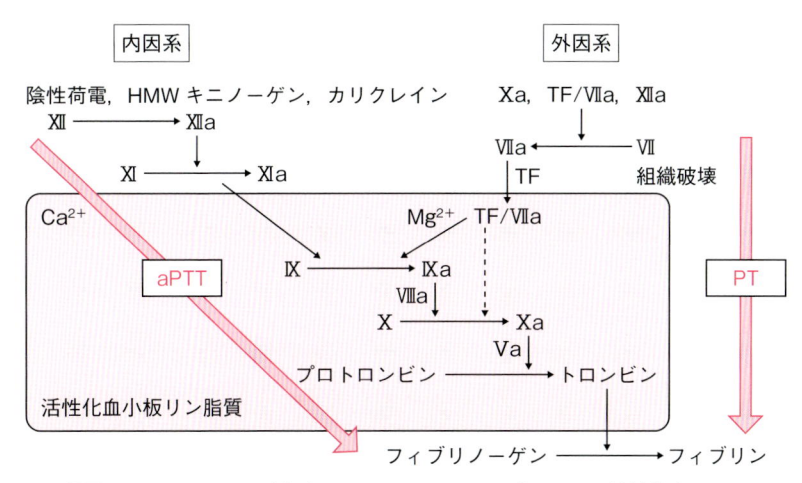

図 16 凝固カスケード。PT 測定時には TF/FⅦa は FX を FXa に活性化する。

(55〜90 nM) 存在する。内因系の FXIa および外因系の TF/FⅦa 複合体により，リン脂質，Ca^{2+} と Mg^{2+} の存在下で限定分解され 2 本鎖の活性化 FIX（FIXa）となる。その際，35 個のアミノ酸からなる活性化ペプチドが遊離する。N 末端側の軽鎖は Gla ドメインと EGF 1・2 ドメインからなり，重鎖はプロテアーゼドメインである。EGF ドメイン 1 は TF との結合に，EGF ドメイン 2 は FⅧ との結合に関わる。

■ 血友病 B

FIX の質的あるいは量的異常により FIXa 活性が低下し出血傾向を示す疾患が，血友病 B である。X 連鎖劣性遺伝性疾患であり，多くの異なる遺伝子異常が報告されている。

FIX 活性による重症度分類で，活性 1% 未満の重症型，1〜5% の中等症型，5% 以上の軽症型に分類される。重症型は自然出血を繰り返すもので，血友病 B の約 70% はこれに属する。思春期以降に活性が回復する血友病 B Leiden の発症の分子機構が，凝固因子の年齢軸調節機構の研究により最近明らかになった［p.200「加齢による変動」参照］。

FX の活性化

FX は 1 本鎖糖蛋白として合成された後，軽鎖と重鎖の間のトリペプチド（Arg140-Lys141-Arg142）が遊離し，分子量 59,000 の 2 本鎖糖蛋白として血漿中に約 8 μg/mL（0.17 μM）存在する。軽鎖は Gla ドメインと EGF 1・2 ドメインからなり，重鎖はプロテアーゼドメインである。リン脂質や Ca^{2+}，Mg^{2+} の存在

下で，FIXa/FVIIIa あるいは TF/FVIIa 複合体により Arg194-Ile-195 ペプチド結合が限定分解されると，アミノ酸 52 残基からなる活性化ペプチドを遊離し活性化される。

　前述のように，外因系・内因系のいずれにおいても，生理的には FIXa/FVIIIa による活性化が重要である。FXa はトロンビンと並ぶ凝固系のカギとなる酵素であり，これを標的にした多くの抗血栓薬が開発されている。

プロトロンビンの活性化

　プロトロンビン（FII）は分子量 72,000 の 1 本鎖糖蛋白で，血漿中に約 115 μg/mL（1.4 μM）存在する。N 末端から Gla ドメイン，クリングル 1・2 ドメイン，セリンプロテアーゼドメインからなり，Gla ドメインを介して活性化リン脂質に結合し，やはり膜上で形成されるプロトロンビナーゼ複合体と呼ばれる FXa/FVa によって効率良く活性化される。トロンビンは Arg320-Ile321 間の限定分解によるトロンビン活性の発現，プロトロンビンフラグメント（prothrombin fragment）1+2 と α トロンビン間の分解という 2 段階を経て産生され，最終的に 1 分子のプロトロンビンから α トロンビンとプロトロンビンフラグメント 1+2 が各 1 分子生成される（図 17）。

FVIIIの役割

　FVIII は FX 活性化に必須の補酵素であり，この因子の欠損により幼少期から出血症状を呈する血友病 A をきたす。血中では N 末端側の重鎖（A1，A2，B ドメイン）と軽鎖（A3，C1，C2 ドメイン）で構成される 2 本鎖蛋白として存在する。トロンビンあるいは FXa による複数箇所の限定分解により活性化される（FVIIIa）。FVIIIa は A1，A2 ドメインと，リン脂質との結合に関わる軽鎖（A3，C1，C2 ドメイン）で構成され，これらが Ca^{2+} を介して結合している。リン脂質上での FIXa による FX の活性化効率は FVIIIa により約 20 万倍増強することから，逆に非存在下では基本的に活性化されないということになる。

　血中の FVIII は VWF との複合体として存在する。VWF の欠乏症である von Willebrand 病，あるいは FVIII との結合能を欠く VWF 異常症では FVIII 活性が低下していることから，VWF は FVIII の血漿中での安定化に関わるようである。また，VWF との結合障害を示す FVIII による血友病 A も報告されている。

　FVIIIa は活性化プロテイン C（aPC）により限定分解されると不活性化される。aPC は正常血管内皮細胞上のトロンボモジュリンに結合したトロンビンによって生成されることから，トロンビンが過剰産生された際に凝固系活性化経路を抑制する重要な負のフィードバック機構と考えられる。

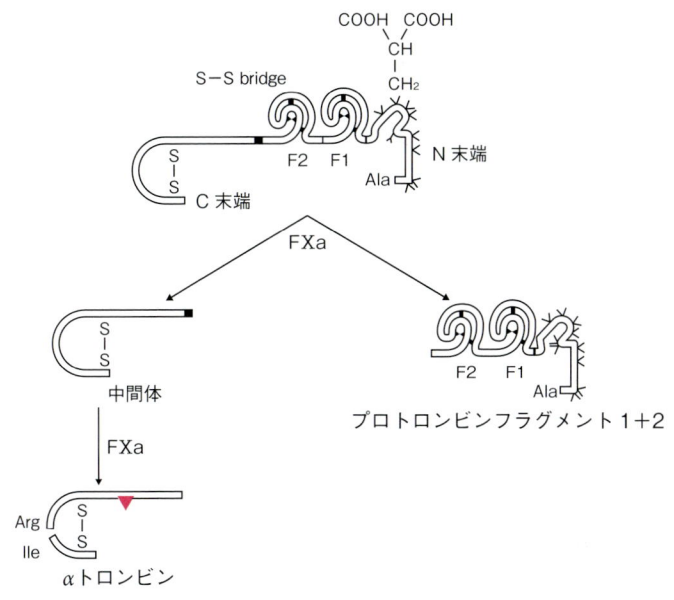

図17 プロトロンビンの活性化

■血友病A

　質的あるいは量的異常によりFⅧの活性が低下して出血傾向を示す疾患が，血友病Aである．X連鎖劣性遺伝性疾患であり，多くの異なる遺伝子異常が報告されている．血友病Bと同様にFⅧ活性による重症度分類で，活性1%未満の重症型，1〜5%の中等症型，5%以上の軽症型に分類される．

　止血のためにFⅧ製剤が用いられるが，繰り返す投与により10〜15%の重症型患者で抗FⅧ抗体が生じる．自己抗体が生じると以降のFⅧ製剤による治療が困難になることから，これを回避するための方策が研究されている．

FVの役割

　FVはプロトロンビンの活性化に必須の補酵素で，主に肝臓で産生される分子量330,000の1本鎖糖蛋白である．血漿中には約7〜10 μg/mL（20〜30 nM）存在する．血小板中のα顆粒中にも血漿中の約20%相当量が存在する．トロンビンあるいはFXaにより3カ所の限定分解を受け，Bドメインが遊離し活性化される（FVa）．FVaは他の凝固因子との結合に関わるN末端側の重鎖（A1，A2ドメイン）と，リン脂質との結合に関わる軽鎖（A3，C1，C2ドメイン）で構成され，これらがCa^{2+}を介して結合している．リン脂質上でのプロトロンビンの活性化の触媒効率はFVaにより約250倍増強する．

欠損症ではホモ接合体で出血症状を示す。FⅧaと同様にaPCによりA1・A2ドメイン内の3カ所（Arg306，Arg506，Arg679）が限定分解を受けて失活する。FV LeidenはaPCにより不活性化されない異常分子（aPC抵抗性）であり，血栓症の原因になる。欧米では血栓症例の多くを占めるが，わが国での報告例はない。

> ***Key Point***　共通経路はリン脂質上で効率的に進行する凝固系カスケードの中枢部分である。様々な増幅機構を介して効率的なトロンビン産生に寄与する経路であると同時に，プロテインC系による負のフィードバック機構の標的でもある。TF/FⅦa複合体によるFⅨの活性化が主経路である。

文　献

- Chen VM, et al. Allosteric disulfide bonds in thrombosis and thrombolysis. J Thromb Haemost 2006；4：2533-41.
- Versteeg HH, et al. Tissue factor coagulant function is enhanced by protein-disulfide isomerase independent of oxidoreductase activity. J Biol Chem 2007；282：25416-24.
- Stathakis P, et al. Generation of angiostatin by reduction and proteolysis of plasmin. Catalysis by a plasmin reductase secreted by cultured cells. J Biol Chem 1997；272：20641-5.
- Pendurthi UR, et al. Tissue factor activation：is disulfide bond switching a regulatory mechanism? Blood 2007；110：3900-8.
- Renné T, et al. Factor XI deficiency in animal models. J Thromb Haemost 2009；7 Suppl 1：79-83.
- Gailani D, et al. The intrinsic pathway of coagulation：a target for treating thromboembolic disease? J Thromb Haemost 2007；5：1106-12.
- Iwaki T, et al. A complete factor XII deficiency does not affect coagulopathy, inflammatory responses, and lethality, but attenuates early hypotension in endotoxemic mice. J Thromb Haemost 2008；6：1993-5.
- Gebbink MF, et al. Physiological responses to protein aggregates：fibrinolysis, coagulation and inflammation (new roles for old factors). FEBS Lett 2009；583：2691-9.
- Sekiya F, et al. Magnesium (Ⅱ) is a crucial constituent of the blood coagulation cascade. Potentiation of coagulant activities of factor IX by Mg^{2+} ions. J Biol Chem 1996；271：8541-4.

4 血栓形成過程：フィブリノーゲンとフィブリン

　凝固反応の最終段階は，可溶性のフィブリノーゲンから不溶性のフィブリンを産生することである．血漿蛋白として循環しているフィブリノーゲンに蛋白分解酵素であるトロンビンが作用して凝固させるとは，どのような仕組みによるのであろうか？

フィブリノーゲンの構造と生理機能

　フィブリノーゲン（fibrinogen）はAα，Bβ，γ鎖の3種類のペプチド鎖がジスルフィド結合で相互に連結して二量体$(AαBβγ)_2$を形成している．分子量$3×10^5$の巨大蛋白である．血中濃度は200〜400 mg/dLであるが，急性相蛋白の1つであり容易に変動する．

　6個のアミノ末端が集まるEドメイン（セントラルドメイン）と，その左右に対称的に存在するBβおよびγ鎖のカルボキシル末端が集まる2つのDドメインからなる．AαのC末端は部分的にDドメインを構成するが，これより突出した独自の構造をとる．DドメインとEドメイン間は3本のペプチド鎖がコイル状のらせん構造（coiled-coil）を形成し連結している．この連結部分と突出したAαC末端部分は，プラスミンを含む蛋白分解酵素により切断されやすい（図18）．

　フィブリノーゲンは，血栓の主成分であるフィブリン（線維素）のもと（線維素原）であるとともに，血小板凝集の際の架橋蛋白あるいは細胞外マトリックス蛋白として細胞接着・遊走に関わるなど，多様な生理機能を有する．

フィブリン形成

　セリン酵素であるトロンビンにより，可溶性のフィブリノーゲンは不溶性のフィブリンになる．トロンビンはα鎖のArg16/Gly17とβ鎖のArg14/Gly15間のペプチド結合を限定分解し，おのおののN末端ペプチド（フィブリノペプチドA・B（fibrinopeptide A, B：FPA, FPB）を遊離する．両ペプチドはいずれも陰性荷電に富んでおり，フィブリノーゲンの高い溶解性に寄与している．トロンビンが作用してこれらが切断されると，フィブリンモノマー同士が次々と重合し，フィブリン線維あるいはネットワークが形成されることになる（Litvinov RI.

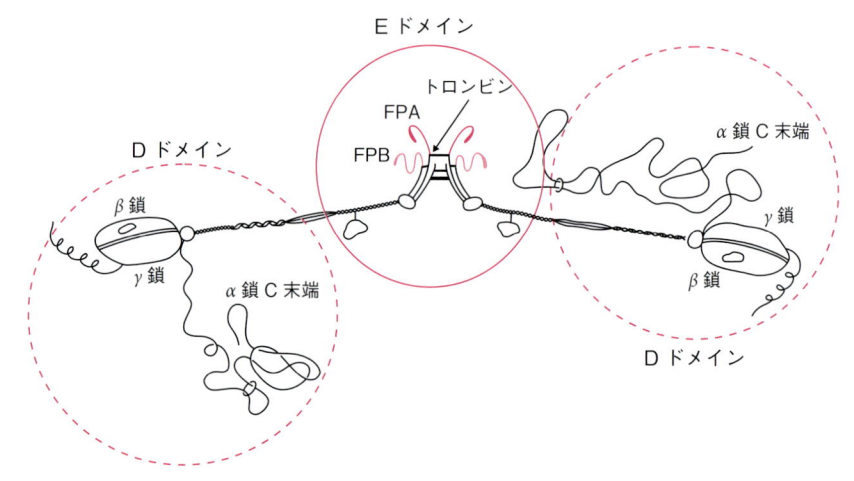

図18 フィブリノーゲン。実線で囲んだ1つのEドメインと破線で囲んだ2つのDドメインよりなる。Aα鎖はβおよびγ鎖より長く，そのC末端部分は突出している。(Doolittle RF. The structure of fibrinogen and fibrin. In Mann KG, et al eds. The Regulation of Coagulation. Elsevier, New York, 1979. pp.501-14 より許可を得て改変)

Blood 2007)。

　結合にはFPAとFPBの遊離に伴い，Eドメイン上に露出するA-knob（Gly-Arg-Pro）およびB-knob（Gly-His-Arg-Pro）と，Dドメイン上に存在しているa-holeおよびb-holeというそれぞれに相補的な結合部位が関わる。トロンビンによりFPAが遊離すると，生じたフィブリンモノマー（desAA-Fbn）上のA-knobと他のフィブリンモノマー上のa-holeが結合することによりフィブリンモノマー同士が重合し，この繰り返しにより長いフィブリン線維（2本鎖プロトフィブリル）が生じる。

　すなわち，トロンビンはEドメイン上の結合部位を高次構造上隠しているFPAとFPBを酵素的に切除することにより，もともと高い親和性を有しているEドメインとDドメイン間の結合による重合を可能にしているわけである（図19）。

フィブリンの安定化

　上記の機構により非酵素的に重合したフィブリンは不安定であり，トランスアミナーゼである活性化FXIII（FXIIIa）により分子内および分子間が架橋されると，安定した止血血栓となる。分子間は，γ鎖C末端のLys406の側鎖のアミノ基と相対するフィブリン分子のγ鎖C末端のGln398の側鎖のカルボキシル基間でイソペプチド結合を形成し，架橋する（γ-γダイマーの形成）。後者のフィブリン分

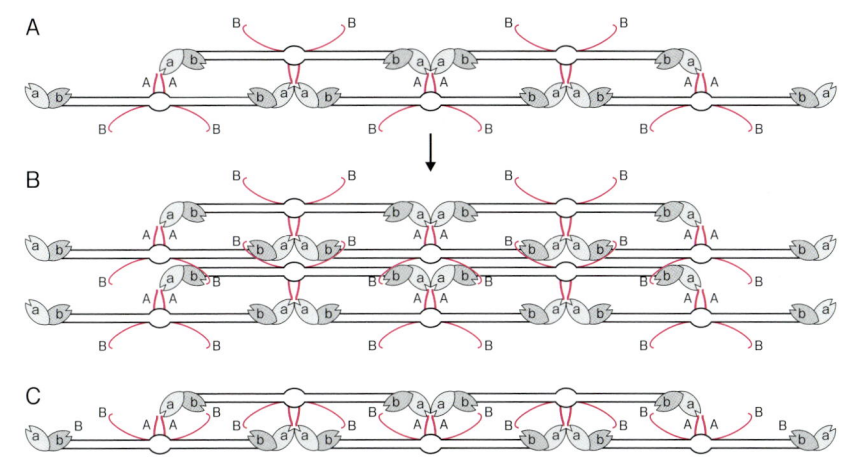

図19 フィブリン形成。トロンビンによりFPAが切断され，Eドメイン上に露出したA-knob (A) がDドメイン上の対応するa-holeに結合し，プロトフィブリルが形成される（図A）。FPBが切断され露出したB-knob (B) はb-holeと結合しプロトフィブリル間（図B）やプロトフィブリル内の結合（図C）を介在する。(Republished with permission of American Society of Hematology, from Polymerization of fibrin：Direct observation and quantification of individual B:b knob-hole interactions. Litvinov RI, et al. Blood 2007；109：130-8；permission conveyed through Copyright Clearance Center, Inc.)

子のLys406はまた，前者のGln398と結合する（図20）。このような結合の結果，物理的強度が増加したフィブリンネットワークが完成する。

　FXIIIaにより架橋されたフィブリンがプラスミンにより分解されると，架橋部分を含むDダイマーが生じることになる。したがって血中のDダイマーは，線溶のマーカーであると同時に，生体内での血栓形成（トロンビンによるフィブリン形成とFXIIIaによる架橋）の鋭敏なマーカーでもある。FXIIIaはさらに，α鎖間の架橋やα₂アンチプラスミンをフィブリンに架橋することにより，線溶抵抗性の安定化フィブリンを形成する[p.88「線維素溶解（線溶）参照」]。

> ***Key Point***　セリン酵素であるトロンビンは，フィブリノーゲンのα鎖とβ鎖のN末端ペプチドを切断することによりフィブリンモノマーを産生する。フィブリンモノマーのEドメインと他分子のDドメインの結合が繰り返されることによりフィブリン線維ができる。

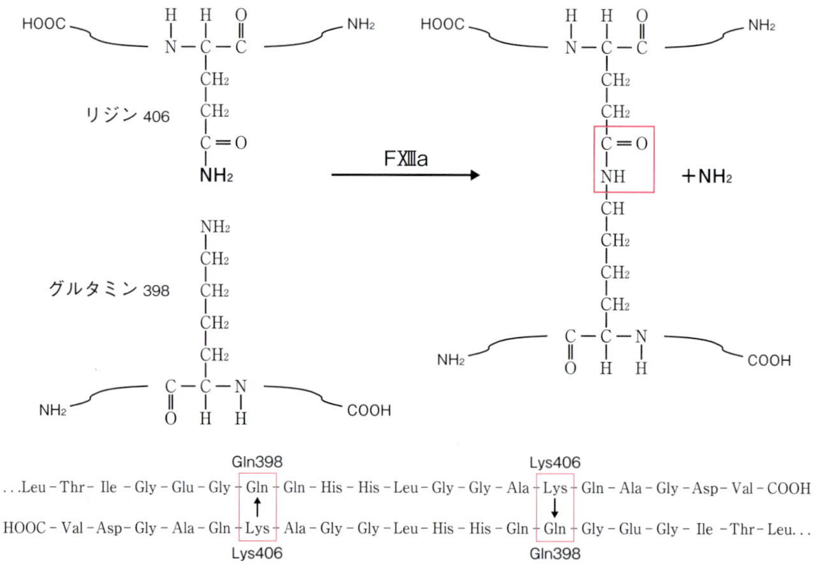

図20 安定化フィブリン。FXIIIaによるグルタミン（Gln）とリジン（Lys）間のイソペプチド結合形成（赤い囲み）およびγ鎖間の架橋。(Reprinted with permission from Chen R, et al. γ-γ cross-linking sites in human and bovine fibrin. Biochemistry 1971；10：4486-91；Copyright 1971, American Chemical Society)

文献

- Doolittle RF. The structure of fibrinogen and fibrin. In Mann KG, et al eds. The Regulation of Coagulation. Elsevier, New York, 1979：pp.501-14.
- Litvinov RI, et al. Polymerization of fibrin：Direct observation and quantification of individual B:b knob-hole interactions. Blood 2007；109：130-8.
- Chen R, et al. γ-γ cross-linking sites in human and bovine fibrin. Biochemistry 1971；10：4486-91.

コラム

ヘビ毒とフィブリノーゲン

　ヘビ毒には局所の強い炎症惹起作用のほかに全身性の凝固障害を起こすものがあり，なかには治療薬として利用されているヘビ毒もある。バトロキソビンはトロンビンと同様にフィブリノーゲンのFPAを遊離し，フィブリンモノマーの形成を促進する。止血剤として使用されているレプチラーゼがこれにあたる。フィブリンモノマーはおそらく線溶系により速やかに分解されて除去されるため，血中フィブリノーゲン値が急速に低下する。末梢循環改善を目的にしたデフィブラーゼによる脱線維素原療法は，これを利用したものである。

5 凝固系の制御機構

　凝固活性は前述のように傷害部位に凝集した活性化血小板膜上でのみ発現し，血栓の形成は必要部位に限定されている．生体にはさらに巧妙な制御機構も複数存在し，凝固活性発現を調節して，不要な血栓や血管閉塞に至る過剰な血栓の形成を防いでいる．組織因子経路インヒビター（tissue factor pathway inhibitor：TFPI），アンチトロンビン，プロテインC/S系がその中心となる分子である（図21）．これらの分子異常は日本人においても血栓症のリスクとして知られることから，その生理的重要性が理解できる．

　さらに重要なことは，これらの制御因子の機能発現には正常血管内皮細胞が深く関わることであり，アンチトロンビンの抗凝固活性にはヘパラン硫酸，またプロテインCの活性化にはトロンボモジュリンと，いずれも正常血管内皮細胞に発現している分子が不可欠である．正常な血管では，内皮細胞上のこれらの機能分子が血漿中の凝固制御因子と協調して不要な血栓の形成を予防している．その機構の詳細を以下に紹介する．最初にインヒビターによる凝固系の制御としてTFPIとアンチトロンビンに関して述べ，その後にプロテインC系による凝固系

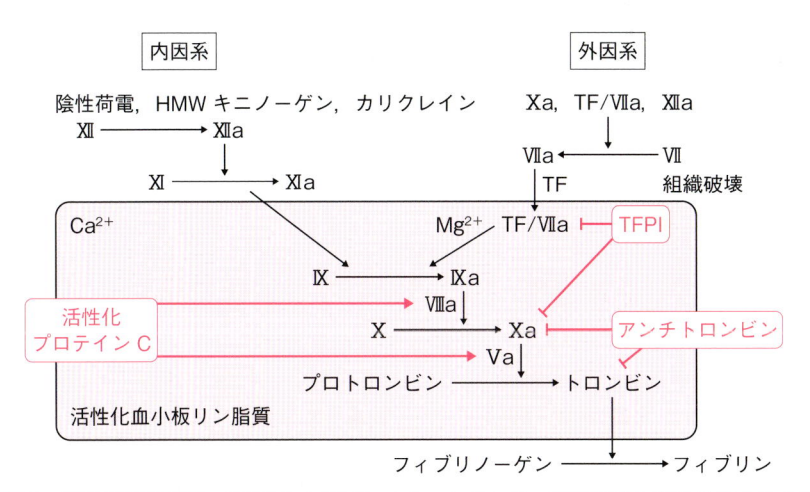

図21　凝固系制御機構．TFPIおよびアンチトロンビンは，標的酵素と高分子複合体を形成し活性を阻害する．活性化プロテインCは，FVaとFVIIIaを分解し不活性化する．

の制御について述べる。

A　インヒビターによる凝固系の制御

組織因子経路インヒビター (TFPI)

　TFPI は TF/FⅦa 活性を阻害する外因系開始機構の調節因子である。セリンプロテアーゼのインヒビターは構造や阻害機構の違いから，SERPIN（セリンプロテアーゼ・インヒビター serine protease inhibitor）スーパーファミリーと Kunits ファミリーに大別されるが，TFPI は後者に属する。

　TFPI は 3 つの Kunitz 型阻害領域を有し，第 1 Kunits 領域（K1）で TF/FⅦa 複合体を，K2 で FXa 活性を阻害する。K3 はセリン酵素阻害活性を有さず，ヘパリンやリン脂質との結合に関わる。TFPI は内皮細胞上のヘパラン硫酸や特異蛋白に結合して存在するほか，遊離型（リポ蛋白結合型も含む）として血中にも存在する。全長を有する TFPIα のほかに，選択的スプライシングおよび翻訳後修飾により K3 を欠いた TFPIβ が存在する。TFPIβ は C 末端にグリコシルホスファチジルイノシトール（glycosylphosphatidylinositol：GPI）結合配列を有し，血管内皮細胞に GPI アンカー型として結合している。全体に占める割合は少ない（約 20％）が，TF 経路の主要な調節因子であると考える研究者もいる。

■ 組織因子経路インヒビターによる TF/FⅦa 複合体の不活性化

　TFPI は K1 領域で TF/FⅦa 活性を阻害する。その阻害活性は，K2 領域で FXa に結合することにより著しく増強する（図 22）。すなわち FXa 存在下では，TFPI の TF/FⅦa 阻害活性が増強することになる。これは，凝固反応が進み過剰に FXa が産生されると TFPI がそれに結合し，カスケードの上流に位置する TF/FⅦa 活性を効率的に阻害することを示しており，過剰な血栓形成を抑制する凝固系のフィードバック機構として重要である。

> **Key Point**　TFPI は TF/FⅦa 複合体を標的とする Kunits 型インヒビターである。FXa が過剰に生成されると，TFPI は FXa と結合し，その上流の TF/FⅦa 活性を効率的に阻害して外因系経路を遮断する。

アンチトロンビンの作用機序

　アンチトロンビン（antithrombin）は，肝臓で合成され血漿中に約 15〜27 mg/dL の濃度で存在する分子量約 58,000 の糖蛋白である。SERPIN スーパーファミリーの一員であり，他のメンバーと同様，標的のセリン酵素と 1：1 の高分子複合体を形成してその特異活性を阻害する。セリン酵素の活性中心のセリンとアシ

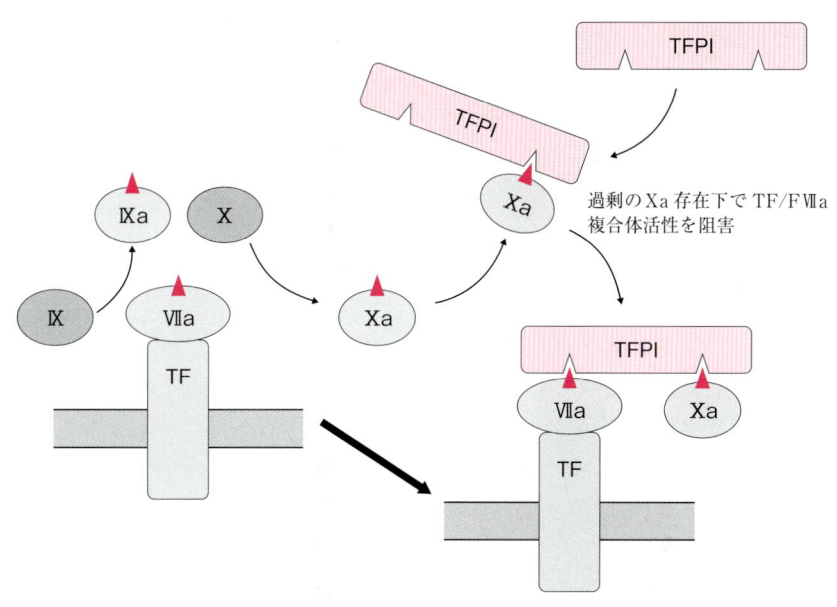

図22 TFPIによるFⅦa活性の阻害機構。FXaと結合したTFPIは，TF/FⅦa複合体活性を効率的に阻害する。

ル結合する反応部位は，C末端側の反応部位ループ（strained loop）内にある。

　SERPINと標的酵素の反応は，基質と酵素の関係に類似する。最初にMichaelis-Menten型の可逆性高分子複合体を形成し，その後の四面中間体を経て，最終的にSERPINのC末端側のポリペプチドが遊離し，N末端ポリペプチドと標的酵素の活性中心のセリンがアシル結合した不可逆性の高分子複合体が形成される。SERPIN自身は分解されてC末端ペプチドを放出するが，高分子複合体を形成したまま相手を放さないことから，いわゆる自殺型インヒビターと呼ばれる（図23）。

コラム

TFPIの生理的重要性

　TF，FVならびにプロトロンビンの遺伝子欠損マウスが胎生早期に死亡することから，外因系凝固の基本経路は胎児発育に不可欠であると考えられる。TFPIの遺伝子欠損マウスもまた胎生期に死亡するが，FⅦの発現を抑制すると救命できることが報告されている。このことは，TFPIの外因系凝固カスケードの生理的調節因子としての重要性を示すものである。

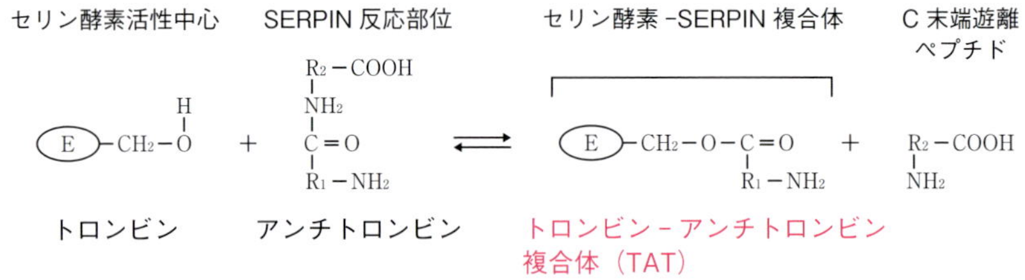

図23 SERPINのセリン酵素阻害機構．標的酵素との反応過程で，セルピンのC末端ペプチドは切断されて酵素から離れるが，N末端ペプチドは標的酵素と共有結合した高分子複合体として存在する．

アンチトロンビンはFXIIa，FXIa，FXa，FIXa，FVIIa，カリクレインなどと高分子複合体を形成し，酵素活性を阻害する．特にFXaとトロンビンは，生理的な標的酵素として重要である．生理的な濃度においてこれらの酵素の阻害活性を示すにはヘパリン様物質が必要であり，生体内では血管内皮細胞上のヘパラン硫酸が主にその役割を担う．また，血管平滑筋細胞や線維芽細胞で産生されるデルマタン硫酸もアンチトロンビンの阻害活性を増強することから，これらの組織における役割も注目されている．

■ヘパリンの抗凝固活性と製剤による標的酵素特異性

ヘパリン（heparin）は硫酸基に富むグリコサミノグリカンで，コア蛋白に結合したプロテオグリカンして産生される．アンチトロンビンの抗凝固活性を飛躍的に増強することから，体外循環や透析時の抗凝固薬として，あるいは術後などにおける血栓症予防薬として使用されている．

主な作用機序は次の2つである（図24）．
1）アンチトロンビンの反応部位の高次構造を変化させて標的酵素との反応性を増強する
2）標的酵素とも結合してアンチトロンビンとの接触の機会を増加させる（template mechanism：鋳型効果）

これらの効果の発現効率はヘパリンの分子量により異なる．前者の構造変化に伴う標的酵素との反応性増強は主にFXaに対する親和性の増強であり，分子量の小さいヘパリンもこの作用を有する．分子量が大きくなるとトロンビンとの結合能も有する．ヘパリン上でのFXa活性阻害には前者の機構が主に働き，トロンビン活性阻害には後者も加わる．したがって，一般的に分子量が小さくなると抗トロンビン活性よりも抗FXa活性の比重が大きくなる．従来の未分画ヘパリン（unfractionated heparin）は，分子量5,000〜20,000の多様な分画を含む不均一な製剤であり，抗トロンビン作用（約1,000倍）と抗FXa作用（約300倍）を

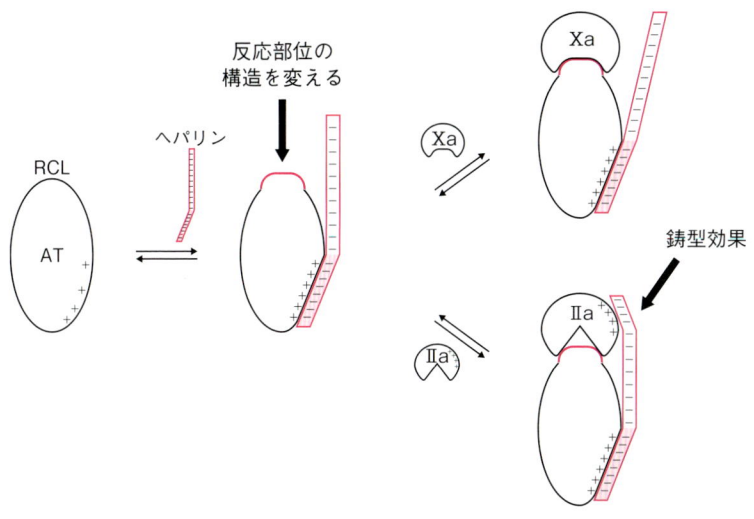

図24 ヘパリン様物質の機能。アンチトロンビン（AT）は，特異結合部位を通じてヘパリンの高親和性ペンタサッカライド配列と結合することにより，反応部位ループ（RCL）の高次構造が変化してFXaとの親和性が高まる。分子量の大きいヘパリン（未分画ヘパリン）では，トロンビンもexositeⅡを通じてヘパリンのマイナス荷電領域に非特異的に結合し，高親和性ペンタサッカライド領域に結合したアンチトロンビンと鋳型効果（template mechanism）により高分子複合体を形成する。(Huntington JA. Mechanisms of glycosaminoglycan activation of the serpins in hemostasis. J Thromb Haemost 2003；1：1535-49, Wiley-Blackwell より許可を得て転載)

示す。一方，低分子ヘパリン（low molecular weight heparin：LMWH，分子量約5,000）や近年臨床使用が可能になった合成ペンタサッカライドは，抗FXa活性（約300倍）が主で，鋳型効果による抗トロンビン作用は弱い（約2倍）。

■ ヘパリンコファクターⅡの作用機序

SERPINの一員であるヘパリンコファクターⅡ（heparin cofactor Ⅱ）は，アンチトロンビンと同様に，ヘパリン様物質の存在下で抗トロンビン作用を示す。先天性欠乏症における血栓症の報告もあるが，無症状の例もあり，血管内凝固制御因子としての生理的意義はいまだ不明である。

> **Key Point**　凝固活性の制御に関わる重要なインヒビターとしてTFPI，アンチトロンビンがある。TFPIは凝固活性の過剰発現時にFXaと複合体を形成し，FⅦa活性を効率よく阻害する。アンチトロンビンは正常血管内皮細胞上のヘパラン硫酸と結合し，FXaとトロンビンの活性を阻害する。

B　トロンボモジュリン-プロテイン C/S 系

　トロンボモジュリン-プロテイン C/S 系は，過剰産生されたトロンビンや FXa の活性を阻害するアンチトロンビンとは異なり，過剰に産生されたトロンビンの酵素活性を抗凝固活性に転換し利用する，いわば凝固の負のフィードバック機構である。トロンビン活性の修飾には，血管内皮細胞に発現するトロンボモジュリンが不可欠である。傷害部位に形成されたフィブリン血栓が正常内皮部位にまで波及するのを抑える，強力な凝固抑制機構の 1 つである。

トロンボモジュリンとプロテイン C の活性化機序

　正常血管内皮細胞に発現するトロンボモジュリン（thrombomodulin）は，トロンビンとの高い親和性を有する結合蛋白である。活性化凝固因子であるトロンビンの機能（フィブリン形成，血小板活性化能）を文字どおり修飾して，抗凝固因子であるプロテイン C の活性化酵素へと変換してしまう。これにより，正常血管内皮細胞の存在する部位での不要な血栓形成を阻害することになる。

　では，トロンボモジュリンはトロンビンの酵素活性をどのように修飾するのであろうか？　トロンビンはトロンボモジュリンの 5・6 番目の EGF 様ドメインと結合する。その結合は活性中心近傍を介するため，フィブリノーゲンや PAR との反応に重要な陰イオン結合部位（exosite I）が占拠されてしまい，その凝固活性を失うことになる。

　一方，プロテイン C はトロンボモジュリンの 4 番目の EGF 様ドメインに一部結合し，その限定分解部位がトロンビンの活性中心に近づくため容易に限定分解を受け活性化されることになる。その際，プロテイン C が Gla ドメインを介して同じく血管内皮細胞上に発現するプロテイン C 受容体（endothelial protein C receptor：EPCR）と結合していると，活性化効率はより高くなる（Dahlbäck B. FEBS Lett 2005）（図 25）。

　このようにしてトロンボモジュリンは，強力な凝固活性を有するトロンビンをいとも簡単に抗凝固分子に変えてしまう。トロンボモジュリンは毛細血管を中心にすべての血管内皮細胞に発現し，血栓形成を抑制して血液の流動性と血管開存性の維持に寄与している。

活性化プロテイン C の作用機序

　活性化プロテイン C（aPC）は，同じビタミン K 依存性凝固蛋白であるプロテイン S とそれぞれの Gla ドメインを介し細胞膜のリン脂質に結合して複合体を形成し，FVa の A1・A2 ドメイン内の 3 カ所（Arg306，Arg506，Arg679），また FⅧa の A1 ドメインの Arg336 部をそれぞれ限定分解して不活性化する。

凝固カスケードにおいて，FVaとFⅧaはそれぞれFXおよびプロトロンビンの活性化の補酵素として不可欠であり，aPCによってこれらが不活性化されることにより凝固カスケードはストップする。生理的に極めて重要な凝固活性調節機構である。いずれの過程においても，aPCはリン脂質上でプロテインSと複合体を形成する必要がある（図26）。

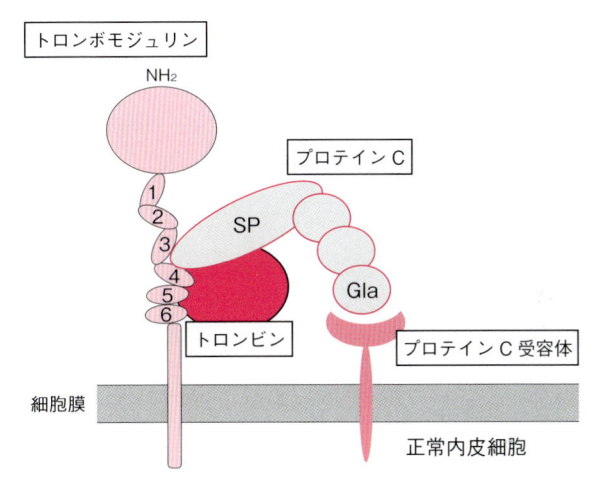

図25　プロテインC活性化機構。血管内皮細胞上の膜貫通蛋白であるトロンボモジュリンに結合したトロンビンは，フィブリノーゲンおよびPARとの親和性を失い，抗凝固因子であるプロテインC活性化能を獲得する。同じく血管内皮細胞上に発現するプロテインC受容体に結合したプロテインCは，さらに効率よく活性化される。Gla：Glaドメイン，SP：セリンプロテアーゼドメイン（触媒ドメイン）。

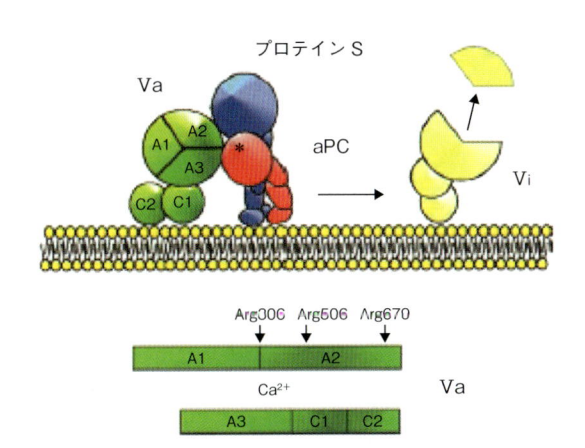

図26　活性化プロテインC（aPC）によるFVaの不活性化。FVaはプロテインSの存在下でaPCにより限定分解を受け，不活性型（FVi）になる。（Dahlbäck B, et al. The anticoagulant protein C pathway. FEBS Lett 2005；579：3310-6, Elsevierより許可を得て転載）

■ aPC レジスタンス

　aPCによるFVaの不活性化が機能せず，凝固制御機構が破綻して血栓症をきたす病態をaPCレジスタンス（aPC抵抗性）という．欧米で認められるFV Leidenと呼ばれる遺伝子変異がその代表であり，限定分解部位のArg506がGlnに置換している．この変異によりaPCが不活性化されないため，血栓症が発症しやすくなる．

　FV Leidenは，欧米では血栓症患者の20～40％を占めるといわれている．わが国においては同遺伝子変異の報告はないが，プロテインCとプロテインSの他の遺伝子異常において血栓症が報告されており，プロテインC/S系による過剰血栓形成抑制機構の生理的重要性を示唆している．

■ aPCの抗炎症作用

　近年，aPCの抗炎症作用が注目されている．トロンビンによるPARの活性化や微小血栓による虚血は炎症反応を惹起することから，aPCによるトロンビン産生の抑制は炎症反応抑制につながる．

　最近，aPCが内皮細胞上のEPCRに結合（EPCR/aPC）し，PARを介して炎症反応を抑える経路が報告された．EPCR/aPCはトロンビンと同様にPAR-1を活性化するという．しかしながら，その後の信号伝達経路が異なるため，対照的な細胞応答が得られるらしい（Niessen F. Blood 2009）．詳細な分子機構には不明な点も多いが，プロテインC/S系は凝固だけでなく，炎症反応の調節因子としての役割も有している可能性を示している．

プロテインSによる活性調節

　プロテインSは，活性化プロテインCがFVaならびにFⅧaを限定分解する際に必要とする補酵素である．ビタミンK依存性凝固因子であり，Glaドメインを介して活性化血小板膜上のPSに結合し，aPCと複合体を形成してFVaならびにFⅧaを不活性化する．血中には補体系の調節因子であるC4b結合蛋白（C4b-binding protein：C4bp）との結合型（約60％）と遊離型が存在し，後者のみがaPC補酵素活性を有する．

　C4bpは補体系活性化の調節因子であり，凝固と炎症，あるいは免疫反応とのクロストークを仲介する役割も示唆されている（図27）．炎症反応によりC4bpの血漿中濃度が大きく変動することから，活性型プロテインS量も容易に変化することになる．

　当初は，炎症反応により変動するC4bpは主にプロテインSとの結合能を有さないC4bpα型のみとされたが，最近，プロテインSと結合するC4bpβ型の発現がIL-6により増強することが報告され（Kishiwada M. J Thromb Haemost

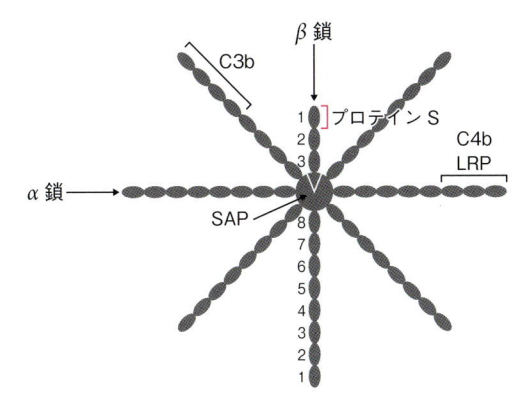

図27 C4b結合蛋白と様々なリガンドの結合部位．C4b結合蛋白は分子量約75,000のαサブユニット7個と，分子量約45,000のβサブユニット1個からなり，各C末端近傍がS-S結合で連結している．結合する種々リガンドの結合部位を示す．1本の鎖に結合部位が示してあるが，他の鎖の同部位にも結合する．プロテインSはβサブユニットに結合する．LRP：低比重リポ蛋白受容体関連蛋白，SAP：血清アミロイド蛋白．(Republished with permission of American Society of Hematology, from Coagulation, inflammation, and apoptosis：different roles for protein S and the protein S-C4b binding protein complex. Rezende SM, et al. Blood 2004；103：1192-201；permission conveyed through Copyright Clearance Center, Inc.)

2008)，炎症時に活性型プロテインS量が低下する機序として注目されている．これによりプロテインSが免疫・炎症と凝固を結ぶkey factorである可能性が立証されたことになる．実際，水痘やHIV感染後にプロテインS活性が低下することが報告されている．

プロテインSの血中濃度は，このほかにも多くの因子の影響を受ける．ネフローゼ症候群に伴う低蛋白血症，DIC，肝不全，さらに妊娠によっても低下し，凝固活性が過剰発現することが知られている．妊娠時の低下に関しては，エストロゲンによるプロテインSの発現抑制が関係している可能性が示された(Suzuki A. J Biol Chem 2010)．

Key Point 凝固活性の制御に関わる重要なモジュレーターとして，プロテインC/S系がある．過剰産生されたトロンビンが正常血管内皮細胞上に発現するトロンボモジュリンに結合すると，基質親和性が変化し，抗凝固因子であるプロテインCを活性化する．活性化プロテインCは，プロテインSの存在下でFVaとFⅧaを限定分解して不活性化する．活性を有する遊離プロテインS量は炎症などで減少し，易血栓性の原因となる．

コラム
トロンビンの多彩な生理機能の発現機序

トロンビンは，フィブリノーゲンのα鎖・β鎖のN末端ペプチドを限定分解してフィブリンを産生し，血小板膜上のPAR-1とPAR-4を限定分解して活性化する。トロンビンはまた，FVあるいはFⅧを活性化する。さらにアンチトロンビンと複合体を形成する。トロンボモジュリンに結合後は，プロテインC，さらには後述するトロンビン活性化線溶阻害因子（thrombin activatable fibrinolysis inhibitor：TAFI）を活性化する。いずれも極めて特異的な反応である。

トロンビンは，プロトロンビンからの活性化に際してGlaドメインとクリングルドメインを遊離し，触媒ドメインのみとなる。触媒ドメインしか有さないトロンビンが，いかにしてこのような多様な基質特異性を示すのだろうか？

トロンビンの活性中心は活性部位間隙，あるいはcanyon（渓谷）とも呼ばれる深く切れ込んだ裂け目構造にある。それを，疎水性で固い構造を有するループと，親水性で柔軟な構造を有するループが囲んでおり，その周囲に2つの陰イオン結合部位（exositeⅠ・Ⅱ）が存在する（図28）。トロンビンは分子表面のこれらの異なる領域を介して異なる基質と特異結合し，基質の限定分解部位が活性部位間隙にはまり込むようである（Huntington JA. J Thromb Haemost 2005）。

exositeⅠにはフィブリノーゲンAα鎖やPAR-1が結合する。exositeⅠはトロンボモジュリンのEGFドメイン5・6にも結合するため，結合後のトロンビンは凝固活性を失い，逆に同分子のEGFドメイン4に結合するプロテインCとの親和性が増すことになる。exositeⅡにはヘパリンが結合する。最近ではこれらの結合部位を標的にした特異的合成阻害薬の開発が進んでいる。

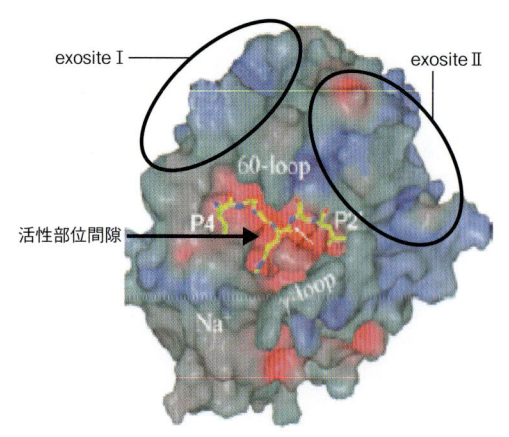

図28　exositeⅠ・Ⅱ。トロンビンの活性中心は活性部位間隙にあり，その周囲に基質との特異結合に重要な2つのexositeⅠ・Ⅱが存在する。（Huntington JA. Molecular recognition mechanisms of thrombin. J Thromb Haemost 2005；3：1861-72, Wiley-Blackwellより許可を得て転載）

文　献

- Huntington JA. Mechanisms of glycosaminoglycan activation of the serpins in hemostasis. J Thromb Haemost 2003；1：1535-49.
- Dahlbäck B, et al. The anticoagulant protein C pathway. FEBS Lett 2005；579：3310-6.
- Niessen F, et al. Endogenous EPCR/aPC-PAR1 signaling prevents inflammation-induced vascular leakage and lethality. Blood 2009；113：2859-66.
- Kishiwada M, et al. Regulatory mechanisms of C4b-binding protein (C4BP) alpha and beta expression in rat hepatocytes by lipopolysaccharide and interleukin-6. J Thromb Haemost 2008；6：1858-67.
- Rezende SM, et al. Coagulation, inflammation, and apoptosis：different roles for protein S and the protein S-C4b binding protein complex. Blood 2004；103：1192-201.
- Suzuki A, et al. Down-regulation of PROS1 gene expression by 17beta-estradiol via estrogen receptor alpha (ERalpha) -Sp1 interaction recruiting receptor-interacting protein 140 and the corepressor-HDAC3 complex. J Biol Chem 2010；285：13444-53.
- Huntington JA. Molecular recognition mechanisms of thrombin. J Thromb Haemost 2005；3：1861-72.

6 凝固系検査で何がわかる？

ベッドサイドや外来で行う凝固系検査は，
- 個々の血漿の有する凝固能あるいは凝固予備能を測定する検査
- 血液凝固あるいは凝固カスケード活性化の結果生じた産物の血中濃度を測定する検査

に大別される。前者には各種凝固時間，個々の凝固因子の抗原量と特異活性の測定が含まれる。後者は生体内での凝固反応の進行状況を把握する検査と位置づけられる。個々の検査法の意味を復習してみよう。

A 凝固能あるいは凝固予備能の測定

ルーチン検査として，プロトロンビン時間（PT）と活性化部分トロンボプラスチン時間（activated partial thromboplastin time：aPTT）が用いられる。これらの凝固時間の測定は，凝固因子の質的異常や濃度低下に伴う凝固能の低下を時間延長としてよく反映する。したがって出血傾向を認める際には，PTとaPTTを同時に測定することにより質的・量的異常をきたした凝固因子の絞り込みが可能になる。しかしながら，これらの測定法では過凝固状態を凝固時間の短縮として評価するのは一般的に困難であるということを認識しておくべきである。

プロトロンビン時間（PT）

被験血漿にCa^{2+}と組織トロンボプラスチン（TF＋リン脂質）を添加して凝固時間を測定し，外因系凝固系のFⅡ（プロトロンビン）・FV・FⅦ・FXの凝固活性を総合的に検査する方法である。検査試薬により異なる感度を標準化したINR（International Normalized Ratio）を用いることが推奨されている。最近ではPTから算出するPT-INRがワルファリン治療の用量の管理に用いられるのが標準的である。しかし今でもトロンボテストで管理されることもある。

前述のように本法では，TF/FⅦa複合体はFXを直接活性化する経路が主になるので，FⅧあるいはFⅨの質的あるいは量的な異常では延長を示さない。

- 正常PT：10～12秒
- プロトロンビン比（PR）（被験血漿PT値/正常血漿対照値）：1±0.15

- INR：1±0.1
- (PR) ISI ＝（被験血漿 PT 値/正常血漿対照値）ISI
 （ISI：International Sensitivity Index，各試薬の感度）

活性化部分トロンボプラスチン時間（aPTT）

　aPTT は，カオリンなどの接触因子の活性化物質とリン脂質を被験血漿に加え約 3 分間加温した後，Ca^{2+} を添加して凝固時間を測定する検査法である。内因系凝固系に関係する FⅧ・FⅨ・FⅪ・FⅫの凝固活性を総合的に評価する。あらかじめ接触因子を十分活性化するため，活性化部分トロンボプラスチン時間と呼ばれる。接触因子の活性化は不安定であり，これをあらかじめ活性化しておくことにより再現性のある安定した結果が得られる。

　FⅧの欠損である血友病 A，FⅨの欠損である血友病 B では，aPTT は延長するが PT は正常である。
- 正常 aPTT：30～40 秒

B　凝固系活性化を示すマーカー

　生体内で産生され血栓として蓄積されたフィブリン量を，循環血液を検体として測定することは不可能である。しかしながら，フィブリン生成の結果血流中に遊離される N 末端のフラグメントの血中濃度を測定することは可能である。生体内におけるトロンビン産生も，同様の方法で定量化できる。これらは生体内で刻々と変化する凝固系の活性化の程度をモニターするのに適している。

コラム

PT-INR とトロンボテスト

　トロンボテストは，Ca^{2+} と感度を下げた組織トロンボプラスチン（TF＋リン脂質）と吸着血漿（FⅡ・FⅦ・FⅨ・FⅩを含まず，FⅠ・FⅤ・FⅧ・FⅪ・FⅫを含む血漿）を混ぜた後，被験血漿を加えて凝固時間を測定する方法で，ワルファリン投与の効果判定に用いられる。PT では FⅨ低下の程度を評価できないが，トロンボテストではワルファリンにより低下する FⅡ・FⅦ・FⅨ・FⅩの活性を総合的に評価することが可能である。日本では最近，PT-INR が多く用いられる。

フィブリノペプチドA（FPA）

　トロンビンはセリン酵素であり，フィブリノーゲンのα鎖・β鎖のN末端を限定分解し，16個のアミノ酸からなるフィブリノペプチドA（fibrinopeptide A：FPA），および14個のアミノ酸からなるFPBを遊離する［p.40 図18 参照］。1分子のフィブリノーゲンから各2分子のFPAとFPBが遊離される。

　FPAの測定系が確立されており，臨床検査項目となっている。FPAの血中濃度の上昇は生体内におけるフィブリン形成を意味する。半減期は3～5分と短いため，その高値は採血時点で生体内での凝固活性が亢進していることを意味する。

可溶性フィブリンモノマー

　トロンビンによりFPAが遊離するとフィブリンモノマーが産生され，重合してフィブリンポリマーとなる。しかしその一部は互いに重合せず，フィブリノーゲンを主とした血漿蛋白と複合体を形成して血漿中に存在する。可溶性フィブリンモノマーの存在は，生体内でのトロンビン産生あるいはフィブリン産生のマーカーとなる。

プロトロンビンフラグメント1+2

　FXaによるプロトロンビンの限定分解によるトロンビン産生の際，N末端側のフラグメント（プロトロンビンフラグメント1+2）が等モル遊離される［p.37 図17 参照］。下記のトロンビン-アンチトロンビン複合体とともに，生体内でのトロンビン産生のマーカーである。

トロンビン-アンチトロンビン複合体

　生体内で産生されたトロンビンはフィブリノーゲンや血小板膜上のPARなど標的分子の限定分解に関わると同時に，アンチトロンビンと高分子複合体〔トロンビン-アンチトロンビン複合体（thrombin-antithrombin complex：TAT）〕を形成し酵素活性を失う［p.46 図23 参照］。アンチトロンビンはトロンビンと高分子複合体を形成することによりヘパリン親和性を失い，血管内皮から流血中に遊離することになる。血漿中のTATの増加は生体内でのトロンビン産生の増加を意味する。

Dダイマー

　Dダイマー（D-dimer）は架橋フィブリンの分解産物であり，線溶のマーカーであるが，同時に生体内でフィブリンが産生されFXIIIaにより架橋された結果をよく反映する。上記のFPAあるいはプロトロンビンフラグメント1+2と比較

して，採血や検体処理過程で産生されることは少なく，極めて安定した凝固のマーカーでもある。生体内の血栓の存在を示唆するものである。

> *Key Point* 　凝固系検査は，個々の血漿の有する凝固能あるいは凝固予備能を測定する検査と，生体内で進行している凝固反応を反映する検査に大別される。Dダイマーは後者に属し，検体処理法などに左右されない安定した凝固のマーカーでもある。

7 血小板の活性化機構とその制御

　血小板は止血に不可欠である。止血血栓の形成は，血管傷害部位への血小板の粘着・凝集による血小板血栓の形成により始まる。血小板は膜表面に多くの受容体を有し，血管壁や血中の機能分子と outside-in および inside-out のシグナル伝達を通じて応答し，活性化される。その過程もまた極めて巧妙な仕組みにより制御されており，必要な部位でのみ必要量の血小板が活性化される。活性化された血小板の膜上において凝固カスケードが効率的に活性化され，フィブリンを生成して強固な安定化血栓が形成される（前述）。

　一方，血小板の過剰な活性化あるいは不要な部位での活性化も，もちろん血栓症の原因となる。ここからは，血小板の連続的で効率的な活性化とその制御機構について述べる。

A　血小板の産生

血流中の正常血小板

　正常の活性化されていない血小板は，直径 2〜5 μm，厚さ約 0.5 μm の円盤状である。赤血球 (7.7 μm) と比べるとかなり小さい。正常でも容積の分布は広範囲に及んでおり，これは活性化の程度とは無関係で，血小板産生時の多様性によると考えられている。しかし一般的に，血小板のターンオーバーが亢進していると平均血小板容積が大きくなるようである。

骨髄での血小板産生

　血小板は骨髄において巨核球の細胞質の一部から形成される。その形成機構の詳細はいまだ議論のあるところだが，骨髄中の巨核球が数珠状の長い胞体突起 (proplatelet) を形成し骨髄静脈洞内に伸ばしている電顕写真（図29）が紹介されたことで，これに静脈洞内のずり応力 (shear stress) がかかって物理的に断裂するという説が現時点では支持されている。

　しかしながら，流血中に大きな巨核球断片が存在することから，骨髄において最終的な血小板が形成されるわけではなく，末梢循環中にそれらがさらなる断裂を受け，最終形としての血小板が産生される機序も提唱されている。ターンオー

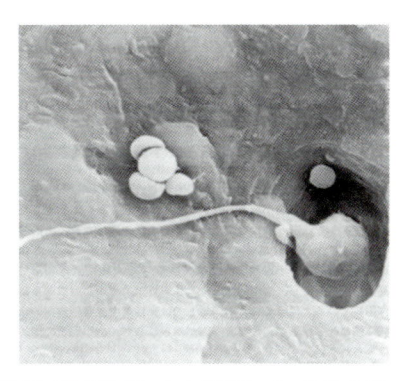

図29 proplatelet 電顕写真（長澤俊郎．血小板産生．In 三輪史郎，他編．血液病学，第2版．文光堂，東京，1994. p.305 より許可を得て転載）

バーが亢進した際に末梢血の平均血小板容積が大きくなるのは，このような理由により断裂前の血小板が多くなるためと考えられる．最終的には2,000～5,000個の血小板が1つの巨核球から産生されることになる．また，肺循環中にも巨核球が存在し血小板が産生されているという説もある．

巨核球産生調節機構

巨核球の産生も他の血液系細胞と同様に，骨髄幹細胞からIL-6，IL-11，トロンボポエチン（TPO）など種々のサイトカイン刺激により誘導される．なかでもトロンボポエチンは，巨核球の増殖・分化の多くの段階に関わり，生理的には最も重要な血小板産生の制御因子である．巨核球に特異的に作用すると考えられていたが，他の前駆細胞にも作用するらしい．逆に，巨核球の産生には他のサイトカインも深く関わっており，それらは各病態においてトロンボポエチンと協調して血小板産生を制御していると考えられる．

トロンボポエチン
■ 巨核球への特異作用

トロンボポエチンの受容体はc-MPL（myeloproliferative leukemia virus oncogene ligand）で，すべての段階の巨核球系幹細胞，他の造血系幹細胞，血小板，血管芽球に発現している．造血幹細胞や多能性幹細胞ではその生存と増殖に関わり，巨核球系幹細胞では増殖と成熟巨核球への分化のいずれにも関与する．巨核球の成熟化は，胞体内核分裂（巨核球特有の現象で細胞分裂を伴わない）と細胞質の増加に伴う巨大化，胞状突起の形成である．

トロンボポエチンはまた，血小板固有の機能発現に重要な糖蛋白（GP）IX，Ib，V，さらにはVI，IIb/IIIaの発現を促進する．しかし，proplateletの産生

あるいは最終的な血小板の遊離には直接は関わらないようである。

■ 血小板への作用

トロンボポエチンはまた，c-MPL を有する成熟血小板にも作用する。トロンボポエチン刺激の結果，血小板では血小板粘着能の増強，ADP・コラーゲン・トロンビン凝集の閾値の低下，α顆粒放出機構の増強などが起こる（Deutsch VR. Br J Haematol 2006）。

■ 産生調節機構

トロンボポエチン遺伝子は3番染色体長腕（3q26・3-3q27）に位置している。成熟蛋白は353アミノ酸残基からなり，エリスロポエチンと高い相同性を有する。mRNA は肝・腎・骨髄などで認められる。貧血時のエリスロポエチンのように，血中のトロンボポエチン量は血小板数の減少に応じて増加する可能性が考えられていたが，最近の知見ではこれに伴う大きな変動は認めず，血中トロンボポエチンの多くは肝臓で恒常的に産生されるようである。

では，どのようにして骨髄は，血小板減少時に血小板の産生を増加させるのだろうか？ 血中トロンボポエチン濃度が血小板輸血後に低下することが知られており，このことから，トロンボポエチンは血小板と巨核球の c-MPL に結合して消費されると考えられている。したがって，血小板数と巨核球数の総和が低下するとトロンボポエチンの消費が減り，血中濃度が上がることになる。トロンボポエチンの産生は恒常的であっても，血小板減少あるいは巨核球減少に応じてその血中濃度が上昇し，血小板産生を促進する仕組みである。

■ 産生異常と血小板増加

巨核球性白血病あるいは他の骨髄増殖性疾患では，トロンボポエチン遺伝子近傍の染色体の転座あるいは欠失に伴って血小板増加症を認めることがある。また，トロンボポエチン遺伝子発現調節部位の変異により家族性特発性血小板増加症を生じる例もある。

> ***Key Point*** 　血小板の産生を調節するトロンボポエチンは肝臓で恒常的に産生されている。トロンボポエチン受容体である c-MPL を有する血小板数と巨核球数の総和が低下すると，トロンボポエチンの血中濃度が上昇し，血小板産生が促進される。

B 血小板の形態と構造

　血小板は円盤状あるいは碁石状の形状である。核を有さないが，ミトコンドリア，Golgi 装置などの通常の細胞小器官を有し，さらに α 顆粒や濃染 (δ) 顆粒，リソソームなどの分泌顆粒や，開放小管系などの血小板独自の細胞小器官も有する。顆粒は多くの生理活性物質を貯蔵しており，血小板活性化に際して開放小官系と融合することによりこれらを放出し，血栓形成，創傷治癒，炎症反応，血管新生など様々な生理反応を修飾する。α 顆粒，濃染顆粒，リソソームはそれぞれ，超微細構造，貯蔵する生理活性物質，その分泌動態が異なる。血小板が活性化されるとこれらの顆粒から機能分子が放出されて血管傷害部位近傍で局所的に濃度が上昇し，それぞれの機能が効率的に発揮される。さらに，顆粒膜には様々な糖蛋白が発現しており，これらも刺激に応じて血小板膜表面に露出することにより血小板の特異的な結合に寄与する。個々の構造についてみてみよう。

α 顆粒

　血小板の顆粒のなかで α 顆粒は最も多く，1 つの血小板に数十個存在する。大きさは 200〜500 nm である。血小板活性化に伴って放出される蛋白は 300 以上とされ，その大半は α 顆粒に貯蔵されている。代表例として，β トロンボグロブリン (β-thromboglobulin：β-TG)，血小板第 4 因子 (platelet factor-4：PF4)，血小板由来増殖因子 (platelet-derived growth factor：PDGF) などの血小板固有の蛋白と，フィブリノーゲンや VWF，フィブロネクチンなどの機能蛋白がある。

　血小板固有の蛋白は骨髄において巨核球で産生され貯蔵される。一方，巨核球や血小板では産生されずに，血漿中から取り込まれて貯蔵される蛋白もある。これには受容体依存性あるいは非依存性の取り込みがあり，前者の代表はフィブリノーゲンである。

　PF4 はヘパリン結合能を有しており，その生理活性を中和することにより血栓形成を促進する。β-TG も同様の活性を有するが，PF4 に比べて弱く，その生理的意義は不明である。β-TG と PF4 はいずれも血小板固有の蛋白であるため，その血漿中濃度の上昇は循環血液中での血小板活性化の指標となる。PF4/ヘパリン複合体がヘパリン起因性血小板減少症 (heparin-induced thrombocytopenia：HIT) の原因抗原である可能性に関しては後述する。

　顆粒膜にはさらに P-セレクチン (P-selectin)，GPⅡb/Ⅲa，GPⅠb/Ⅸ/Ⅴなど，血小板機能の発現に重要な糖蛋白が存在する。このうち，P-セレクチンは α 顆粒膜にのみ存在する。いずれも活性化に伴って血小板膜表面に露出し，それぞれのリガンドと結合する。

■ α顆粒内分子の選択的貯蔵

　α顆粒内機能分子は多様であり，それぞれの特異機能も多岐にわたっている。これらの多くは凝固促進活性あるいは線溶抑制活性を有する機能分子で，血小板活性化に伴って放出され，血栓形成を促進する。しかし，必ずしも協調的に機能するとは考えられない分子群も共存するのが不思議な点である。例えば，血管内皮増殖因子（VEGF）をはじめとする血管新生を促進する増殖因子を有する一方で，エンドスタチン（endostatin）という血管新生阻害蛋白も存在する。

　近年，これらの機能分子はすべてのα顆粒に同じ割合で存在するわけでなく，各分子が機能別に貯蔵されているという報告がなされ，注目されている（Italiano JE Jr. J Thromb Haemost 2009）。血管新生に対する促進物質と阻害物質は実は別々の顆粒に含まれ，別の種類のPARを介する刺激で分泌されるようである。

　また，フィブリノーゲンとVWFも刺激によりそれぞれの分泌の効率が異なるようである。両分子が血栓中に存在する割合が動脈血栓と静脈血栓で異なることはよく知られており，α顆粒からの分泌効率の違いもこれに関わる可能性がある。選択的貯蔵の細胞内輸送機構，あるいは分泌のシグナル伝達の相違などの詳細の解明は，今後の課題である。

濃染顆粒

　濃染顆粒はα顆粒よりやや小さい。Ca^{2+}を多く含むとともに，ADP，ATP，セロトニン，ヒスタミンなどを含んでいる。多くは血小板活性化物質であり，血小板二次凝集，GPⅡb/Ⅲaの活性化構造の維持，血小板活性化閾値の低下などを介して，必要部位での迅速な血小板の活性化，血小板血栓の安定化に寄与する。骨髄にて産生された血小板にはセロトニンは存在しない。腸管のエンテロクロマフィン細胞の産生するセロトニンを血小板は取り込み，濃染顆粒中に蓄積する。

開放小管系

　血小板膜表面に開口する開放小管系は，血小板細胞質深部にまで蛇行しながら入り込んでいるが，実際は細胞膜が深部に陥入したものである。血小板の活性化状態にかかわらず開存しており，血漿との接触面積を拡大して血漿成分の顆粒への取り込みを容易にするとともに，顆粒からの放出の際の導管としても機能している。また，コラーゲンあるいは異物表面への粘着など形態変化の際には血小板表面積が不活性化時の円盤状の形態に比べ4〜5倍増大するとされているが，これは陥入していた開放小管系の存在により可能となる。

細胞骨格

血小板の細胞骨格の構成成分は，不活性化状態の円盤状形態の維持にも，また活性化した際の形態変化・分泌・表面受容体の構造変化など刺激応答に伴う生理機能発現にも，大きな役割を果たす。スペクトリン（spectrin）を中心とする膜骨格蛋白と，アクチン線維を中心とする細胞骨格蛋白が，これらの役割を担う。

> ***Key Point*** 血小板顆粒に含まれる機能分子は活性化に伴って放出され，オートクリン・パラクリン的に機能し，血小板活性化ならびに血栓形成を増幅する。

C 血小板膜の接着分子と受容体

血小板は外部からの刺激に幾層かの機構が連続して応答し，効率的に活性化される。ここではその制御に関わる血小板膜接着分子と受容体について述べる。いずれも細胞外のリガンドとの反応によりシグナルを血小板内に伝え（outside-in シグナル），特異な血小板機能の発現に寄与する。細胞内で処理あるいは増幅されたシグナルは，接着分子の構造変化やアゴニストの放出を介して血小板外にも伝えられ（inside-out シグナル），必要に応じて活性化を増幅することになる。

血小板は，血小板膜受容体を介して細胞外と応答する。血小板膜の受容体には，インテグリン，ロイシンリッチリピート（LRR）ファミリー，7回膜貫通型受容体，免疫グロブリンスーパーファミリー，C型レクチン受容体スーパーファミリーなどがある。これらの受容体は，血管内皮細胞や白血球表面の特異リガンドとの結合，傷害血管壁への粘着および凝集反応，さらにはADPやアラキドン酸，またトロンビンなどのアゴニストとの応答に関わる。

コラム
顆粒からの分泌分子と抗血小板薬

濃染顆粒から分泌されるADPとセロトニンは，アゴニストとして血小板の活性化を増幅する。ADPはまたGPⅡb/Ⅲaの活性化構造の維持にも寄与し，血小板血栓を安定化する。ADPの主要な受容体であるP2Y$_{12}$は抗血小板薬の標的であり，チクロピジンやクロピドグレルなどのチエノピリジン誘導体が開発されている。また，セロトニンの5HT$_2$受容体拮抗薬である塩酸サルポグレラートも臨床で使用されている。

インテグリン

インテグリン（integrin）は，細胞間の接着や細胞と細胞外マトリックスとの接着において中心的役割を果たす細胞接着分子である．いずれのインテグリンも大きな細胞外，膜貫通部，および20〜60個のアミノ酸からなる比較的小さい細胞内ドメインを有し，α鎖とβ鎖という構造上相同性の低い細胞膜糖蛋白のヘテロダイマーで構成される．それぞれにサブファミリーがあり，その組み合わせで多様なリガンド特異性と機能を発揮する．

■ インテグリンを介する outside-in シグナル

インテグリンはリガンドと結合することにより細胞外情報を細胞内に伝える．細胞内ドメインは複数の蛋白群を介して細胞骨格と結合しており，細胞の伸展・収縮などの細胞形態の変化と機能変化を引き起こす．さらに，局所接着キナーゼ（focal adhesion kinase：FAK）などシグナル伝達の key factor の細胞内局所への集積，あるいはインテグリンそのものの集積を介して，局所の細胞応答を増幅する．

■ インテグリンを介する inside-out シグナル

インテグリンの高次構造が変化することにより，リガンドとの結合性が低親和性から高親和性に変化し（活性化），細胞外との応答能も変化する．さらに，インテグリンは局在も変化し，局所への集積（clustering）が可能である．活性化時にはα鎖・β鎖の細胞内ドメインの距離が離れることが示されており，これによってβ鎖の細胞内ドメインにリン酸化されたタリンやキンドリンが結合し，最終的にアクチンフィラメントとの結合が可能になる（図30）．その結果，細胞外ドメインが立ち上がり，高いリガンド結合能を獲得する（図31）．

■ 血小板膜のインテグリン

血小板は3つのβ鎖（β_1, β_2, β_3）を有し，計6種類のインテグリン（$\alpha_2\beta_1$, $\alpha_5\beta_1$, $\alpha_6\beta_1$, $\alpha L\beta_2$, $\alpha IIb\beta_3$, $\alpha V\beta_3$）が血小板膜に存在する．主要なものを以下に紹介する．

・$\alpha IIb\beta_3$（GPIIb/IIIa）

$\alpha IIb\beta_3$ は，GPIIb/IIIaとも呼ばれ，血小板にのみ発現する唯一のインテグリンである．1個の血小板に5万〜8万個存在する．他のインテグリンと同様，inside-out シグナルによる活性化に伴ってリガンド結合能を獲得する．リガンドとの結合は Arg-Gly-Asp（RGD）ペプチドで競合阻害される．主要なリガンドであるフィブリノーゲンはα鎖N末端に2カ所のRGD配列を有しているが，$\alpha IIb\beta_3$のリガンド認識部位との結合はこれらのRGD配列ではなく，γ鎖C末端

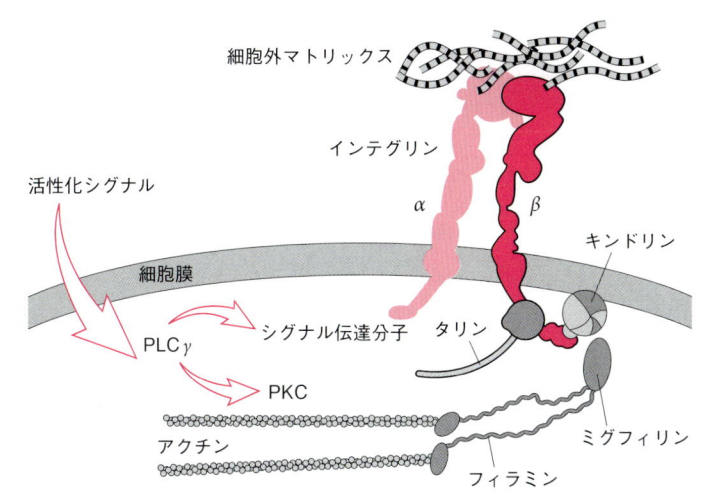

図30 インテグリンの活性化。活性化シグナルによりタリンとキンドリンが活性化し，ミグフィリンとフィラミンを介してアクチンフィラメントとβ鎖の細胞内ドメインが結合し，細胞外ドメインが立ち上がる。これにより，インテグリンの高次構造が高親和性に変化する。(Republished with permission of American Society of Hematology, from Kindlins in FERM adhesion. Malinin NL, et al. Blood 2010；115：4011-7；permission conveyed through Copyright Clearance Center, Inc.)

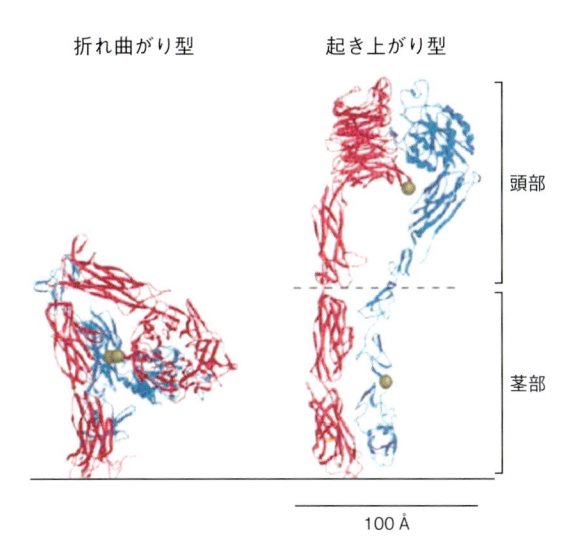

図31 インテグリンの2つの高次構造。折れ曲がり型の結晶構造（左）と，推測される起き上がり型の構造（右）。(Takagi J, et al. Global conformational rearrangements in integrin extracellular domains in outside-in and inside-out signaling. Cell 2002；110：599-611, Elsevier より許可を得て改変)

の12残基部分（重要なのはC末端部のAGDV配列）を介する．1つのフィブリノーゲン分子（あるいはフィブリン線維）は2つのDドメインを通して，異なる2個の血小板上のαⅡbβ3に結合し，分子糊として血小板同士を結合させる．この反応が連続することにより血小板が凝集する．

αⅡbβ3は，フィブリノーゲンのほかにVWF，フィブロネクチン，ビトロネクチン，トロンボスポンジン1もリガンドとなる．いずれの分子も同様の機能を有するが，それぞれどのような生理学的意義を有するのか，詳細は不明である．αⅡbβ3が欠損すると血小板凝集は起こらず，出血症状を主徴とするGlanzmann血小板無力症を呈する．

・αVβ3

1個の血小板当たり数百個と発現量は少なく，その生理機能は明らかではない．

・α2β1

血小板上のインテグリンとしてはαⅡbβ3の次に重要である．生理機能は血流下でのコラーゲンへの血小板の粘着であり，コラーゲン凝集に関わる．ただし高ずり応力下では，血小板膜のGPⅠb/Ⅸ/VがVWFを介してコラーゲンに結合する機構のほうが重要である．

> **Key Point**　リガンドの結合により細胞内にシグナルを伝達する（outside-inシグナル）とともに，細胞内からのシグナルにより高次構造が変化しリガンド結合性など細胞外の機能が変化する（inside-outシグナル）．この双方向性のシグナル伝達により，血小板機能が調節される．

LRRファミリー

ロイシンリッチリピート（leucin-rich repeat：LRR）ファミリーにはGPⅠb/Ⅸ/V複合体，ならびにToll-like受容体がある．

■ GPⅠb/Ⅸ/V複合体

αⅡbβ3に次いで多く存在する血小板膜上受容体で，1個の血小板当たり5万個存在する．傷害血管壁上のコラーゲンに結合したVWFが主要なリガンドであり，特に高ずり応力下での結合力が強い．また，脂質ラフト（lipid raft）に存在し，多様なシグナル伝達機構と協調して効率的に細胞内へシグナルを伝達する．高ずり応力下ではこれが最初の血小板応答となり，引き続く他の受容体の活性化や形態変化を介して血小板はさらに活性化されることになる．すなわち，傷害動脈壁に露出したコラーゲンへの血小板の粘着，それに続く活性化ならびに血栓形成において，主要な働きを示す受容体ということになる．

GPⅠb/Ⅸ/V複合体はまた，トロンビンやFXI・FXIIと結合して凝固促進，血小板のサイズと形状の調節，さらには白血球膜上のαMβ2との結合などにより動脈硬化など炎症部位での血栓形成促進などにも関わる．その欠損症はBernard Soulier症候群と呼ばれ，巨大血小板を有し，著明な出血傾向を示す．

・**GPⅠb/Ⅸ/V複合体の構造**

1本のGPⅠbのα鎖に1本のβ鎖がジスルフィド結合しあ，さらにGPⅨが非共有結合したものが，二量体として1つのGPVを取り囲むように存在する（図32）．GPⅠbαのN末端にリガンド結合部位が存在する．GPⅠbαはアクチン結合蛋白であるフィラミンとの結合部位を，GPⅠbβとGPVはカルモジュリンとの結合部位を，それぞれの細胞内ドメインに有しており，またリン酸化部位も有する．GPⅠb/Ⅸ/V複合体自身はチロシンリン酸化活性，G蛋白との共役能などを有さないが，脂質ラフトに存在することからホスファチジルイノシトール三キナーゼ（phosphatidylinositol-3 kinase：PI-3K），局所接着キナーゼ（focal adhesion kinase：FAK），src遺伝子関連細胞内チロシンキナーゼ（src-related tyrosine kinase）などの主要なシグナル伝達機構や他の血小板受容体と協調して，さらなる血小板活性化に寄与すると考えられる．

・**GPⅠbαとVWFの結合**

血小板は，流血中のVWFとは安定的には結合しない．しかし，血管壁に結合したVWFとは，高ずり応力下でGPⅠb/Ⅸ/Vを介して可視化可能な程度の時間結合する．

VWFは高分子マルチマー，あるいは超高分子マルチマーとして血漿中に存在し，分子内のA3ドメインを介してコラーゲンと結合する．VWFは血流中ではコンパクトな球状構造をとる．しかし血管壁に結合すると，血流によるずり応力

コラム

GPⅡb/Ⅲa受容体阻害薬（$\alpha Ⅱ b\beta_3$拮抗薬）

$\alpha Ⅱ b\beta_3$受容体とリガンドとの結合がRGDペプチドで阻害されることから，血小板凝集阻害薬としての応用が考えられた．しかし，多くの細胞に発現して多彩な機能を発揮する$\alpha V\beta_3$も同じくRGD配列に結合するため，その機能を阻害しない$\alpha Ⅱ b\beta_3$特異的な拮抗薬が待望された．tirofibanなど$\alpha Ⅱ b\beta_3$のリガンド認識部位に効率的に合致する化合物（GPⅡb/Ⅲa受容体阻害薬）がいくつか同定されたが，そのような特異性にもかかわらず，これらの化合物は動物実験あるいは臨床治験では出血性合併症の増加が問題となっており，わが国では承認されていない．

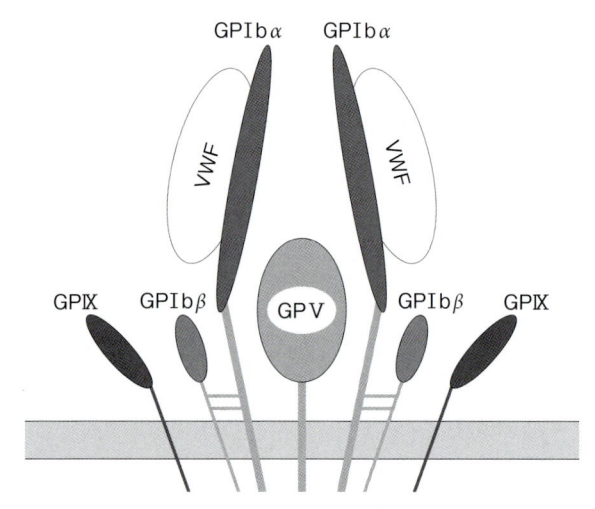

図32 GPIb/IX/V複合体。GPIbα鎖・β鎖とGPIX複合体が二量体として1分子のGPVを取り囲むように存在する。GPIbαにVWFが結合する。GPIbβ鎖は四量体として存在するという説もある。

のため引き伸ばされてGPIbαとの親和性を有するA1ドメインを露出し，血小板との結合が可能になる。一方，GPIbα上のVWF結合ドメインの結合能もずり応力により増強すると考えられてきた。この結合能の変化は，VWFとGPIbα両者の高ずり応力による構造変化で生じると考えられた時期もあった。しかし，流体力学の基礎知識があれば，流体力により蛋白高次構造変化を惹起できないことがわかる。これらの機構の詳細はいまだ不明である。近年は，むしろ流体下における単位時間当たりの分子結合数の変化が見かけ上の高ずり応力下のVWF/GPIbα結合増加の原因と理解されている。

・**リストセチン凝集におけるGPIbとVWFの結合**

　高ずり応力下でのVWFとGPIbαとの結合を試験管内で再現するのは困難だが，抗生物質であるリストセチン（現在は試薬としてしか使用されていない）の存在下では結合が認められ，高ずり応力下での凝集のモデルとされている。

　リストセチンは，VWFのA1ドメインとGPIbαのVWF結合ドメインの両方の高次構造を変化させることにより両者の結合を可能とする。その高次構造の変化はずり応力による変化と必ずしも一致するものではないが，ほぼ同じ結合部位が想定されており，出血をきたすBernard Soulier症候群では血小板のリストセチン凝集能が減弱している。

> ***Key Point*** GPⅠbαとVWFの結合はoff rateが高いので，通常の条件では検出できない．流体条件の変化により見かけ上VWF/GPⅠbα結合は変化するが，その変化をもたらすメカニズムには未知の部分が多い．

■ Toll-like 受容体

免疫細胞には，微生物の細胞膜をリガンドとし，サイトカインなどの放出に至る自然免疫に関わるToll-like受容体が存在する．血小板膜上にもToll-like受容体4が存在することが，ヒトとマウスで確認されている．しかしながら，リポポリサッカライド（LPS）などのリガンド結合によっても血小板凝集は起こらず，現時点ではその生理学的意義は不明である．動物実験では，感染時の肺への血小板の集積，あるいは重症感染症における血小板減少などに関与しているという報告がある（Ma AC. J Thromb Haemost 2008）．

7回膜貫通型受容体

7回膜貫通型受容体はG蛋白結合型受容体とも呼ばれる．共役する三量体蛋白（G蛋白と呼ばれる）を介して，ホルモンなどのリガンド結合による刺激を細胞内に伝える．血小板においても，ADP，プロスタノイドファミリー，トロンビ

コラム

血小板凝集抑制薬以外にも血小板数や血小板機能を変化させる薬物がある

リストセチンという抗生物質は，現在では治療薬として使用されていないが，VWFとGPⅠbαの両方の結合ドメインの高次構造を変化させてVWFを介する血小板凝集を可能とすることから，von Willebrand病の診断に利用される．このように，本来は血小板を標的にしていない薬剤が血小板数を変化させたり機能を変化させる例がある．

薬剤誘発性の血小板減少症は，血小板の膜蛋白に薬剤が結合することにより抗原性を発現し自己抗体により破壊されることが主な機序で，キニジン，キニン，サルファ剤，ペニシリン/セファロスポリン，金製剤などが原因薬剤となる．ヘパリン起因性血小板減少症（HIT）では，ヘパリンと結合した血小板第4因子（PF4）が抗原性を発揮する．そのほか，血小板膜上の受容体とリガンドの結合を競合阻害して機能を低下させる薬剤や，骨髄抑制により血小板産生を抑制する薬剤が知られている．

ン，セロトニン，アドレナリンなどの主要なアゴニストの受容体がこのファミリーに属し，これらによる血小板凝集を介在する。

これらのリガンドはいずれも血小板の濃染顆粒に貯留されていたり，あるいは血小板内で合成された後に刺激に応じて放出されるもので，オートクリンやパラクリン機構によって血小板活性化を増幅するアゴニストである。血小板が傷害部位に粘着後，他の血小板を集め凝集する際の主役となる。

■ ADP 受容体

プリン体受容体のなかで，ADP が結合する P2Y$_1$ と P2Y$_{12}$ 受容体がこれに属する。P2Y$_1$ 受容体は G$_q$ と共役し，主にカルシウムシグナルを伝える。P2Y$_{12}$ は G$_i$ と共役し，アデニル酸シクラーゼを阻害して cAMP 濃度の上昇を阻害する。ちなみに ATP 受容体である P2X$_1$ はイオンチャネル結合型受容体であり，G 蛋白結合型受容体ではない。ADP は血小板の濃染顆粒に豊富に存在し活性化に伴って放出されるアゴニストであり，血小板活性化の増幅機構において主要な役割を果たす。

・P2Y$_{12}$ 受容体

ADP の生理的受容体であり，その欠損症は出血症状を示す。臨床において P2Y$_{12}$ 受容体拮抗薬が安全で有効な抗血小板薬として使用されている事実からも，その生理学的意義は明らかである。

興味深いことに，P2Y$_{12}$ の欠損症では GPⅡb/Ⅲa を介した血小板凝集が維持できない。GPⅡb/Ⅲa の細胞外ドメインの活性型構造の維持には，P2Y$_{12}$ を介した持続的な細胞内シグナル伝達ならびに inside-out のシグナル伝達が必要ということである。したがって血小板血栓を維持するためには，血栓内の活性化血小板から ADP が持続的に供給されて一定の局所濃度を維持する必要があることになる。不要な血栓の形成を抑え，必要な止血血栓を維持する重要な機構と考えられる。

・P2Y$_{12}$ 受容体拮抗薬

P2Y$_{12}$ 受容体拮抗薬は血小板凝集抑制薬として臨床で広く使用されている。長年使用されてきたチクロピジン，またその後継薬であるクロピドグレルは，いずれも P2Y$_{12}$ 受容体拮抗薬のプロドラッグである。

■ プロスタノイドファミリー受容体

血小板で産生されるトロンボキサン A$_2$（thromboxane A$_2$：TXA$_2$）ならびに正常血管内皮で合成されるプロスタグランジン（prostaglandin：PG）I$_2$ あるいは PGE$_2$ は，血小板上ならびに血管内皮上の受容体を介して，血小板凝集能を抑制し血管を拡張させて微小循環を維持する。いずれも半減期が極めて短く，オート

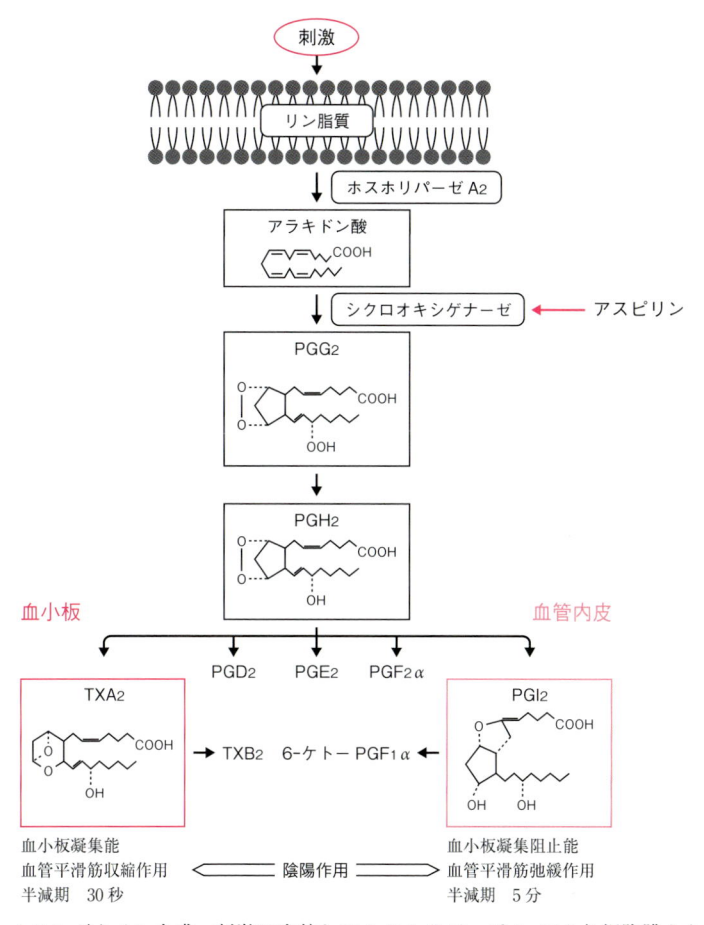

図33 トロンボキサン合成。刺激に応答してホスホリパーゼ A_2 により細胞膜から遊離したアラキドン酸から，シクロオキシゲナーゼにより PGG_2，PGH_2 が産生される。これより血小板では TXA_2，血管内皮では PGI_2 が産生される。(高田明和. 血液. In 小幡邦彦, 他編. 新生理学, 第4版. 文光堂, 東京, 2003, p.297 より許可を得て転載)

クリンあるいはパラクリンによる局所的な調節であるが，その生理学的意義は大きい。

・**トロンボキサン A_2 受容体**

血小板活性化増幅機構において，血小板内における TXA_2 の産生・分泌は極めて重要な過程である。合成はシクロオキシゲナーゼ (cyclooxygenase：COX) と TXA_2 合成酵素群による（図33）。TXA_2 は血管収縮と血小板凝集を引き起こす。

これらは TXA_2/PGH_2（TP）受容体を介し，血小板では $TPα$，血管壁では

TPβという，細胞内ドメインの長さとシグナル伝達機構が異なるアイソフォームが関わる。TPαは $G_q\alpha$ および $G_{13\alpha}$ と共役し，前者は $[Ca^{2+}]_i$ の増加に，後者は Rho GTPase を介して血小板の形態変化に関わる。

・**プロスタグランジン I₂ (PGI₂) 受容体**

PGI₂ は一酸化窒素（nitric oxide：NO）と並んで血管内皮細胞が産生する強力な血小板凝集抑制物質である。受容体は $G_q\alpha$ と共役し，cAMP を増加させる。

■ トロンビン受容体

トロンビンも強力な血小板凝集アゴニストである。その受容体はプロテアーゼ活性化受容体（PAR）に属し，7回膜貫通型受容体のなかでもユニークな活性化機構を有する。すなわち PAR は，トロンビンや FXa などの活性化凝固因子により細胞外ドメインの N 末端が限定分解されることにより，新規に露出した N 末端部が受容体のリガンドとして機能するというものである（図34）。

PAR は 1〜4 のサブタイプがあり，ヒトの血小板は PAR-1 と PAR-4 を有する。いずれもトロンビン受容体であり，前者はトロンビンと高い親和性を示すが，後者は低濃度のトロンビンでは活性化されない。PAR-1 は，Arg41/Ser42 の切断で新たに露出する SFLLR 配列がリガンド（トロンビン受容体活性化ペプチド thrombin receptor activating peptide：TRAP）として機能する。PAR-1 は細胞内ドメインで G_q，G_i，G_{12} と共役し，$[Ca^{2+}]_i$ の増加，cAMP 濃度の低下，血小板形態変化に関わる。PAR-4 は G_i とは共役せず，PAR-1 とは異なる機能も示唆されている。

・**トロンビン受容体阻害薬**

トロンビン受容体も，血栓症予防の標的としてその阻害薬（vorapaxar など）が開発され，臨床応用が開始されている。後述の経口抗トロンビン薬とは異なり，トロンビンの多様な生理活性のうち PAR を介する活性のみを阻害する新規薬剤は安全性の面で魅力的である。単独投与での臨床試験では出血傾向が報告されているが，他剤と併用することにより本薬剤量を減量するなどの安全性の改善による臨床応用が期待される。

■ セロトニン (5-HT) 受容体

中枢神経系や消化管に多く分布するセロトニン受容体は血小板にも存在し，血小板では 5-HT_{2A} 受容体が主である。セロトニン自身の血小板機能活性化あるいは凝集亢進に対する能力は小さいが，ADP など他のアゴニストによる血小板凝集機構の閾値を下げることが知られている。生体内においては生理的アゴニストによる血小板凝集を微調節していると考えられる。最近，新規の血小板凝集測定法を用いて，セロトニンの凝集促進効果がより定量的に実証されている（Satoh

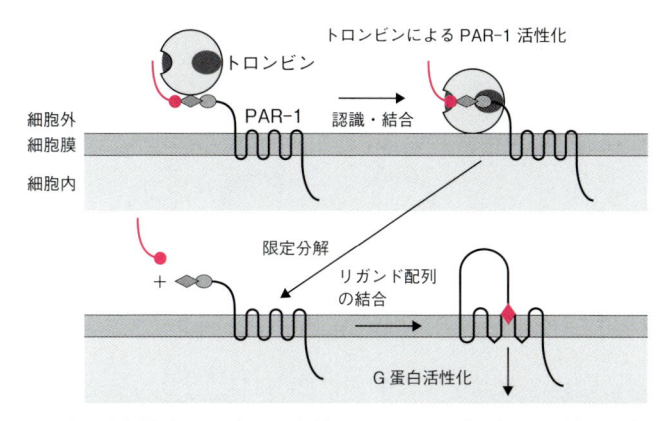

図34　トロンビン受容体（PAR-1）。細胞外ドメインが限定分解され新たに生じたN末端部分のアミノ酸配列（SFLLR）がリガンドとして結合し，シグナルを伝達する。（Coughlin SR. Protease-activated receptors in hemostasis, thrombosis and vascular biology. J Thromb Haemost 2005；3：1800-14, Wiley-Blackwellより許可を得て転載）

K. J Thromb Haemost 2006）。

・セロトニン（5-HT）受容体拮抗薬

5-HT_{2A}受容体拮抗薬も臨床で血栓症の予防に用いられている。5-HT_{2A}受容体は血管平滑筋にも存在する。血小板から放出されたセロトニンは血小板凝集を促進するとともに，アテローム性動脈硬化などで内皮が剥脱した部位においては血管平滑筋を刺激して血管を収縮させる。したがって5-HT_{2A}受容体の特異的拮抗薬は，このようなセロトニンの2つの作用を阻害し，末梢循環の維持に寄与する。

■ アドレナリン受容体

カテコラミンは，主に血管収縮を介して血管内血栓形成に影響するが，血小板の機能にも関与しており，交感神経興奮時は血小板凝集が亢進する。アドレナリンは単独では弱い血小板凝集能を示すのみだが，他のアゴニストによる血小板凝集を増強することが知られている。これには$α_2$受容体が関わっており，G_i（$G_{iα}$ファミリーの$G_{zα}$）に共役してcAMP合成を抑制する。

> **Key Point**　7回膜貫通型受容体はG蛋白結合型受容体とも呼ばれる。血小板の主要なアゴニストの受容体であり，血小板活性化の過程で基本的な役割を果たす。

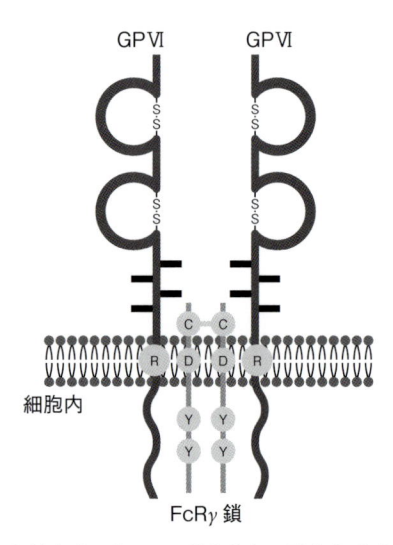

図35 GPⅥ。リガンドが結合するとGPⅥ受容体と二量体を形成するFcRγサブユニットの細胞内ドメインがリン酸化され，シグナルが伝達される。(Reprinted from Moroi M, et al. Platelet glycoprotein Ⅵ：its structure and function. Thromb Res 2004；114：221-33；Copyright 2004, with permission from Elsevier)

免疫グロブリンスーパーファミリーとC型レクチン受容体スーパーファミリー

■ 免疫グロブリンスーパーファミリー

コラーゲン受容体として重要なGPⅥ受容体が属する。

・GPⅥ受容体

GPⅥ受容体は，インテグリンファミリーに属する$\alpha_2\beta_1$とともにコラーゲン受容体として重要である。$\alpha_2\beta_1$が接着に強く関わるのに対し，GPⅥ受容体はコラーゲンによる血小板活性化のシグナル伝達が主要な役割と考えられている。

細胞外領域に2個の免疫グロブリン（immunoglobulin）様ドメインを有し，膜貫通部のArg残基で，二量体として存在するFcRγサブユニットのAsp残基と塩架橋（salt bridge）を形成して結合している。これにより，GPⅥもコラーゲンとの結合に必要な二量体構造を有する。GPⅥは不溶性のコラーゲン線維のGly-Pro-Hyp配列に結合してシグナルを伝える。

GPⅥ自身の細胞内ドメインにはリン酸化されるTyr残基はないが，FcRγサブユニットは免疫受容体活性化チロシンモチーフ（Immunoreceptor tyrosine-based activator motif：ITAM）を有しており，リガンドの受容体結合に伴ってsrcファミリーチロシンキナーゼによりリン酸化される（図35）。

・GPⅥ受容体欠損症

　GPⅥ受容体欠損症の血小板はコラーゲン凝集能の低下を示すものの，出血傾向はあまり顕著でないことが特徴である．また，GPⅥに対する自己抗体を有し特発性血小板減少性紫斑病を呈するという大変興味深い症例も，強い出血傾向は示さない（Sugiyama T. Blood 1987）．この抗体は正常人の血小板の凝集を惹起することが知られ，また，抗体が結合した血小板表面のGPⅥは，メタロプロテアーゼによる切断（shedding）あるいは取り込みにより減少する．この血小板表面のGPⅣ発現量を減少させるという特性を利用して類似の抗体を作成し，抗血栓薬としての臨床応用が試みられている．

> **Key Point**　GPⅥ受容体に対する自己抗体のなかに細胞表面の受容体量を減少させるものがあり，抗血栓薬として開発が進んでいる．

■ C型レクチン受容体スーパーファミリー（セレクチンファミリー）

　セレクチンは接着受容体の重要なファミリーの1つで，血管内皮細胞，血小板，白血球に発現する．先端のレクチンドメインを介して，血管内皮細胞，好中球，リンパ球などの標的細胞表面のセレクチンリガンドと結合する．セレクチンとセレクチンリガンドの結合は弱く，これらの細胞間の強固な接着より，弱い接着と遊離が連続するrolling，あるいは細胞間シグナル伝達などに関わり，炎症などの病態に影響する．血小板ではα顆粒膜上にP-セレクチンが発現する．

・P-セレクチン

　α顆粒膜上のP-セレクチンは，トロンビン，ADP，ヒスタミンなどの刺激に応じて，α顆粒膜と細胞膜が融合することにより血小板膜上に露出する．P-セレクチンは血管内皮細胞のWeibel-Palade体膜上にも存在し，やはりトロンビンなどの刺激に応じて細胞膜表面に露出する．

　P-セレクチンは成熟蛋白でアミノ酸789残基からなり，細胞外に存在するN末端から，レクチンドメイン，EGFドメイン，9個の繰り返す短い共通ドメイン，膜貫通ドメイン，およびC末端側の細胞内ドメインで構成され，12個の糖鎖結合部位を有する．レクチン結合部位でリガンドと結合する．一般的に，結合部位にシアリル化，フコシル化，あるいは硫酸化糖鎖構造を有する分子と結合する．リガンドとして同定されたP-セレクチン糖蛋白リガンド1（P-selectin glycoprotein ligand 1：PSGL-1）は，結合部位にシアリル化およびフコシル化糖鎖と複数の硫酸化チロシンを有する．PSGL-1は白血球や血小板に発現している．血小板膜上あるいは血管内皮細胞上のP-セレクチンは単球を含む白血球との結合にも関わり，シグナル伝達を介して白血球の遊走や単球の組織因子発現を促進し，炎症反応と凝固活性化に寄与する（図36）．

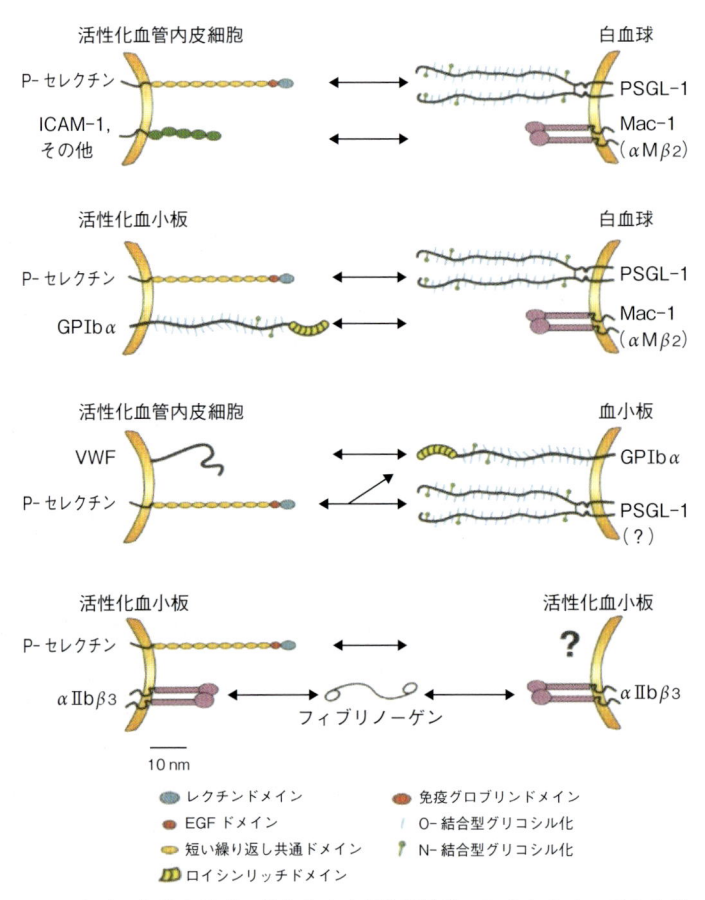

図36 P-セレクチンとそのリガンドを介する細胞間接着。P-セレクチンは血小板，血管内皮細胞に発現する。白血球や血小板に発現するPSGL-1と結合し，シグナル伝達を介して様々な細胞機能発現に寄与する。(McEver RP. P-selectin/PSGL-1 and other interactions between platelets, leukocytes, and endothelium. In Michelson AD ed. Platelets, 2nd ed. Elsevier, New York, 2007, p.239 より許可を得て転載)

D 血小板膜の変化と粘着・凝集

血小板が止血血栓を形成するためには，次の3つのステップが必要である。
1）血管傷害部位に停止
2）他の血小板を集合させて活性化
3）血流下でも崩壊しない強固な血小板血栓を形成

いずれの過程も時間・空間的に詳細に調節されており，必要部位で効率的に血小板が活性化されて，迅速に過不足のない必要量の血小板血栓を形成する。out-

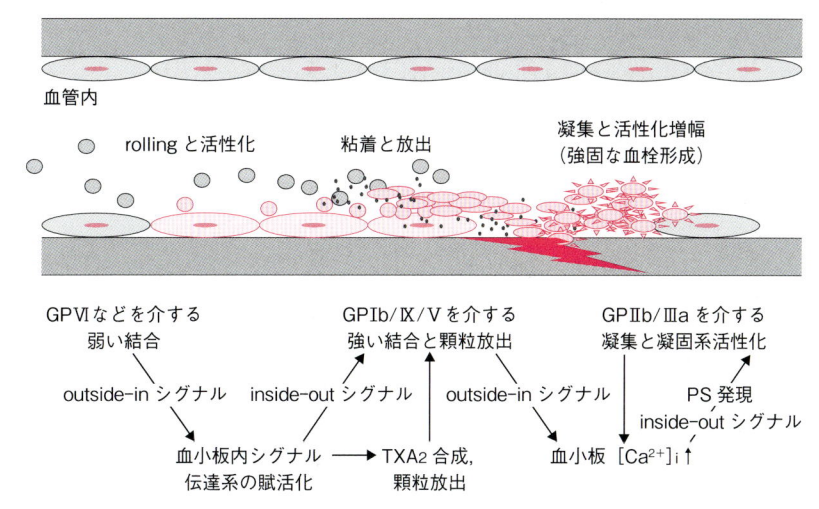

7 血小板の活性化機構とその制御

図 37 血小板血栓形成過程

血管内／rolling と活性化／粘着と放出／凝集と活性化増幅（強固な血栓形成）

GPⅥなどを介する弱い結合 — outside-in シグナル → 血小板内シグナル伝達系の賦活化

GPⅠb/Ⅸ/V を介する強い結合と顆粒放出 — inside-out シグナル → TXA$_2$ 合成，顆粒放出

outside-in シグナル → 血小板 [Ca^{2+}]$_i$ ↑

GPⅡb/Ⅲa を介する凝集と凝固系活性化 — PS 発現／inside-out シグナル

side-in および inside-out のシグナル伝達が深く関わっており，血小板膜上の休止状態の受容体の活性化，活性化因子の合成・放出などの強力な活性化増幅機構を稼働させる（Li Z. Arterioscler Thromb Vasc Biol 2010）（図 37）。

また，不要な過剰血栓の形成を抑える機構も存在する。これには正常血管内皮細胞が主要な役割を演じるが，血小板自身による負のフィードバック機構が存在することも最近明らかになってきた。順を追ってその仕組みの詳細を説明する。

粘着に関わる受容体とシグナル伝達

血管内皮が傷害されると内皮下組織が露出し，その構成成分であるコラーゲンを中心とした細胞外マトリックス蛋白に流血中の血小板が触れることによって粘着・凝集が始まる。

コラーゲンと血小板の結合には，血小板膜上のコラーゲン受容体である $\alpha_2\beta_1$ とGPⅥ受容体を介する直接結合と，GPⅠb/Ⅸ/V とコラーゲンに結合したVWF を介した間接結合がある。いずれもその結合は弱く，血小板は結合と遊離を繰り返しながら移動し続ける（rolling）。その過程で血小板はさらに活性化されることになる。初期の活性化には主にGPⅥを介するシグナル伝達が関わり，このシグナルは $\alpha_2\beta_1$，さらにはGPⅠb/Ⅸ/V の活性化にも貢献する。後 2 者間のシグナル伝達も互いの活性化に関わっていることから，いずれも脂質ラフト上に存在するこれら 3 者の相互作用によって，血小板が傷害部位に停止し，さらなる活性化が起こると考えられている。

粘着に関わる受容体は固有の伝達経路を介してシグナルを血小板内に伝える

が，GPⅥ，GPⅠb/Ⅸ/Ⅴおよびインテグリンに共通する経路として，srcファミリーキナーゼ（SFK），ホスファチジルイノシトール三キナーゼ（phosphatidylinositol-3 kinase：PI-3K），免疫受容体活性化チロシンモチーフ（ITAM）を介したシグナル伝達経路がある（Li Z. Arterioscler Thromb Vasc Biol 2010）。いずれも血小板活性化の初期段階に位置づけられるシグナル伝達経路であり，これに続く顆粒放出反応およびインテグリン活性化を引き起こす。

高ずり応力下での血小板粘着

　血流速度が速い細小動脈においても，血管内皮傷害部位に血小板が粘着・凝集する。血流下で血管壁に粘着した血小板には強いずり応力がかかる。それに抗して血小板が粘着できるのは，ずり応力下で構造を変化させコラーゲンに対する結合能を増強するVWFと，これに対応するGPⅠbαの相互作用力の変化による。VWFは，A3ドメインを介してコラーゲンと結合すると，血流によるずり応力によって引き伸ばされ，A1ドメインを介するGPⅠbαとの結合が可能になる。GPⅠbαのVWF結合ドメインにおける結合能も，ずり応力により増強される。

顆粒放出による血小板活性化促進機構

　血小板は，ADPやトロンビン，TXA_2，コラーゲンなどの特異刺激による活性化に伴って，顆粒より内容物を放出する。濃染（δ）顆粒からはADPやセロトニンが放出され，オートクリン・パラクリンにより，自身および周囲の血小板のさらなる活性化にとどまらず，流血中の他の血小板の動員，血管内皮細胞など周囲の細胞の活性化による炎症反応の増強などを通じて，血栓形成を促進することになる。

　α顆粒からはフィブリノーゲン，VWF，FVなどが放出され，血小板凝集と凝固系活性化が促進される。トロンボキサンや低容量コラーゲンによる血小板凝集にはADP放出が必須であり，これにはADP刺激によるGPⅡb/Ⅲaの活性化構造の維持，またそれによる血小板凝集状態の維持が関わるようである。さらに，洗浄血小板の凝集はα顆粒から放出されたフィブリノーゲンが介在することから，血小板の放出反応は，血小板自身の活性化の増幅と血小板血栓の形成に不可欠と考えられる。一方，PDGFあるいはTGFβなどの成長因子は，血管内皮細胞の増殖・分化を促進し，血管修復と組織修復に関わる。

TXA_2の合成と放出による血小板活性化増幅機構

　種々の刺激で血小板が活性化されると，血小板内でアラキドン酸カスケードが活性化されてTXA_2が合成・放出され，オートクリン・パラクリンにより自身および周囲の血小板を活性化すると同時に，血管収縮を引き起こす。

TXA_2の前駆物質であるアラキドン酸（arachidonic acid）は20個の炭素からなる不飽和脂肪酸で，血小板膜リン脂質からホスホリパーゼA_2（phospholipase A_2：PLA_2）により遊離される。PLA_2には種々の亜型があるが，血小板で主に機能するのは炎症性細胞などにも存在するグループⅣ cytosolic PLA_2である。カルシウム依存性脂質結合ドメインを有し，刺激に応じた細胞内カルシウム濃度の上昇に伴って細胞質から細胞膜に移動し，酵素活性を発揮する。

アラキドン酸からシクロオキシゲナーゼ1（cyclooxygenase 1：COX-1）によりPGG_2が産生される。PGG_2はPGH_2に還元され，その後，トロンボキサン合成酵素によりTXA_2が合成される［p.71 図33 参照］。TXA_2の受容体（TP）はG蛋白結合型で，TPαとTPβのスプライス変異型があり，血小板ではTPα蛋白のみが発現している。TXA_2は放出された後これらの受容体に結合して血小板活性化と血管収縮を起こすが，半減期は極めて短く（約30秒），速やかにトロンボキサンB_2（TXB_2）に加水分解される。限局した部位での効果的で速やかな血小板活性化には合理的であり，不要な部位での血小板活性化を防ぐ意味でも重要である。

増幅機構に関わるシグナル伝達経路

放出されたADP，セロトニンあるいはTXA_2などの二次アゴニストは，それぞれの受容体特有の経路でシグナルを血小板内に伝達する。いずれの受容体も7回膜貫通型のG蛋白結合型受容体であり，G_iやG_q，G_{13}と共役し，活性化増幅のシグナルを伝達する。どのG蛋白の機能不全によっても血小板凝集の低下が認められる。

一方，G_sは生理的血小板活性化抑制アゴニストであるPGI_2やアデノシンの受容体と共役し，アデニル酸シクラーゼを活性化してcAMPを増加させることにより，血小板の活性化を抑制する。

血小板活性化の共通シグナル伝達経路

それぞれの受容体を介する血小板活性化シグナルは異なる経路を伝わるが，最終的には共通する経路であるホスホリパーゼC（phospholipase C：PLC）の活性化に集約する。それに続く，ホスファチジルイノシトール二リン酸（phosphatidylinositol 4,5-bisphosphate：PIP_2）の加水分解によるイノシトール三リン酸（IP_3）とジアシルグリセロール（diacylglycerol：DAG）の産生，プロテインキナーゼC（protein kinase C：PKC）活性化と細胞内Ca^{2+}の増加が，活性化の共通経路となる。

この経路は血小板の形態変化や顆粒放出，さらにはインテグリンのinside-outシグナルによる活性化にも関わっており，血小板の活性化・凝集の基盤となる共

通シグナル伝達経路である。

凝集に関わる受容体とシグナル伝達

　活性化した血小板は，フィブリノーゲン，VWFあるいはフィブロネクチンを介して，互いに結合し凝集する。これらの介在蛋白は，複数の活性化血小板膜上の活性型GPⅡb/Ⅲaと結合し，血小板同士を結合させる。フィブリノーゲンは1分子中に2個存在するDドメインが結合部位であり，分子糊として2個の血小板の結合を介在することが可能である。また，VWFも複数の結合部位を有することから，これらは1分子でも結合を介在することは可能である。しかしながら，複数分子で線維を形成するこれらの巨大分子がどのように血小板凝集を介在するか，その詳細は現時点では不明である。

　GPⅡb/Ⅲaへのリガンド結合もまたoutside-inシグナルを伝達し，さらなる血小板の活性化を引き起こす。

フィブリン形成による強固な血栓形成

　活性化した血小板膜上で，凝固系は効率的に活性化され，フィブリンを形成してより強固な血栓を形成する。Glaドメインを有するビタミンK依存性凝固因子は，膜脂質であるホスファチジルセリン（PS）に結合し，十分な機能を発揮する。TF/FⅦa複合体によるFIXとFXの活性化，ならびにプロトロンビナーゼ（prothrombinase）によるプロトロンビンの活性化にはPSが必須である。

　血小板膜の内側に局在するPSが外側に露出されるためには，細胞内Ca^{2+}濃度（$[Ca^{2+}]_i$）の持続上昇を伴う血小板の強力な活性化が必要である。マイクロモルレベルのCa^{2+}濃度上昇によって，リン脂質の局在に寄与するアミノリン脂質トランスロカーゼ（aminophospholipid translocase：APLT）が失活し，非特異的・即時的にリン脂質を移動させるスクランブラーゼ活性が増強して，PSが細胞表面に露出する（Leung R. J Thromb Haemost 2007）。ADPやトロンビンなど可溶性リガンドの単独刺激では十分なPSの露出は得られない。生理的な刺激としては，トロンビンとコラーゲンの併用により約3割の血小板がPSを発現することが確認されている。ずり応力下ではアゴニスト刺激がなくてもPSの発現は容易に起こる。

　筆者らの知見では，PS発現には血小板周囲のフィブリン形成とGPⅡb/Ⅲaを介する結合，ならびに血小板骨格線維の再構築が必須である。ずり応力は細胞骨格線維を容易に再構築する働きがあるのだろうか？

> ***Key Point***
> 1) 血小板は outside-in および inside-out のシグナル伝達機構を動員して血小板膜上の休止状態の受容体を活性化し，またさらなる刺激で活性化因子の合成・放出などの強力な活性化増幅機構を稼働させて，血小板血栓を形成する。
> 2) 凝固系活性化に必須の PS 発現のためには，血小板内 Ca^{2+} 濃度の持続上昇を伴う強力な活性化が必要である。

E 血小板活性化の制御機構

　不要な部位での血栓形成，あるいは過剰な血栓形成を回避するため，血小板活性化を抑制する様々な機構がある。血管傷害部位で血小板が活性化されるのとは対照的に，正常血管内皮細胞は多様な機構で血小板活性化を抑制している。例えば，血管内皮細胞上の CD39 は血小板から放出される ADP を加水分解して不活性化する。また，血管内皮で合成・放出される PGI_2 と NO は，いずれも局所性の，しかし強力な血小板凝集抑制因子である（図38）。無用な血栓を形成せず，血栓を必要部位に限局させる重要な機構である。

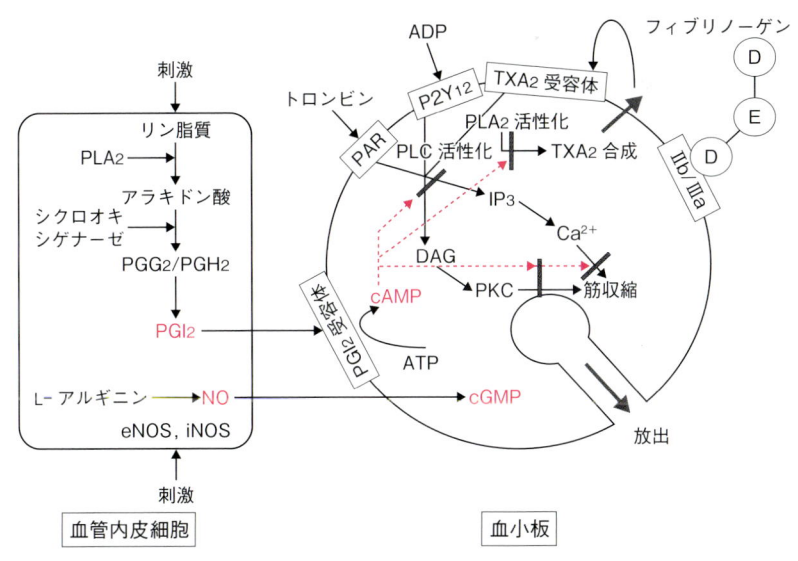

図38　血管内皮細胞で産生される NO と PGI_2 による血小板活性化抑制機構（高田明和. 血液. In 小幡邦彦, 他編. 新生理学, 第 4 版. 文光堂, 東京, 2003, p.297 より許可を得て改変）

また，血管壁傷害部位に形成された血小板血栓中でも血小板活性化の程度は一様でなく部位により異なるという知見（Hayashi T. Pflugers Arch 2008）は，必要に応じて活性化を増幅する機構とともに，選択的に活性化を抑制する機構が存在することを示唆している。

血管内皮による血小板凝集の制御
■ NO

　NOは，血管内皮NO合成酵素（eNOS）および誘導型NO合成酵素（iNOS）により，L-アルギニンを基質として産生される。NOは血小板内の可溶性グアニル酸シクラーゼ（guanylyl cyclase）に結合してその活性を増強し，cGMP濃度を上昇させる。cGMPは主に血小板内へのCa^{2+}流入を抑制し，GPⅡb/Ⅲaの構造変化などを含む各段階で血小板活性化の過程を抑制する。NOの活性は約10秒と短時間しか持続しないため，極めて局所的な調節機構と考えられる。

　正常血管内皮細胞はeNOSを恒常的に産生し，NOを放出して抗血栓性を保っている。しかし乱流に曝される部位や炎症部位では，その産生が抑制される。血小板自身も凝集に際してNOを産生することが知られており，負のフィードバック機構と推察されているが，その生理的意義に関してはいまだ議論がある（Randriamboavonjy V. Pharmacol Rep 2005）。

■ PGI_2

　血管内皮細胞は，種々の刺激に応じてホスホリパーゼA_2（PLA_2）により膜リン脂質からアラキドン酸を遊離する。生じたアラキドン酸にシクロオキシゲナーゼ（COX）が作用してPGI_2が産生される。PGI_2は血小板上の$G_{\alpha s}$結合のPGI_2受容体に結合し，アデニル酸シクラーゼ（adenylate cyclase）を活性化してcAMPを増加させる。これによりプロテインキナーゼA（PKA）が活性化されると，ミオシン軽鎖キナーゼ（myosin light chain kinase：MLCK）がリン酸化により不活性化され，顆粒放出，GPⅡb/Ⅲa活性化，PKC活性化，血小板内Ca^{2+}濃度上昇など，血小板活性化のkeyとなる過程が阻害される（図38）。

　PGI_2はNOと同様に活性持続時間が短く，半減期は約3分である。合成・放出された血管内皮近傍でのみ機能する，局所性の強力な血管拡張因子・血小板凝集抑制因子である。PGI_2の産生は炎症性サイトカインによっても誘導されることから，アテローム性病変を含む血小板活性化部位で生理的機能を発揮すると考えられる。

■ COX-2とアスピリンジレンマ

　成熟血小板では，アラキドン酸カスケードによりCOX-1を介して血小板凝

集・血管収縮作用をもつTXA_2が合成される。一方で，血管内皮においては同カスケードで血小板凝集抑制・血管拡張作用をもつPGI_2が産生される。これにはCOX-1とともにCOX-2も大きな役割を果たしている。

　COX-2はCOX-1と同様に恒常的にも発現するが，炎症などによっても発現が誘導される。この炎症時に発現誘導される特徴を利用し，近年，消化器症状などの副作用の少ない非ステロイド性抗炎症薬（NSAID）としてCOX-2特異的阻害薬が開発された。COX-2は腫瘍増殖時の血管新生にも関わることから，この阻害薬には抗腫瘍効果も期待されている。しかしながらCOX-2特異的阻害薬が心筋梗塞や脳卒中イベントを有意に増加させることが報告され，一部の製剤は市場から回収された。COX-2特異的阻害薬による血栓形成は，血管内皮細胞におけるPGI_2産生抑制が原因であることが明らかになっており，PGI_2産生による血小板凝集抑制作用と血管拡張作用の生理的重要性が再認識されている。

　アスピリンは，COX-1の529番目のセリン残基を選択的にアセチル化する。これによりCOX-1を不可逆的に不活性化してTXA_2産生を抑制し，血小板凝集抑制効果を発揮する。COX-2に対しても516番目のセリン残基をアセチル化して同様に不活性化するが，その効率はCOX-1に対する効果の1/170程度である。したがって，低用量のアスピリンは血管内皮におけるCOX-2依存性のPGI_2産生は抑制せず，血小板におけるTXA_2の産生のみを抑制して心血管イベントの発症を有効に低下させる。しかし，高濃度では血管内皮におけるPGI_2産生をも阻害することになり，抗血栓作用が相殺される（アスピリンジレンマ）。

■ CD39（細胞外ATP加水分解酵素）

　細胞外ATP加水分解酵素（ecto-ATP diphosphohydrolase：ATPDase, ecto-apyraseとも呼ばれる）は，血管内皮細胞上でATPとADPを分解して抗血小板作用を示す。赤血球膜で最初に同定され，血液や血管の細胞に広範に発現することが確認された。N末端およびC末端が膜を貫通するアンカー型の構造を有し，中央にある活性部位が細胞外に露出している。基質である血中のATPとADPにより活性化されてこれらを加水分解するが，主には血小板から分泌されるADPが標的となる。

> **Key Point**　正常血管内皮細胞は，膜上に発現するCD39によるADPの加水分解，PGI_2とNOの産生を介して血小板凝集を制御している。

受容体の構造変化による抑制機構

　GPⅡb/Ⅲaの細胞外ドメインは血小板活性化に伴ってリガンドと結合可能な活性型に構造変化するが，その構造の維持には$P2Y_{12}$を介したinside-outのシグ

ナル伝達が必要である．このことは，P2Y$_{12}$欠損症およびP2Y$_{12}$受容体阻害薬存在下ではGPⅡb/Ⅲaを介した血小板凝集が維持できないという発見により証明された．すなわち，初期の血小板血栓の維持には持続的なADPの供給（血小板から放出）とP2Y$_{12}$を介したシグナル伝達が必要であることが示唆されたわけである．逆にADP供給が維持されない場合には，血小板血栓あるいは凝集血小板塊は容易に消失し得ることを意味している．

GPⅠbαやGPⅥなどの粘着とシグナル伝達に関わる受容体の細胞外ドメインが切断（shedding）によって除去される機構も注目されている（Berndt MC. J Thromb Haemost 2007）．メタロプロテアーゼであるADAMTSファミリーによる膜直上の分解が報告されているが，別の機構も関与するらしい．偽足伸展時には血小板膜が基質蛋白に新規に接着することが必要になるとともに，すでに接着している部位が遊離することも必要となる．受容体のsheddingはこれらの反応や，血栓表面積やサイズの制御などに関わると考えられている．

受容体の脱感作

G蛋白共有型受容体に共通する性質として，受容体の脱感作がある．遷延する刺激，あるいは繰り返す刺激に対して受容体の感度を低下させる反応であり，細胞保護反応と捉えられている．リガンドの結合に伴って受容体細胞内ドメインがリン酸化され細胞内に取り込まれることにより，細胞表面の受容体の数が減少することがその機序と考えられている．血小板では，P2Y$_1$およびP2Y$_{12}$受容体において脱感作と迅速な回復が報告されている（Mundell SJ. J Thromb Haemost 2008）．血小板における積極的な意義に関してはいまだ不明である．

F 血小板検査で何がわかる？

血小板に関わる臨床検査では，
・血小板数の測定
・血小板凝集検査
・出血時間の測定

が一般的である．血小板増加症を別にして，出血性素因を判別する検査である．もちろん，抗血小板薬の効果判定も可能である．

血栓性素因に関わる検査法としては，体内での血小板活性化に際して放出される特異蛋白の定量検査がある．

■ 血小板数測定

ルーチン検査として行われるが，実際の数より過小評価してしまう偽性血小板

減少症に留意すべきである。血球計算用に使用される採血管中のエチレンジアミン四酢酸（ethylenediamine tetraacetic acid：EDTA）により血小板が凝集塊を形成することで見かけ上の血小板減少症を呈する現象である。抗凝固薬としてクエン酸ナトリウムを含む採血管を使用すれば，これを防ぐことができる。また，Bernard Soulier 症候群，May-Hegglin 異常症などにみられる巨大血小板は，自動血球計数装置では測定できず，実際よりも少ない血小板数が表示されてしまう。いずれも末梢血スメアで確認すれば，凝集血小板塊あるいは巨大血小板の同定は容易である。

■ 血小板凝集検査

多血小板血漿を検体とする透過度法，全血を検体とするインピーダンス法などの検査法がある。主に血小板機能異常に伴う凝集障害の判定に用いるが，アスピリン抵抗性の有無など，薬剤効果の判定にも使用される。

凝集機能検査を応用した簡便な検査法として VerifyNow というシステムが市販されている。VerifyNow はクロピドグレルの有効性の発現しにくい症例を判別するとのコンセプトにて臨床現場でも広く使用された。しかし，ランダム化比較試験の結果，VerifyNow の計測結果と臨床イベントの関連は見いだされなかった。

■ 出血時間

耳朶の血管損傷部位からの出血の止血時間を測定することで，血管壁と血小板の相互作用が評価できる。これも血小板機能異常のスクリーニングになる。

■ 血小板活性化マーカー

血小板の活性化に伴って放出される β トロンボグロブリン（β-TG）と血小板第4因子（PF4）は，生体内での血小板活性化のマーカーとなる。極めて鋭敏な指標であるが，採血ならびに検体処理時の血小板破壊でも容易に増加するため，単独の検査のみでは，その結果の解釈に慎重であるべきである。TXA_2 の代謝産物である TXB_2 の血中濃度あるいは尿中排泄量も，やはり生体内での血小板活性化の指標となる。特にアスピリン服用時には TXA_2 の合成が抑えられて低値となるため，アスピリン抵抗性の指標にもなり得る。

■ 血小板マイクロパーティクル

血小板マイクロパーティクルとは活性化に伴って血小板膜がちぎれて遊離する小粒子であり，やはり生体内での血小板活性化のマーカーとなる。活性化に伴う細胞内 Ca^{2+} の増加と血小板膜のブレブ形成がマイクロパーティクルの放出に先

立つ．血小板マイクロパーティクルはフローサイトメトリーやELISAで測定する方法が開発されている．パーティクルの大きさは様々で，カバーし得る範囲は測定方法によって異なる．

　重要な点は，血小板マイクロパーティクルが凝固系活性化を促進し血栓症発症の誘因となることである．これにはパーティクル表面にホスファチジルセリン（PS）が露出していることやTFを多く発現していることが関わる．マイクロパーティクルには，血小板由来のもののほか，血管内皮細胞や単球などに由来するものもある．背景にある病態や由来によって凝固促進能が異なる．TFの発現が多いマイクロパーティクルは単球由来のものであり，高い凝固促進能を示す．

■ その他の血小板機能評価法

　研究レベルでは多くの新たな血小板機能評価法が確立され，薬効評価にも応用されている．動脈血中の高いずり応力環境を円錐体の回転や狭い流路を用いることにより再現した血小板機能評価法，最近確立された生体内の血管内での粘着・凝集を直接観察する方法がこれにあたる．

> **Key Point**　血小板検査は，
> 1）出血性素因などの原因となる血小板の量および機能の検査
> 2）生体内での血小板活性化の程度を知る検査
> の2つに大きく分類できる．

文　献

- 長澤俊郎. 血小板産生. In 三輪史郎, 他編. 血液病学, 第2版. 文光堂, 東京, 1994.
- Deutsch VR, et al. Megakaryocyte development and platelet production. Br J Haematol 2006；134：453-66.
- Italiano JE Jr, et al. Selective sorting of alpha-granule proteins. J Thromb Haemost 2009；7 Suppl 1：173-6.
- Malinin NL, et al. Kindlins in FERM adhesion. Blood 2010；115：4011-7.
- Takagi J, et al. Global conformational rearrangements in integrin extracellular domains in outside-in and inside-out signaling. Cell 2002；110：599-611.
- Ma AC, et al. Platelets, neutrophils, and neutrophil extracellular traps (NETs) in sepsis. J Thromb Haemost 2008；6：415-20.
- 高田明和. 血液. In 小幡邦彦, 他編. 新生理学, 第4版. 文光堂, 東京, 2003.
- Satoh K, et al. A new method for assessment of an anti-5HT (2A) agent, sarpogrelate hydrochloride, on platelet aggregation. J Thromb Haemost 2006；4：479-81.
- Coughlin SR. Protease-activated receptors in hemostasis, thrombosis and vascular biology. J Thromb Haemost 2005；3：1800-14.
- Sugiyama T, et al. A novel platelet aggregating factor found in a patient with defec-

- tive collagen-induced platelet aggregation and autoimmune thrombocytopenia. Blood 1987 ; 69 : 1712-20.
- Moroi M, et al. Platelet glycoprotein VI : its structure and function. Thromb Res 2004 ; 114 : 221-33.
- McEver RP. P-selectin/PSGL-1 and other interactions between platelets, leukocytes, and endothelium. In Michelson AD ed. Platelets, 2nd ed. Elsevier, New York, 2007.
- Li Z, et al. Signaling during platelet adhesion and activation. Arterioscler Thromb Vasc Biol 2010 ; 30 : 2341-9.
- Leung R, et al. Persistence of procoagulant surface expression on activated human platelets : involvement of apoptosis and aminophospholipid translocase activity. J Thromb Haemost 2007 ; 5 : 560-70.
- Hayashi T, et al, Real-time analysis of platelet aggregation and procoagulant activity during thrombus formation *in vivo*. Pflugers Arch 2008 ; 456 : 1239-51.
- Randriamboavonjy V, et al. Endothelial nitric oxide synthase (eNOS) in platelets : how is it regulated and what is it doing there? Pharmacol Rep 2005 ; 57 Suppl : 59-65.
- Berndt MC, et al. Programmed autologous cleavage of platelet receptors. J Thromb Haemost 2007 ; 5 Suppl 1 : 212-9.
- Mundell SJ, et al. Rapid resensitization of purinergic receptor function in human platelets. J Thromb Haemost 2008 ; 6 : 1393-404.

8 血栓（線維素）溶解機構とその制御

A 線溶系は血栓症発症にどのように関わっている？

　線維素（フィブリン）溶解（線溶）現象とは，不溶性のフィブリンがプラスミン（plasmin）により可溶性のフィブリン分解産物に分解される反応であり，不要血栓の溶解に関わる。血栓症の治療方法としての線溶療法は周知のとおりだが，生理的にも重要な機構である。

　従来は，傷害部位を被覆していた血栓が組織の修復終了後に溶解する機構と捉えられていた。しかし，線溶系酵素の遺伝性欠損症，あるいは遺伝子欠損動物が血栓症を発症することから，線溶系は血栓形成の早期の段階から機能し，余剰血栓を溶解して血管の開存性維持に関わることが明らかになってきた。最近注目されているメタボリックシンドロームも，線溶活性ポテンシャルの低下による血栓症のリスク増大がその本態の1つと捉えられている。

　凝固系，血小板活性化系と同じく，線溶系もまた様々な修飾因子や阻害因子によって巧妙に制御されている。未成熟止血血栓は早期には溶解せず，逆に過剰な血栓や不要な血栓は効率よく溶解して，血管の開存性が保たれる。このような個々の仕組みについて以下に述べたい。

　線溶系はまた，腫瘍細胞の増殖・浸潤，血管新生，神経の可塑性など，血管外の組織において様々な生理反応に関わっている。

線維素溶解（線溶）

　線溶は血栓溶解の中核となる反応である。線溶系も凝固系同様に連続する活性化経路（カスケード）を有し，必要な部位で必要十分量の活性が発現するよう制御されている（図39）。

　カスケードは，プラスミノーゲン活性化因子（plasminogen activator：PA）が酵素前駆体として血中を流れるプラスミノーゲン（plasminogen）を限定分解し，活性化することにより開始される。プラスミンは不溶性のフィブリンを可溶性のフィブリン分解産物（fibrin degradation product：FDP）に分解する。

　プラスミンによりフィブリノーゲン（線維素原）やフィブリン（線維素）が分解されることで産生されるペプチドフラグメントを，フィブリン分解物（FDP）

8 血栓(線維素)溶解機構とその制御

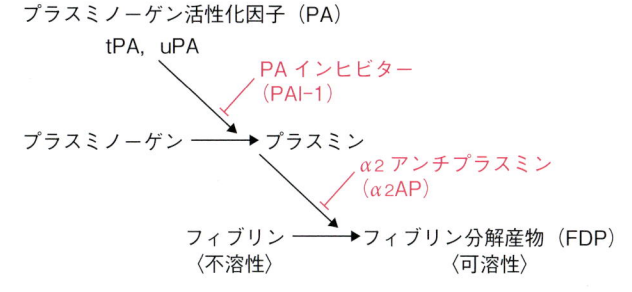

図39 線溶系カスケード

プラスミノーゲン活性化因子（PA）
tPA, uPA
PAインヒビター（PAI-1）
プラスミノーゲン → プラスミン
α2アンチプラスミン（α2AP）
フィブリン〈不溶性〉 → フィブリン分解産物（FDP）〈可溶性〉

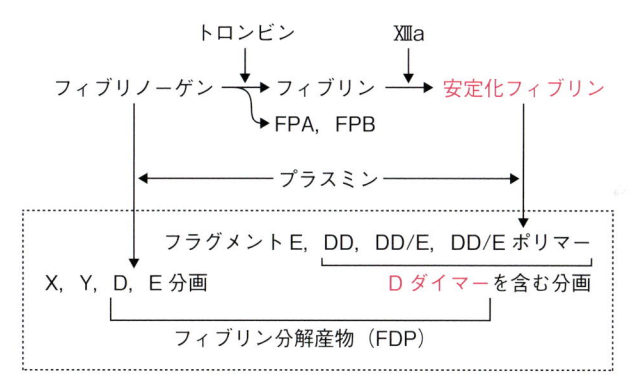

図40 フィブリン分解産物

トロンビン　XIIIa
フィブリノーゲン → フィブリン → 安定化フィブリン
FPA, FPB
プラスミン
フラグメントE, DD, DD/E, DD/Eポリマー
X, Y, D, E分画　　Dダイマーを含む分画
フィブリン分解産物（FDP）

と総称する。FDPには，フィブリノーゲン分解産物であるX, Y, D, E分画と，安定化フィブリン分解産物であるDD, E, DD/Eとそのポリマーが含まれる（図40）。

　フィブリノーゲン分解は，まずAα鎖C末端ペプチドの遊離で始まり，次いでBβ鎖のN末端ペプチド（Bβ1-42）が遊離されてX分画となる。その後Y分画とD分画，さらにE分画と2個のD分画に分解される。

　フィブリン分解は，FXIIIa（フィブリン安定化因子）により架橋されていない場合はAα，BβのN末端ペプチドを欠いているという点以外，原則的にフィブリノーゲン分解と同じである。この際Bβ鎖のN末端ペプチドはBβ15-42として遊離される。FXIIIaによりγ鎖のC末端部分が互いに架橋した安定化フィブリンがプラスミンにより分解されると，架橋したD分画（DD，すなわちDダイマー）を含む分画が産生される（図41）。したがってDダイマーの存在は，生体内で生じた血栓（安定化フィブリン）が溶解した結果を示す。つまりDダイマーは，線溶のマーカーであると同時に，生体内で凝固系活性化により血栓が生じたことを示すマーカーでもある。

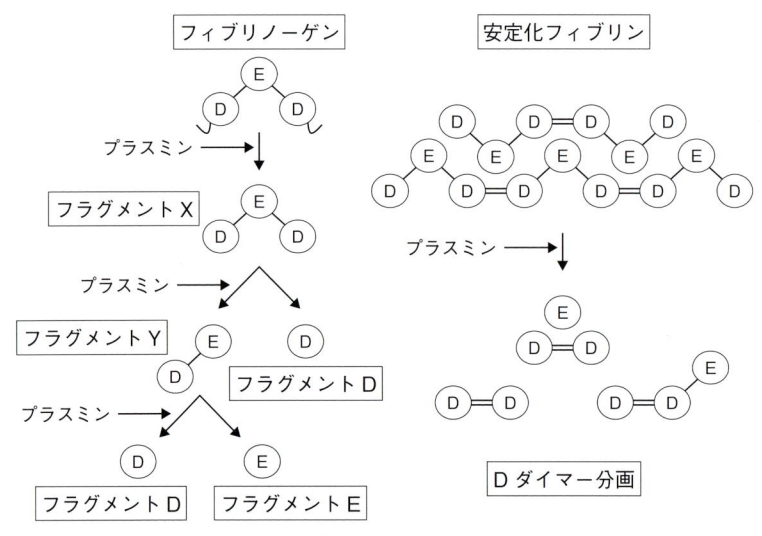

図 41 フィブリノーゲン分解とフィブリン分解

プラスミノーゲン

　フィブリン溶解に関わるプラスミンは，その前駆体であるプラスミノーゲンとして血中に 10〜17 mg/dL（1.2〜2.0 μM）存在する．2 カ所の糖鎖付加部位を有し，血漿中には Asn289 と Thr346 に糖鎖を有する I 型と，Thr346 のみに糖鎖を有する II 型がほぼ等量存在する．高次構造の維持に重要な N 末端ペプチド領域，約 80 個のアミノ酸から構成され 3 組の S-S 架橋による特徴的な二次構造をもつ 5 個のクリングルドメイン（K1, K2, K3, K4, K5）およびセリン酵素のプロテアーゼ領域からなり，活性中心は Asp645-His603-Ser740 で構成される．
　クリングルドメインには Lys 結合部位（lysine binding site：LBS）が複数個あり，これらが Lys や類似物質，および一部分解されたフィブリンや α2 アンチプラスミン（α2 anti-plasmin：α2AP，または α2 プラスミンインヒビター α2 plasmin inhibitor：α2PI）の C 末端の Lys に結合する．液相中では N 末端ペプチド領域の Lys50 が自身のクリングル 5 の LBS に結合した固い高次構造をとることが，最近報告されプラスミノーゲンの結晶構造の解析から明らかになった（Law RH. Cell Rep 2012）．さらにクリングル 5 の LBS 近傍を含め 4 カ所の Cl⁻ 結合部位が存在することも示され，固い構造の維持に生理的濃度の Cl⁻ を必要とするという筆者らの以前の報告（Urano T. J Biol Chem 1987）が裏付けられた（p.98「プラスミノーゲンの高次構造の変化と活性化」参照）．
　プラスミノーゲン活性化因子（PA）によって Arg561-Val562 ペプチド結合が加水分解されると，重鎖と軽鎖からなる 2 本鎖のプラスミンに活性化される

（図42）。

リジン結合部位（LBS）

　LBSとLysの結合には，Lysのカルボキシル基と側鎖のアミノ基を必要とする。したがってLBSは，カルボキシル基がペプチド結合しているポリペプチド鎖内のLysには結合しにくく，ペプチドC末端のLysに結合しやすいことになる。ペプチド分子内のLysに結合するためには，その近傍にGluやAspなどのカルボキシル基を側鎖に有する酸性アミノ酸が複数存在する必要がある。LBSとは異なり，ポリペプチド鎖内Lysに強い親和性を有する部位をアミノヘキシル結合部位といい，クリングル5に存在する。これらを介してプラスミノーゲンは基質であるフィブリンに結合する。

　トリプシン様セリン酵素であるプラスミンは，塩基性アミノ酸であるArgやLysのC末端側のペプチド結合を好んで切断する。したがって，プラスミンにより一部分解されたフィブリンはC末端に多くのLysを有することになり，さらに多くのプラスミノーゲンが結合することになる。

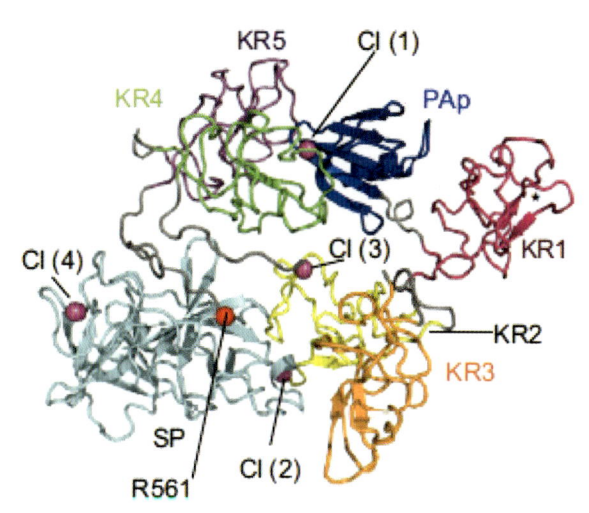

図42　プラスミノーゲンの立体構造。各ドメインを次のように示す。N末端ペプチド領域（Pan apple：PAp，濃い青色），クリングルドメイン（クリングル1：KR1，赤色），KR2（黄色），KR3（オレンジ色），KR4（緑色），KR5（紫色），触媒ドメイン（SP，薄い青色）。PAによる活性化に必要な限定分解部位のArg561（R561）を赤丸で示す。4カ所のCl$^-$の結合部位（丸印）のうちCl (1) は，N末端ペプチド領域とKR4およびKR5結合部位近傍に位置する。（Law RHP, et al. The X-ray crystal structure of full-length human plasminogen. Cell Reports (2012), DOI 10.1016/j.celrep.2012.02.012, Elsevierより許可を得て転載）

プラスミノーゲン活性化因子（PA）

生理的なプラスミノーゲン活性化因子（PA）には組織型（tissue plasminogen activator：tPA）とウロキナーゼ型（urokinase-type plasminogen activator：uPA）がある。tPAは主に血管内皮細胞で産生され，血管内線溶に関わる。一方uPAは，主に組織での基質蛋白の分解を通して炎症や癌の浸潤などに関与している。

細菌のなかには感染の確立と拡大に線溶酵素を利用するものがあり，血栓溶解療法に臨床応用されている。*Streptococcus* の産生するストレプトキナーゼ（streptokinase）や *Staphylococcus* の産生するスタフィロキナーゼ（staphylokinase）がよく知られている。吸血動物も抗凝固物質や線溶促進物質を産生し，コウモリのbat-PAの臨床応用が試みられたことがある。これらは直接あるいは間接的にヒトプラスミノーゲンを活性化する。

tPA

tPAは527個のアミノ酸からなる1本鎖の糖蛋白で，3カ所の糖鎖付加位置（Asn117, 184, 448）を有する。プラスミンによりArg275-Ile276間が限定分解されると重鎖（N末端側）と軽鎖（C末端側）に分かれ，軽鎖にAsp371, His322, Ser478からなる活性中心がある。

重鎖はN末端側から，フィブロネクチンのフィンガードメインと相同性をもつフィンガードメイン，上皮増殖因子（epidermal growth factor：EGF）に相同性をもつEGFドメインと，2つのクリングルドメインより構成される。フィンガードメインとクリングル2ドメインはフィブリンとの結合に重要で，フィブリン上での効率的なプラスミノーゲンの活性化，および迅速な血栓溶解に寄与する。

tPAはフィブリンだけでなくβアミロイドのような変性蛋白のクロスβ構造に結合して活性を増強することから，これらの変性蛋白のクリアランスにも関わると考えられる。

■ 血管内皮細胞のtPA分泌様式

tPAは主に血管内皮細胞で合成・分泌される。同じく血管内皮細胞から分泌されるVWFの分泌顆粒であるWeibel-Palade体（Weibel-Palade body：WPB）とは別の，より小さな高密度の分泌顆粒中に存在し，構成性あるいは調節性（急性分泌相）に分泌される。

調節性分泌は刺激に応答した分泌であり，培養系ではトロンビンやイソプロテレノールなどの刺激，また細胞内Ca^{2+}濃度の上昇やcAMPの増加を伴う刺激に応答して分泌量が増加する。生体でも，静脈閉塞，デスモプレシン（DDAVP）投与，急速な運動負荷によって，血中tPAが増加することが知られている。

■ 血漿中の tPA の存在様式

　1本鎖 tPA は酵素前駆体ではなく，2本鎖 tPA の約 1/10 の活性を有する。これはキモトリプシノーゲンなどのセリン酵素前駆体に共通するセリン酵素前駆体トリアド（キモトリプシノーゲン分子の Asp194-His40-Ser32）が1本鎖 tPA 分子では不完全なためと推測されている。他のセリン酵素と大きく異なる特徴であり，その活性調節を理解するうえで重要である。

　さらに，1本鎖 tPA はフィブリンや血漿中のフィブリノーゲンの D ドメインに結合すると立体構造が変化し，2本鎖 tPA と同程度の酵素活性を示す。したがって，tPA は十分な活性を有する酵素として内皮細胞から血中に分泌されると考えられる。血漿中には PA と 1：1 の複合体を形成してその活性を阻害する PAI-1 が過剰量存在する。そのため，血漿中では tPA の多くは tPA-PAI-1 複合体として存在し，活性を有する free tPA は極めて微量存在するのみである。

　これらのことから，血管内皮上あるいは血漿中における tPA 活性は，プラスミンによる tPA の限定分解によって決まるのではなく，血管内皮細胞からの分泌量の多寡，ならびに血漿中に過剰に存在する PAI-1 との量的バランスによって決まるといえる。

コラム

tPA は分泌後血管内皮細胞上にとどまり高い線溶活性を維持する

　筆者らは最近，緑色蛍光蛋白（green fluorescent protein：GFP）結合 tPA（GFP-tPA）を用いた分泌過程をイメージング解析し，インスリンなどと異なり，tPA 分子は分泌後も血管内皮細胞上に長くとどまるという興味深い知見を得た（Suzuki Y. Blood 2009）。プラスミノーゲンも血管内皮に結合することから，血管内皮細胞上の高い線溶活性を維持するうえで重要な機構と考えられる（Suzuki Y. Blood 2011）。内皮細胞上にとどまるには，フィンガードメインおよびクリングル2ドメインを中心とする tPA 重鎖依存性の結合が必要であることが明らかになっている。

　さらに，PAI-1 が内皮細胞上にとどまる tPA を高分子複合体の形で細胞膜から引き剥がし，培養上清中に遊離させることも明らかになった。PAI-1 は血漿中だけでなく，血管内皮細胞上の線溶活性も制御していると考えられる。

> *Key Point* 血管内皮細胞上および血漿中のtPA活性は，血管内皮細胞からの分泌量，ならびにPAI-1との量的バランスによって決まる．

B 線溶活性の制御

凝固系と同様，線溶系にも活性調節機構がある．

PA活性の制御

PA活性はセリンプロテアーゼインヒビター（serine protease inhibitor：SERPIN）スーパーファミリーに属するPAインヒビター（PAI-1とPAI-2）により制御されている．

血漿中ではPAI-1が主役である．PAI-1は他のSERPINと同様に，C末端側のstrained loopに存在する反応部位で標的酵素と1：1の高分子複合体を形成して酵素活性を阻害する．標的酵素との反応には種々の段階がある［p.44「アンチトロンビンの作用機序」参照］が，最終的には反応部位が標的酵素により基質のように限定分解される（自殺型インヒビター）．

PAI-2は胎盤で産生され，妊娠後期に血中濃度が上昇する．妊娠後期には線溶活性が低下するが，PAI-1の血中濃度も上昇するため，PAI-2がどの程度血管内線溶活性に寄与するかは不明である．PAI-2はマクロファージや腫瘍細胞でも発現することが知られ，主に組織で機能すると考えられている．

■ PAI-1

PAI-1はS-S結合を有さない分子量約50,000の1本鎖の糖蛋白で，1本鎖ならびに2本鎖tPA，2本鎖uPAと即時的に高分子複合体を形成してそれらの酵素活性を阻害する．ヘパリンやビトロネクチンの存在下では安定性が増すとともに，他のセリン酵素との反応性も高まる．トロンビン，FXIIa，FXaなどとの複合体形成，あるいはこれらによる反応部位の限定分解が報告されている．

血漿中濃度は20〜30 ng/mL（健康成人での早朝採血時）と，tPAの約2〜3倍量存在する．PAI-1とtPAの血漿中濃度は他の凝固・線溶系因子に比べて低いが，線溶活性（ポテンシャル）はこれらの濃度バランスによって決まる．したがって，種々の因子の影響を受けてPAI-1量が大きく変動すると，それに伴って線溶活性も大きな生理的変動を示す．

・PAI-1の高次構造と活性の不安定性

PAI-1は他のSERPINと同様に，5本のβ鎖を主骨格とする高次構造を有する．C末端の反応部位ループ（RCL）上の反応部位で標的酵素とアシル結合を形

成して複合体を形成すると，RCL は新たな β 鎖（6 本中の 4 本目）として分子内に引き込まれ，標的酵素は対極に移動する。S-S 結合を有さない PAI-1 は容易に高次構造が変化し，失活する。

　PAI-1 は最初，尿素などの蛋白変性剤によって処理しなければ活性を表さない活性潜在（latent）型として同定された。活性型では RCL の一部が分子内に引き込まれているのみで反応部位は分子外に露出しており，PA の活性中心と容易に反応できる。一方，活性潜在型では複合体形成時と同様に RCL 全体が分子内に引き込まれており，反応部位が分子内に隠れている。PAI-1 はまた，RCL が分子外に完全に引き出されており，標的酵素や他のプロテアーゼによる分解を受けやすい高次構造をとることも知られており，これを基質（substrate）型と呼ぶ（図 43）。いずれの構造も，ドデシル硫酸ナトリウム（SDS）などの変性剤による処理や，RCL に相同性のペプチド（annealing peptide）処理により得ることが可能である。

　高次構造と活性が容易に変化する性質は薬剤の標的にもなりやすく，PAI-1 活性を下げることで血栓予防を目指す薬剤の開発も試みられている。

・PAI-1 の結合分子と構造維持

　PAI-1 は，細胞外マトリックスや血漿中に存在するビトロネクチン（Vn）と結合することにより，高次構造と活性が維持される。すなわち，結合により RCL の分子内への引き込みが妨げられ，上記の活性型の構造を維持することになる。逆に，活性潜在型や高分子複合体はビトロネククチンとの結合性が低い。ビトロネクチンと結合すると PAI-1 の酵素阻害特性も変化し，トロンビン阻害活性が約 200 倍高まる。

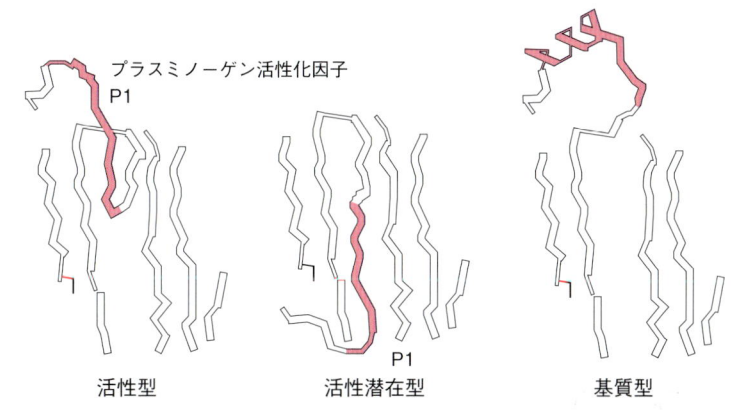

図 43　PAI-1 の高次構造と活性。活性型では RCL（赤の部分）の一部のみが分子内に引き込まれていて，反応部位は分子外に露出している。一方，活性潜在型では RCL 全体が引き込まれており，基質型では全体が分子外に露出している。

PAI-1は他のSERPINと同様に，ヘパリンにも結合する。やはりRCLの引き込みポケットの構造を変化させて，活性潜在型への移行を阻害し安定性を高めると同時に，トロンビンなど他のセリン酵素との反応性を高める。

・PAI-1の産生調節

　PAI-1は，血管壁（主に平滑筋層），肺・腎・心臓など血管に富む臓器のほか，脂肪組織，肝臓で産生される。PAI-1の発現の調節は多岐にわたり，種々の因子により血中レベルが大きく変動する。

　PAI-1の血漿中濃度は，脂質異常症，肥満，糖尿病と強い相関関係を示すことから，インスリン抵抗性やメタボリックシンドロームとの関連が示唆されている。これには，腫瘍壊死因子α（tumor necrosis factor α：TNFα）や形質転換増殖因子β（transforming growth factor β：TGFβ）のオートクリン刺激や，インスリン・VLDL・グルコース・低酸素などの刺激による，脂肪細胞での産生増加が関与することが示されている。また，午後には午前の約半分に減少するという著明な日内変動がみられ，時計遺伝子の関与も示唆される。さらに，PAI-1は炎症の際の急性相蛋白の1つに数えられており，感染症や重症熱傷，外科手術で血漿中濃度が10倍以上にも上昇する。

　炎症の際には，主に血管内皮細胞と肝臓における産生が亢進する。血管内皮細胞は，非刺激下では抗血栓性であり，tPA分泌により線溶活性も高く保たれ，PAI-1はほとんど産生されない。しかし，炎症などの刺激によりPAI-1産生が高まると，内皮細胞上での線溶活性が抑制されるとともに，血漿中のバランスも線溶活性抑制に傾く。

　このように，各種病態下で種々の臓器におけるPAI-1の産生が高まることが示されている。しかし，非刺激下ではいずれの細胞においてもmRNAの発現量が少なく，生理的条件下でどの臓器が血中PAI-1量を調節しているのかは不明である。血漿PAI-1量を低下させることは血栓症予防のうえで重要であり，最近開発が進んでいるPAI-1産生を選択的に抑制する薬剤に期待したい．。

> ***Key Point***　PAI-1は様々な生理的・病的環境下で血漿中濃度が大きく変動する。また高次構造も容易に変化し活性を失う。その産生調節や活性阻害を目的とした薬剤の開発も進んでいる。

■ PAI-2

　PAI-2はマクロファージや胎盤で産生される分子量約60,000の糖蛋白で，PAI-1と同様にSERPINに属する生理的なPAインヒビターである。主に組織線溶の調節因子と考えられ，炎症や腫瘍増殖との関連が注目されている。血中濃度が高値を示す妊娠中でも線溶活性の低下が軽度であることから，血管内線溶活

性には直接影響しないようである。

　絨毛細胞，単球，ケラチノサイトなどで産生されるが，定型的なシグナル配列を有さず，非効率的な分子内部配列がこれに代わって機能する。このため，分泌効率は産生細胞により異なる。このような二元的な分布の生理的意義は不明であるが，最近は細胞内における生理機能も注目されており，細胞分化に関わる可能性が示されている。

プラスミン活性の制御

　α_2アンチプラスミン（α_2AP，またはα_2プラスミンインヒビターα_2PI）はPAI-1同様SERPINの一員で，プラスミンと1：1の高分子複合体〔プラスミン-α_2プラスミンインヒビター複合体（plasmin-α_2 plasmin inhibitor complex：PIC。またはプラスミン-α_2アンチプラスミン複合体 plasmin-α_2 anti-plasmin complex：PAP）を形成し，プラスミン活性を即時的に阻害する。

　他のSERPINと異なるのは，反応部位ループ（RCL）が長くC末端にLysを有することである。このC末端LysはプラスミンのLys結合部位（LBS）と結合（二次結合部位）することが示されており，この結合により反応速度は約10倍促進されることになる。α_2PI/α_2APはまた，FXIIIaによりフィブリンに架橋して安定化フィブリンの早期の溶解を防ぐ。

　α_2PI/α_2APの欠損症では，外傷や手術の数時間後に止血していた部位から出血する，特徴的な後出血がみられる。同様の後出血はFXIII欠損症でも認められる。このことから，α_2PI/α_2APは生体内で線溶活性の過剰発現の制御とともに，止血血栓の溶解抵抗性に深く関わっていると考えられる。

　α_2マクログロブリン（α_2 macroglobulin：α_2M）もプラスミンと高分子複合体を形成し，プラスミンの活性を阻害する。SERPINによる酵素活性の阻害とは異なり，複合体中のプラスミンの小分子基質に対する活性は残存している。これは巨大分子であるα_2Mがプラスミンを包み込み，基質蛋白との反応を阻害するためと考えられている。

C　凝固による線溶促進

　凝固系と同様に，線溶系も必要な部位でのみ活性を発現する。凝固系の活性化あるいはフィブリン形成に伴い線溶系の活性化が促進されるもので，過剰な血栓を速やかに溶解する生理反応と考えられる。
1）凝固機転に伴い，血管内皮からtPAが多く放出されること
2）tPAが高いフィブリン親和性を有すること
3）プラスミノーゲンもフィブリンに結合して，活性化されやすい高次構造をと

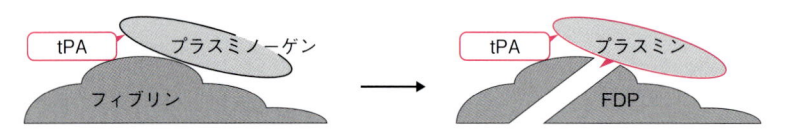

図44 凝固に伴う線溶活性増強機構。tPA，プラスミノーゲン，フィブリンが3者複合体を形成する。FDP：フィブリン分解産物。

ること

などがその主な理由と理解されている（図44）。

凝固機転に伴う tPA の放出

　必要に応じた線溶活性の発現という観点から，線溶系を開始する tPA が活性型酵素として分泌されることは重要な意味をもつ。すなわち，血管内あるいは血管内皮細胞上の tPA 活性の発現には，その遺伝子発現調節よりも，血管内皮細胞からの分泌調節がより直接的に寄与することになる。tPA は血管内皮細胞の分泌顆粒から，構成性と調節性（急性分泌相）の2つの経路で分泌されると考えられている。

　構成性分泌は，定常的な血流や血漿成分により刺激を受ける基礎分泌である。生体では静脈閉塞，デスモプレシン（DDAVP）投与刺激，急激な運動などにより血中濃度が著明に上昇することから，調節性分泌も関わると考えられる。培養系ではトロンビン刺激も分泌刺激の1つである。活性化凝固因子であるトロンビンが tPA 分泌を促進する反応は，血管傷害部位で過剰産生された血栓を迅速に溶解し局在化させるための，正常血管内皮細胞による生理的フィードバック機構と考えられる。

tPA およびプラスミノーゲンのフィブリンへの結合（3者複合体形成）

　tPA はフィンガードメインとクリングル2ドメインを介して高い親和性でフィブリンと結合する。プラスミノーゲンも LBS を介してフィブリンに結合するため，基質であるフィブリンを鋳型として，tPA，プラスミノーゲン，フィブリンが3者複合体を形成することになる。これにより効率良いプラスミン産生とフィブリン分解が得られる。

プラスミノーゲンの高次構造の変化と活性化

　プラスミノーゲンは，フィブリンに結合すると活性化されやすい高次構造に変化する。プラスミノーゲンは N 末端に Glu を有し，Glu1-プラスミノーゲンと呼ばれる。Glu1-プラスミノーゲンは，N 末端ペプチド領域が Lys50 を介して自身

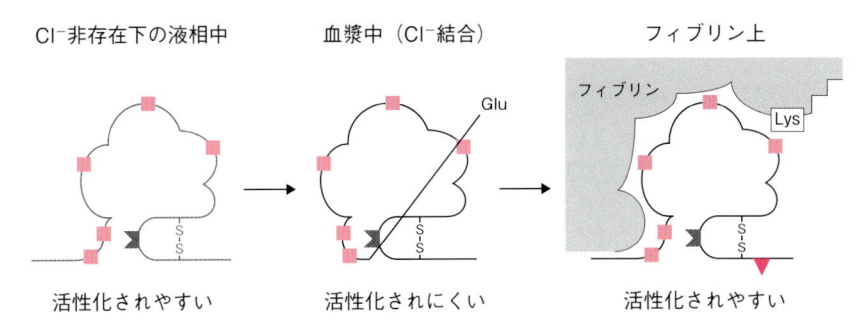

図45 プラスミノーゲンの高次構造変化。Glu1-プラスミノーゲンは生理的濃度のCl$^-$の存在する血漿（液相）中では固い構造をとり，LBS（■）を介してフィブリンに結合すると緩い構造となって活性化されやすくなる。

のクリングル5のLBSに結合しているため，PAによる活性化を受けにくい固い構造を維持している。LBSを介してフィブリン上のLysに結合すると，N末端ペプチドが遊離して構造は緩くなり，PAにより活性化されやすくなる。

すでに述べたように，筆者らはGlu1-プラスミノーゲンの固い構造の維持のために生理的濃度のCl$^-$が必要であることを報告してきた（Urano T. J Biol Chem 1987）。最近報告された結晶構造の解析（Law RHP. Cell Rep 2012）により，Lys50とクリングル5のLBSの結合には近接するクリングル4へのCl$^-$結合が不可欠であることが明らかになった。すなわち，生理的濃度のCl$^-$の存在する血漿（液相）中ではGlu1-プラスミノーゲンは固い構造をとり，LBSを介してフィブリンに結合すると（固相上）はじめて緩い構造になり活性化されやすくなることになる（図45）。血液凝固に伴って線溶活性が発現する機構として生理的に極めて重要である。

一方，プラスミンによってN末端のLys76-Lys77ペプチド結合が切られたLys77-プラスミノーゲンは，Lys50を含むN末端ペプチドを欠くためもともと緩い構造をとり，PAによって活性化されやすい。しかしながら，Glu1-プラスミノーゲンからLys77-プラスミノーゲンへの転換が生理的に重要な線溶過程であるかは，いまだ不明である

トロンビンによるPAI-1不活性化に伴うtPA活性の発現

活性型酵素であるtPAと，その特異的インヒビターであるPAI-1が血漿中に共存するため，血漿中のfree tPA量およびtPA活性はtPAとPAI-1の量的バランスにより決まる。活性化凝固因子がPAI-1を不活性化し，このバランスを崩すことによりtPA活性を相対的に増強する仕組みがある（Urano T. J Thromb Haemost 2003）（図46）。トロンビンとPAI-1の反応効率は，血漿中またはマト

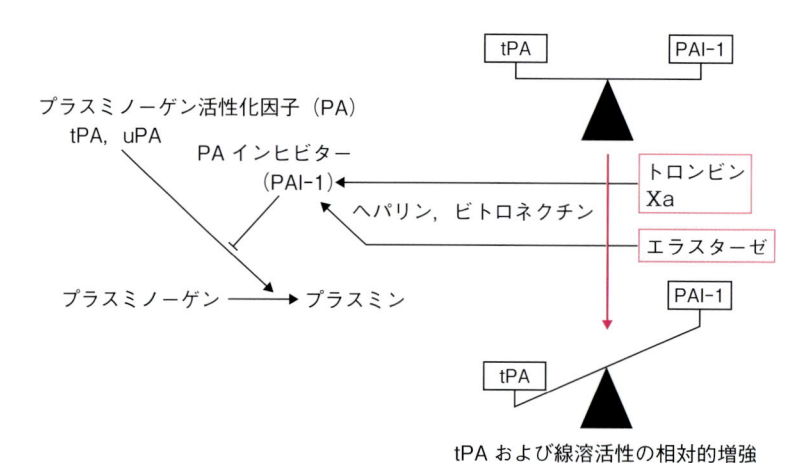

図46 活性化凝固因子によるPAI-1の不活性化と線溶活性増強

リックスに多く存在するビトロネクチンやヘパリンの存在下では，PAとほぼ同等である。血漿中のPAI-1濃度は20〜40 ng/mLと低く，他の凝固因子に比べ1/100〜1/1,000である。凝固系が活性化されて活性化凝固因子の一部がPAI-1と反応すると，tPAとのバランスは大きく崩れることになる。DICにおいては血中に分解されたPAI-1が証明されており，凝固活性亢進時の過剰な線溶活性発現に寄与しているものと考えられる。

プラスミン活性制御の修飾

フィブリン上では，プラスミンはα_2APによる不活性化を受けにくく，容易にフィブリンを溶解できる。α_2APによるプラスミン活性の効率的な阻害には，反応部位の結合のほかにC末端Lysとプラスミンの LBS との結合が重要である。フィブリンと結合したプラスミンは，液相中とは異なりそのLBSが占拠されているためにα_2APのC末端Lysに結合できず，阻害を受けにくい。したがって，血漿中のプラスミンはα_2APによって即時的に不活性化されるのに対し，フィブリン上のプラスミンは活性が阻害されにくく，効率的に血栓を溶解することになる。これもまた，不要あるいは過剰血栓の迅速な溶解に寄与している。

Key Point 凝固系が活性化され血栓が形成されると線溶系も効率的に活性化される。これは主に，フィブリン上にtPAとともにプラスミノーゲンが結合し3者複合体を形成することと，プラスミノーゲンが活性化されやすい緩い高次構造に変化するためである。過剰な血栓を速やかに溶解除去するために重要な生理的機構である。

D 凝固による線溶抑制機構：安定化フィブリンの線溶抵抗性

過剰に産生された病的血栓とは異なり，止血に関わる生理的血栓は未成熟な時期には線溶抵抗性を示す。これにも様々な巧妙な機構が関わる。

血栓安定化のための線溶活性抑制機構（血栓溶解抑制機構）

トロンビン活性化線溶阻害因子（thrombin-activatable fibrinolysis inhibitor：TAFI）はトロンボモジュリンに結合したトロンビンによって活性化されるカルボキシペプチダーゼ（carboxypeptidase）であり，プラスミノーゲンの結合に重要なフィブリンのC末端のArgあるいはLysを選択的に切断する。実際，カルボキシペプチダーゼによって処理したフィブリンは線溶抵抗性であり，止血血栓を早期の線溶から保護する魅力的な機構として注目されている。一方，線溶活性増強効果を期待した治療薬としてTAFIを標的とした阻害薬の開発も進んでいる。しかしながら，TAFIの遺伝子欠損動物の発現型が正常であることから，その生理的意義はいまだ不明である。TAFIは補体系のC5aの不活性化にも関わるため，炎症あるいは免疫に関与するとも考えられている。

TAFIは，トロンビンあるいはトロンボモジュリン結合トロンビン，さらにはプラスミンにより限定分解を受けて活性化される（TAFIa）。TAFIaは血中では不安定で，高次構造が変化して容易に不活性型（TAFIai）に変わる。カルボキシペプチダーゼB（CPB）と血漿中不安定カルボキシペプチダーゼ（carboxypeptidase unstable：CPU）は同じ分子である。

可溶性トロンボモジュリンによるDIC治療の際には，TAFI活性化に伴う治療効果も期待されている。これはフィブリンあるいは細胞表面結合蛋白のC末端LysをTAFIaにより除去し，過剰な線溶活性発現を抑制するものである。特に腫瘍細胞表面に多くのプラスミノーゲン結合蛋白を発現する急性前骨髄性白血病に合併したDICでは，線溶活性抑制効果が期待されている。

$\alpha_2 PI/\alpha_2 AP$ のフィブリンへの架橋

フィブリン安定化因子であるFXIIIaは，フィブリン線維間だけでなく$\alpha_2 AP$もフィブリンに架橋し，プラスミンによるその溶解を抑制する。循環血中にはMet1またはAsn13のN末端を有する2種類の$\alpha_2 AP$が存在することが知られている。後者は血漿中に存在するアンチプラスミン切断酵素（antiplasmin-cleaving enzyme：APCE）により限定分解を受けたもので，循環血中の$\alpha_2 AP$の約70%を占める。FXIIIaにより，Asn13-$\alpha_2 AP$はMet1-$\alpha_2 AP$よりも効率的にフィブリンに架橋されるようである。

この機構は未成熟止血血栓の早期の溶解を防ぐうえで重要と考えられるが，架橋反応がどのように制御されているかなど，詳細はいまだ不明である。

> **Key Point**　止血に関わる生理的血栓は未成熟な時期には溶解せず，線溶抵抗性を示す。$α_2$PI/$α_2$AP のフィブリンへの架橋と TAFI によるフィブリン C 末端 Lys の切断除去が主要な機構である。

E　線溶系の検査

凝固系と同様に，血漿の線溶活性（ポテンシャル）を測定するものと，生体内における線溶反応の結果生じた産物の測定がある。

FDP・D ダイマー測定の臨床的意義

フィブリン分解産物（FDP）の測定値には，フィブリン分解産物量だけでなくフィブリノーゲン分解産物量も含まれる。通常ではフィブリノーゲン分解は起こりにくいため，フィブリン分解産物（FDP）の測定値は主にフィブリン分解産物の値を反映する。しかし播種性に微小血栓が多発すると，凝固因子が消費されるとともに全身性に線溶活性が異常に亢進してフィブリノーゲンも分解され，FDP 増加と出血傾向を呈する。D ダイマーは安定化フィブリンの溶解によってのみ産生される。D ダイマーの測定を併用することによりフィブリノーゲン分解の程度を推定することが可能である。

D ダイマーは線溶のマーカーであるが，同時に，生体内でフィブリンが産生されたことを示すマーカーでもある。採血あるいは検体処理過程で産生されることが少なく，極めて安定した凝固のマーカーである。D ダイマーの高値は，単独では確定診断には至らないにせよ血栓症の存在を示唆するものであり，エコー検査などのさらなる検査の必要性を示すものである。欧米では深部静脈血栓症や肺血栓塞栓症の診断にも用いられる。

> **Key Point**　D ダイマーは線溶のマーカーであると同時に，極めて安定した凝固のマーカーでもある。

プラスミン-$α_2$ アンチプラスミン（$α_2$AP）複合体（PAP）〔プラスミン-$α_2$ プラスミンインヒビター（$α_2$PI）複合体（PIC）〕測定の臨床的意義

$α_2$PI/$α_2$AP はプラスミンと 1：1 の高分子複合体（PIC または PAP という）を形成し，プラスミンの酵素活性を即時的に阻害する。PAP の増加はプラスミン

産生による線溶活性発現を意味し，線溶療法時には総α_2AP量の70％以上がPAPとして存在することもある。

もちろんPAPはα_2AP活性を有さないため，線溶療法時の安全性の検討にはα_2AP抗原量だけでなく，その活性の測定が必要になる。

包括的な線溶活性測定法

個々の血漿の有するグローバルな線溶活性あるいは線溶ポテンシャルを測定する様々な方法が開発されてきた。しかし凝固系の種々の凝固時間の測定法とは異なり，一般的な検査法として確立されている方法はない。血漿で作成したクロット（血栓，凝血塊）が自然溶解するまでに数日を要するということがその大きな理由である。これを短縮する様々な工夫がなされ，グローバルな線溶ポテンシャルを臨床検査として測定する方法が模索されている。

■ ユーグロブリンクロット溶解時間（ECLT）

ユーグロブリンクロット溶解時間（ECLT）は血漿ユーグロブリン分画で作成したクロットが自然溶解するまでの時間を測定するもので，血漿の線溶活性あるいは線溶ポテンシャルを総合的に表す方法である。ユーグロブリン分画は血漿の酸性領域（pH5.2）の等電点沈殿分画である。α_2APやα_2マクログロブリン（α_2M）などプラスミンのインヒビターは上清に残りユーグロブリン分画には含まれないため，自然溶解時間は短く臨床検査として成り立つ。

同様の方法として，希釈血液（血漿）クロット溶解時間がある。これは全血あるいは血漿を約10倍希釈することによりα_2APを主体とするインヒビターの影響を弱め，自然溶解時間を短縮するものである。

両者ともに，主にPAI-1との濃度バランスにより調節されている活性型tPA量を反映する。線溶開始段階に関わる様々な生理的調節機構の影響を受けるが，逆に，日内変動や炎症の有無などで刻々と変化するtPA活性を鋭敏に捉える方法といえる。再現性の問題と検査の煩雑さからあまり測定されなくなったが，著者らは線溶ポテンシャルの低下に伴う易血栓性の判定に重要な検査法と考えている。

■ tPA添加血漿クロット溶解時間

血漿に一定量のtPAを添加することにより，溶解時間を短縮して線溶活性を測定する方法も試みられている。TAFIの活性，α_2APを主体とするインヒビター活性を推測するには良い方法である。しかしながら，過剰量のtPAを添加するので，tPAとPAI-1量で規定されている線溶ポテンシャルを評価するのは難しい。

文　献

- Law RH, et al. The X-ray crystal structure of full-length human plasminogen. Cell Rep 2012；1：185-90.
- Urano T, et al. The control of the urokinase-catalyzed activation of human glutamic acid 1-plasminogen by positive and negative effectors. J Biol Chem 1987；262：15959-64.
- Law RHP, et al. The X-ray crystal structure of full-length human plasminogen. Cell Reports (2012), DOI 10.1016/j.celrep.2012.02.012.
- Suzuki Y, et al. Unique secretory dynamics of tissue plasminogen activator and its modulation by plasminogen activator inhibitor-1 in vascular endothelial cells. Blood 2009；113：470-8.
- Suzuki Y, et al. Surface-retained tPA is essential for effective fibrinolysis on vascular endothelial cells. Blood 2011；118：3182-5.
- Law RHP, et al. The X-ray crystal structure of full-length human plasminogen. Cell Rep 2012；1：185-90.
- Urano T, et al. Activated protein C attenuates coagulation-associated over-expression of fibrinolytic activity by suppressing the thrombin-dependent inactivation of PAI-1. J Thromb Haemost 2003；1：2615-20.

9 凝固・線溶系の多彩な生理作用

A 感染防御

　凝固・線溶系は，止血および創傷治癒を介して生体防御に関わるだけでなく，細菌感染の確立・伝播の防御にも関わっている．

A群溶連菌とストレプトキナーゼ

　フィブリンにより感染巣周囲の血流を遮断して感染を限局化する防御機構が古くから指摘されている．最近，これが実に優美な手法で実証された（Sun H. Science 2004）．

　A群溶連菌は，主にヒトの皮膚あるいは咽頭・扁桃炎など局所の炎症を引き起こすとともに，猩紅熱や産褥熱などの全身性炎症の起因菌となり得る．A群溶連菌が産生するストレプトキナーゼはヒトプラスミノーゲンを活性化しフィブリンを溶解するが，マウスプラスミノーゲンとは反応しない．したがってマウスの皮内にA群溶連菌を接種しても，全身性には播種せず致死率は極めて低い．Sunらはヒトプラスミノーゲンを発現させた遺伝子組換えマウスにA群溶連菌を接種し，全身に播種するとともに致死率が有意に上昇すること，さらに野生型マウスでもあらかじめフィブリノーゲンを除去しておくと致死率が高くなることを報告した．一方，ストレプトキナーゼ発現菌を皮内ではなく静脈内に投与すると，遺伝子組換えマウスも野生型も，同様に高い致死率を示した．

　ヒトプラスミノーゲン発現遺伝子組換えマウスにおいては，A群溶連菌産生ストレプトキナーゼを介して発現した線溶活性により感染部位周囲の微小防御血栓が溶解され，感染の全身性播種が起こったと考えられる．生体は血液凝固系および血栓形成により感染巣を限局化して感染を防御する機構を有し，病原微生物は逆に線溶酵素を産生してその防衛線を突破する．全身性播種に至る過程を示す興味深い報告である．

ペスト菌

　ペスト菌感染についても同様の報告がある．致死率の高い肺ペストの感染確立にはペスト菌の産生するプラスミノーゲン活性化因子（PA）が関与する（Lathem WW. Science 2007）というものである。一方，腺ペストの感染確立への関与は少ない。PA を標的とした劇症型肺炎の新規な治療法を確立するべく，今後の研究に期待する。

> **Key Point**　生体は血栓形成により感染巣を限局化して感染を防御する機構を有する。逆に，線溶酵素を産生してその防衛線を突破する病原微生物が存在する。

B　トロンビンの生理作用

　トロンビンがフィブリン生成だけでなく多様な生理機能を有することは，古くから知られていた。トロンビン刺激に対する細胞応答に関わる特異受容体の発見により，その詳細な機序が明らかになってきた。

プロテアーゼ活性化受容体（PAR）

　プロテアーゼによる細胞応答に関わる受容体として，G 蛋白共役型のプロテアーゼ活性化受容体（protease activated receptor：PAR）がある。PAR を介するシグナル伝達はユニークで，細胞外の N 末端部にプロテアーゼによる切断部位を有し，これにより生じた新たな N 末端部が受容体リガンドとして機能するというものである［p.73 図 34 参照］。したがってプロテアーゼの作用も，これに引き続くリガンド結合も不可逆的な反応と考えられる。

　これまでに PAR-1〜4 が同定され，PAR-1・3・4 がトロンビン受容体である。PAR-1 と PAR-3 は N 末端細胞外ドメインにトロンビンとの結合部位であるヒルジン様ドメインを有し，PAR-2 はトリプシンや FⅦa，FⅩa，トリプターゼなど他のセリンプロテアーゼで活性化される。

PAR を介する血小板の活性化

　それぞれの PAR の分布と役割は動物種で異なり，ヒトでは PAR-1，PAR-4 が血小板に存在する。いずれも血小板の活性化に関わるが，PAR-1 はより低濃度のトロンビン刺激にも反応する。いずれもリガンド結合部位のアミノ酸配列を模したアゴニストペプチドによりシグナル伝達することが知られており，それに対する拮抗薬の開発も進んでいる。

　歯肉炎起因菌が産生するプロテアーゼにより PAR が活性化されることが報告されている。歯肉炎を有する患者に多いアテローム性動脈硬化症の発症や，血栓症の発症に関わっている可能性がある。

PARを介する血管内皮機能の修飾

　PAR-1は血管内皮にも発現し，トロンビンによる炎症反応に寄与する．トロンビン刺激に応答して，P-セレクチンの細胞表面への発現，VWFの分泌などによる白血球・血小板の粘着の促進，また内皮細胞の形態変化に伴う透過性の亢進などを介して炎症反応を増強する．

　最近，抗炎症作用を有する抗凝固酵素である活性化プロテインCが内皮細胞上のEPCRに結合して，やはりPAR-1を活性化することが報告された．しかしながらその作用はトロンビンとは逆で，抗炎症性に働くということである（Ruff W. J Thromb Haemost 2009）．同じ受容体を経由しながら，いかにしてに逆の生体反応を引き起こすのか興味深い．

　トロンビン刺激によるPAR-1を介する血管内皮細胞の活性化は，全身性炎症反応症候群（systemic inflammatory response syndrome：SIRS）の炎症発現機序の中心をなすと考えられる．その機構とプロテインC系による制御機構の詳細の解明が待たれる．

> ***Key Point***　　トロンビンはプロテアーゼ活性化受容体（PAR）に作用して多彩な生理活性を発揮する．

C　悪性新生物と凝固・線溶系

　腫瘍の増殖・浸潤・転移の各過程には，凝固・線溶系因子が深く関わっている．これには細胞膜上の凝固・線溶系因子の受容体や結合蛋白が関与しており，腫瘍細胞周囲の基質蛋白の合成や分解だけでなく，細胞機能を変化させて腫瘍細胞特有の表現型の発現に寄与している．

　腫瘍組織では，腫瘍増大に伴う組織の低酸素や周囲組織の炎症などにより，凝固因子の発現が高まる．これに加えて，癌遺伝子や癌抑制遺伝子の発癌性変異などにより凝固・線溶系因子の発現が調節されることが最近明らかになってきた．これらは腫瘍細胞の生物学的特性を変化させるとともに，癌患者の血栓症の発症にも関わる．

組織因子の産生

　多くの腫瘍細胞が組織因子（TF）を細胞膜上に発現する．トロンビン生成はフィブリン産生以外に，PARを介して増殖・浸潤・転移あるいは血管新生に関わるシグナルを伝達する．また，TF自身も受容体機能を有し，細胞増殖・分化のシグナル伝達に関わるという報告もある．

　腫瘍では，一般的にはTF発現が多いと悪性度が高まる．活性化されたK-ras

や上皮増殖因子受容体（EGFR）などの癌遺伝子，あるいは不活性化されたp53などの癌抑制遺伝子によりTFの発現が促進するという報告は，これを裏付けるものである．

凝固活性の調節と癌の進展：血管新生

　腫瘍細胞周囲で発現するプロコアグラント活性により産生されるトロンビン，TF/FⅦa複合体あるいはFXaは，PARを介して血管内皮増殖因子（vascular endothelial growth factor：VEGF）やIL-8の発現を促進するとともに，血管新生阻害因子であるトロンボスポンジン（thrombospondin）の発現を抑えることにより，血管新生と腫瘍増殖を促進する．これらの活性化凝固因子は，さらに細胞増殖能や浸潤能を増強するという報告もあるが，まだ議論の余地がありそうである．

　では，腫瘍細胞周囲で産生される活性化凝固因子を阻害することで，腫瘍の進展は抑えられるのだろうか？　実は，腫瘍細胞ではトロンビン機能を修飾するトロンボモジュリンの発現も認められており，その発現量は悪性度と逆相関するようである．したがって，トロンビンの凝固活性あるいはPAR活性化が腫瘍の進展に関わると考えられる．

　また，腫瘍に合併する血栓症を予防する目的で投与される低分子ヘパリンなどの抗凝固薬が，腫瘍自体の進展を抑制するという臨床試験の結果も報告されている．これも上記の考えを支持するものである．

悪性新生物と血栓

　癌患者に血栓症のリスクが高いことは19世紀にすでに報告されている．癌患者の90％以上に血栓傾向が認められ，1〜25％に深部静脈血栓症あるいは肺血栓塞栓症の発症を認めるという報告もある．手術侵襲，長期臥床，血管内留置カテーテル，感染などのリスクのほかに，腫瘍細胞が発現するTFと，それによるプロコアグラント活性が関与する．

腫瘍増殖と線溶系

　ウロキナーゼ型プラスミノーゲン活性化因子（urokinase-type plasminogen activator：uPA）とその受容体であるuPAR系は，血管内線溶活性の発現よりも，炎症反応を介した組織の修復や，腫瘍増殖あるいは浸潤過程に深く関わる．このことは，腫瘍原発巣のuPA/uPAR発現量が多い症例において，腫瘍径や浸潤度，遠隔およびリンパ節への転移などを考慮した臨床悪性度が高いことを示す多くの疫学的解析により示されている．

　初期には，uPAの蛋白分解酵素活性や，uPAにより産生されるプラスミンの

蛋白分解酵素活性により，細胞外マトリックスの分解を促進する機構の関与が指摘された。しかし近年，細胞表面上に存在する特異的受容体（uPAR）に結合したuPAが細胞の増殖や遊走能を修飾することが明らかになってきた。uPA/uPARが類似の機構で血管新生や管腔形成に関わることも指摘されている。

■ uPA

uPAは分子量約55,000の1本鎖の糖蛋白〔single chain uPA (scuPA), pro-urokinaseともいう〕の酵素前駆体として合成され，プラスミンやカリクレイン，カテプシンBによりLys158-Ile159のペプチド結合が限定分解されると，活性型の2本鎖uPA（tcuPA：いわゆるウロキナーゼ）となる。tcuPAはtPAと同様に，プラスミノーゲンのArg561-Val562を限定分解し活性化する。

uPAはN末端側から，上皮増殖因子（EGF）に相同性をもつEGFドメイン，クリングルドメイン，プロテアーゼドメインの3つのドメイン構造をもち，細胞表面に発現するuPARとはアミノ末端フラグメント（amino-terminal fragment：ATF）（EGFドメインの12-32アミノ酸が重要）を介して結合する。プラスミンによる限定分解で生じるEGFとクリングルドメインを欠く低分子uPAは，uPARと結合しない。

uPAは腎をはじめ多くの正常細胞で産生されるが，腫瘍細胞で多く産生されており浸潤・転移との関連が示唆されている。tPAとは異なり成熟血管内皮細胞での産生は少ないが，新生血管の内皮細胞では多く発現しており，腫瘍組織における血管新生との関わりが注目されている。

■ uPAR

uPARは313個のアミノ酸からなり，グルコシルホスファチジルイノシトール（glycosyl-phosphatidylinositol：GPI）アンカーで膜に結合した，高度に糖化されたGPIアンカー型受容体である。単球，好中球，内皮細胞，ケラチノサイトなどの正常細胞や，多くの腫瘍細胞での発現が確認されている。細胞外部分には28個のCys残基があり，3つのドメイン（I～III）を構成していて，そのうちドメインIでuPAと結合する。

細胞内ドメインを有さないことから，当初はシグナル伝達機能に関しては懐疑的で，主にuPAを局在させる結合蛋白としての機能が注目された。しかし近年，uPARに結合したuPA-PAI-1複合体が低比重リポ蛋白受容体関連蛋白（low-density lipoprotein receptor-related protein：LRP）を介して細胞内に取り込まれることや，uPA-uPAR-PAI-1複合体がインテグリンを介した細胞と細胞外マトリックスとの接着を変化させることが明らかになり，uPA-uPARが間接的に細胞内にシグナルを伝達する可能性が示された。これらの機構により，

uPA/uPAR系は細胞増殖や細胞遊走，管腔形成などを促進すると考えられている（図47）。

PAIの関与

uPA/uPARの活性は，PAI-1およびPAI-2により阻害される。PAI-1はuPA活性を阻害し腫瘍増殖を抑制するであろうという初期の予想に反して，腫瘍組織中のPAI-1はuPAあるいはuPARと同様に臨床悪性度の増悪因子であることが多くの報告により示されている。一方，PAI-2は臨床悪性度と逆相関する。したがって，細胞表面のuPAの酵素活性の有無が直接腫瘍の悪性度に関わるわけではなさそうである。

PAI-1は細胞外マトリックス蛋白であるビトロネクチンとの結合能を有する。腫瘍細胞はuPAR/uPAを介して細胞外マトリックス蛋白と接着しているので，PAI-1はビトロネクチンと結合することによりその接着を変化させるらしい。接着能の変化は腫瘍細胞の移動能を変化させるだけでなく，インテグリンを介するシグナル伝達機構も修飾して細胞移動や増殖を促進する可能性がある。周囲の基質蛋白の種類，またビトロネクチンとの濃度バランスにより，その影響の程度は異なるようである。

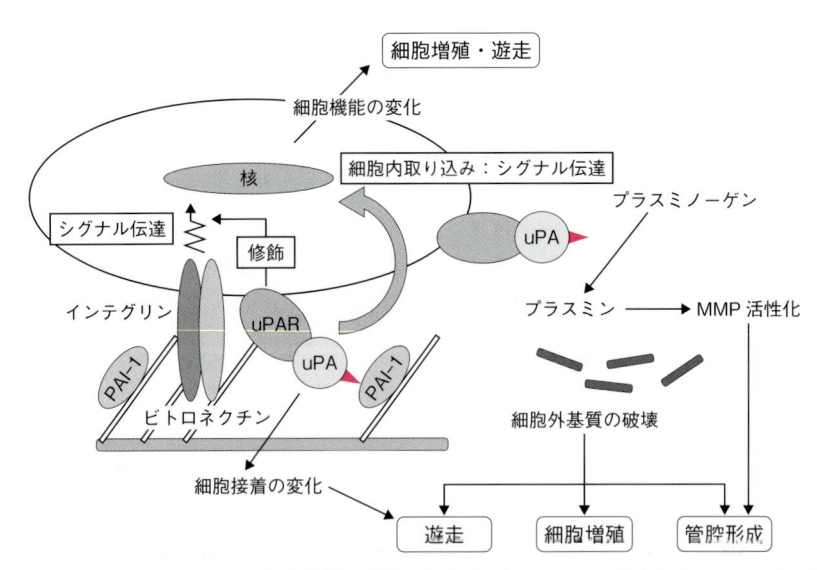

図47 uPA/uPAR系による細胞機能の修飾。細胞表面のuPARに結合したuPAはその酵素活性による細胞外マトリックスの分解だけでなくシグナル伝達も修飾して，細胞機能を変化させる。（浦野哲盟. uPA. In 日本血管生物医学会. 血管生物医学事典. 朝倉書店，東京，2011, pp.152 より許可を得て改変）

腫瘍組織の産生する線溶因子と血栓症リスク

　腫瘍組織の産生する線溶因子の多寡による出血や血栓症のリスクに関しては，凝固因子の影響ほど明らかではない。

　興味深い例として，尿路系の移行上皮癌転移による血管内膜カルチノマトーシスにおいて，腫瘍細胞に置き換わった血管内皮細胞上にプラスミノーゲンやtPAの結合蛋白であるアネキシンIIが過剰発現し，線溶活性の異常亢進に起因する制御不能の出血をきたすことが報告されている（Madoiwa S. Thromb Res 2007）。

> ***Key Point***　uPAR/uPA あるいは uPAR/uPA/PAI-1 は腫瘍の臨床悪性度を悪化させる。これには腫瘍細胞とマトリックス蛋白との接着の変化などが関わる可能性がある。

D　血管新生に関わる線溶因子

　血管新生において細胞外蛋白分解は，基底膜分解，細胞の遊走と細胞外マトリックスへの浸潤，管腔形成など多くの過程に関与し，PA・プラスミン系もマトリックスメタロプロテイナーゼ（matrix metalloproteinase：MMP）とともに重要な役割を担っている。

　プラスミンはフィブロネクチン，ラミニン，プロテオグリカンのコア蛋白などの細胞外マトリックスを直接分解するとともに，プロMMPや活性潜在型エラスターゼなどの酵素前駆体を活性化して細胞外マトリックスの分解を促進する。

血管新生の促進

　主には細胞周囲の蛋白分解酵素活性を高めて血管新生を促進する反応であり，腫瘍増殖と同様にuPA/uPAR系が主となる。uPAの阻害因子でもあるPAI-1も血管新生に不可欠とされ，腫瘍細胞上と同様に，血管内皮細胞と基質蛋白中のビトロネクチンとの接着を修飾し，遊走能を変化させる。したがって，他の基質蛋白とビトロネクチンの濃度バランスによってその影響は異なるようである。

　tPAも血管新生に不可欠である。uPAと同様にプラスミン産生を必要としない機序も関わるらしく，tPAによる血管新生を促進する種々の成長因子の活性化やその機能の修飾に関わる可能性が示されている。

　血管内皮増殖因子（VEGF）や線維芽細胞増殖因子（fibroblast growth factor：FGF）などの血管新生を促進する成長因子は線溶因子の発現を増強することも知られており，線溶系が血管新生の様々な過程を促進すると考えられる。

血管新生の抑制

　血管新生を抑制する機構も知られている。腫瘍の転移巣の増殖を抑制する内因性の血管新生阻害物質として発見されたアンジオスタチンは，プラスミノーゲンのクリングルドメイン1～4からなる。プラスミノーゲンのクリングル5，プロトロンビンのクリングル2，ヒト肝細胞成長因子のクリングル1なども，同様の血管内皮細胞増殖抑制作用を有するといわれる。

　生理的な血管新生阻害物質は，悪性腫瘍の休眠療法（tumor dormancy therapy）の担い手としても期待された。これらの作用機序の解明が待たれる。

> ***Key Point***　線溶因子も様々な機序で，腫瘍の増殖や転移，あるいは血管新生を促進する。

E　神経の可塑性と線溶系

　中枢神経系においては，海馬や扁桃体の神経細胞・グリア細胞でtPAの発現が認められる。可塑性を必要とするこれらの部位で，tPAが脳の発達・学習・情動発現や神経細胞死に重要な働きをしていることが明らかになってきた。

　当初は，痙攣誘発，キンドリング（反復電気刺激あるいは薬剤による病的神経伝達回路の形成）などの病態モデルにおいて，神経の可塑性への関与が示された。その後の遺伝子欠損マウスを用いた実験から，正常な神経活動における生理的な役割も示された。近年は，興奮性神経伝達をtPAが積極的に増強する機構が注目されている。

長期増強への影響

　生理的な可塑性のモデルとして，長期増強（long term potentiation：LTP）がある。LTPとは，海馬・歯状回においてシナプス前線維のテタヌス刺激により歯状回顆粒細胞での興奮性シナプス後電位が長期にわたって持続的に上昇することを指し，学習や記憶のモデルとなっている。LTPに伴って海馬・歯状回顆粒細胞でのtPA発現が増強することや，tPA遺伝子欠損動物では超長期のLTP（L-LTP）が障害されていることから，tPAはLTPを促進するようである。このことは，tPA遺伝子欠損動物で海馬依存性の学習が低下していることと関係しているらしい。

　また，精神的ストレスに対する情動（恐怖や不安）発現に必要な扁桃体での神経回路の再構築や，大脳皮質の視覚野の可塑性にも，tPA活性の発現を必要とすることが明らかになっている。

tPAによる神経伝達の増強機構

神経の可塑性におけるtPA・プラスミン系の役割は，蛋白分解酵素として細胞間あるいは細胞-基質間の接着の分解・再構築を促進することとされてきた．しかし近年，tPAは刺激に応じて神経末端から分泌され，神経伝達そのものを変化させるという報告が多く，注目されている．

提唱されている機序の1つは，tPAがN-メチル-D-アスパラギン酸（NMDA）受容体を介する神経伝達を増強するというものである．tPAがNMDA受容体の一部を限定分解することによって，リガンドによる刺激時の細胞内へのCa^{2+}流入が増強するという知見である．これにはPAR-1や他の機序の関与も示唆されているが，いずれにせよtPA処理により細胞内Ca^{2+}流入が増強することは事実のようである．これはtPAによるNMDA受容体シグナル増強作用といえる．また，tPAがLRPのリガンドとして機能し，LTPを促進することも報告されている（図48）．

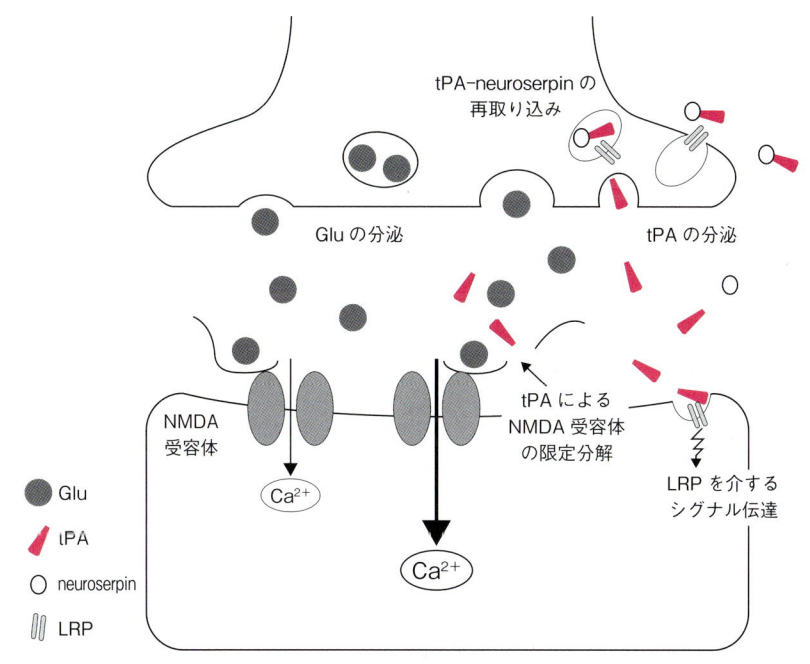

図48 tPAによる神経伝達の増強。tPAは，シナプスにおけるグルタミン酸による神経伝達を様々な機序で増強する．（浦野哲盟，他．組織プラスミノーゲンアクチベータによる神経活動調節．医学のあゆみ別冊 血液疾患 state of arts Ver.3, 2005：174-6 より許可を得て改変）

tPA と神経細胞死

　tPA による興奮性神経伝達の増強は，神経細胞死にも関わる。tPA が虚血性神経細胞死を増強することは，動物実験や，低酸素・低グルコースによる偽梗塞環境下でのマウス大脳皮質初代培養細胞の神経細胞死モデルで示されている。虚血時の脳では細胞外のグルタミン酸が著増している。tPA は前述のようにグルタミン酸をリガンドとする NMDA 受容体を介する刺激伝達を増強し，神経細胞死を導くと考えられる。このことは網膜細胞や末梢神経の傷害時にも認められ，神経細胞死全般に共通する機構である可能性がある。

　tPA が神経細胞死を助長することから，tPA による脳梗塞の線溶療法の際に梗塞巣が拡大することが憂慮されている。これを避けるため，他の血栓溶解薬の使用や，フリーラジカル消去剤など他の薬剤との併用といった対処法が検討されている。

> ***Key Point***　tPA は神経の可塑性に関わり，欠損すると記憶や学習能力，あるいは情動発現が低下する。tPA はまた，神経細胞死も助長する。いずれにおいても，tPA による NMDA 受容体の応答性の増強が関わるようである。

文　献

- Sun H, et al. Plasminogen is a critical host pathogenicity factor for group A streptococcal infection. Science 2004；305：1283-6.
- Lathem WW, et al. A plasminogen-activating protease specifically controls the development of primary pneumonic plague. Science 2007；315：509-13.
- Ruff W, et al. Vascular and dendritic cell coagulation signaling in sepsis progression. J Thromb Haemost 2009；7 Suppl 1：118-21.
- 浦野哲盟. uPA. In 日本血管生物医学会. 血管生物医学事典. 朝倉書店, 東京, 2011, pp.151-2.
- Madoiwa S, et al. Annexin 2 and hemorrhagic disorder in vascular intimal carcinomatosis. Thromb Res 2007；119：229-40.
- 浦野哲盟, 他. 組織プラスミノーゲンアクチベータによる神経活動調節. 医学のあゆみ 別冊 血液疾患 state of arts Ver.3, 2005：174-6.

Part 3

凝固・線溶系と疾患：臨床とその背景

1 血栓症をきたす病態：血液の因子を詳細に検討してみよう

　血栓症に関わる血液・血管壁・血流の3要素に関してPart 1で概説した．Part 2ではこれらの3要素に関連して，主に血管内皮細胞上あるいは血液中において，抗血栓性ならびに血流を保持しながら，必要部位で必要量の止血血栓を形成する多様な機構と，それぞれに関わる機能分子群を紹介した．

　このPart 3では，生理的に巧妙に調節された抗血栓性機構がどのような病態で障害され易血栓性となるのかを解説する．続いて代表的な血栓性疾患として，心筋梗塞，脳梗塞，深部静脈血栓症と肺血栓塞栓症について概説するが，これらの治療・予防に用いる薬剤についてはPart 4で詳しく述べる．また，凝固と関連する出血性の疾患として，播種性血管内凝固症候群（DIC）と血栓性微小血管障害症（TMA，血栓性血小板減少性紫斑病：TTP），およびそれぞれの治療法について解説する．

＊　　　　＊　　　　＊

　血液が原因で血栓症を発症する機構としては，当初は赤血球増加など（フィブリノーゲンやコレステロールの増加も含む）に伴う血液粘度の上昇がその主体と考えられた．しかしながら，必要に応じて血栓を形成し得るという血液本来の機能を考慮すると，「不要な部位での血栓形成を厳重に制御している機構の破綻」が大きな要因であると理解するのが妥当である．すなわち，血小板活性化の増強，凝固活性の過剰発現，そして線溶活性の低下が直接因子となり，易血栓性を示すということである．

　血小板，凝固・線溶系の順に紹介する．血小板に関しては，主に種々の病態下で血小板が軽度に活性化することが不要な部位での血栓形成につながる．これについては，血小板のプライミングとして解説する．凝固系では先天性および後天性の活性制御因子の量的・質的異常が，線溶系ではやはり先天性および後天性の原因で活性発現が低下することが原因となる．凝固・線溶系に関しては，まとめて先天性素因と後天性素因に分けて述べることにする．

A 血小板活性化の増強（プライミング）

　血小板は細胞外との応答を通して必要部位で活性化される。いずれかの要因で部分的に活性化された血小板が循環血液中を流れると，些細な刺激でも活性化され，不要な部位で血栓を形成してしまうことになる。血小板のプライミング（priming）という概念でこれを整理してみよう。

　プライミングは興奮性の細胞で提唱されている。最初の刺激によって，細胞が情報伝達機構を応答しやすいアイドリング（準備）状態になり，次の刺激に準備しておくことをいう。これにより，その後の同じ刺激や類似の刺激への応答性が高まることになる。この概念が血小板や好中球など他の細胞にも拡大して適用されている。

　血小板におけるプライミングという概念は，生理的止血機構における意味合いよりも，血栓症発症のリスクという側面から注目されている。血小板の反応性を高める分子として，血小板自身から分泌される反応増強分子（potentiating molecule）と，血漿中あるいは血管壁上に存在するプライマーに分けて考察することが可能である。

様々な病態に伴う血小板のプライミング
■ 血管壁の傷害と血小板プライミング

　血小板は血管傷害部に粘着する際に，露出したコラーゲン，VWF，フィブロネクチンなどのマトリックスと結合・解離を繰り返し（rolling），最終的に停止する。結合には血小板膜糖蛋白としてのGPVI，$\alpha_2\beta_1$，さらにはGPIb/IX/Vが関わるが，GPVIとコラーゲンの直接結合が最初の主な反応であり，これに伴うシグナル伝達により後2者が活性化されて結合に関与する。ただし，血流が速く血小板も高速で移動しているときには，VWFとGPIb/IX/V複合体の相互作用のみが血小板を瞬時に接着させる力を発揮する。

　GPVIからのシグナル伝達による血小板の部分的な活性化は，血管内皮傷害部位への血小板の停止に必須であり，生理的なプライミングと捉えることができる。活性化シグナルによりGPIIb/IIIaも活性型構造に変化し，血小板の強固な接着に役立つ。このようなプライミングにより，流速の速い動脈においても止血血栓の形成が可能になる。

　血小板の $\alpha_2\beta_1$ やGPIb/IX/Vは，非活性化血小板の表面においても常時発現しており，血小板の接着の有無を規定している因子は血管壁側にある。血管壁損傷部位においてのみ血小板血栓を形成するための調節は，血小板ではなく血管壁サイドにある。

　血漿蛋白であるVWFが血管壁に結合するのは，血管内皮が物理的に欠損した

部位だけではない．血管内皮細胞にもVWFの産生能があり，酸化ストレス刺激などにより血管内皮細胞上にも多くのVWFが発現する．VWFの発現は，動脈系などの高圧に曝露された血管内皮細胞よりも，静脈系・肺血管系などの低圧に曝露された内皮細胞に多い．プライミングは静脈・細小血管を含む全身血管に起こると理解すべきである．

■ 動脈硬化と血小板プライミング

心筋梗塞はアテローム性動脈硬化のプラークが破裂した部位に血栓が生じることで発症すると考えられている．基本的にはプラーク破裂部位だけでなく，アテローム性動脈硬化病変部位では総じて血小板が活性化されやすくなっている．これには，動脈硬化病変そのものと，同部位で進行する炎症反応による血小板のプライミングとが関わる．また，静脈系，微小循環系における内皮細胞のVWF発現も寄与する．

動脈硬化の発症過程においては，その原因となる脂質異常に伴って増加した酸化LDLなどの修飾リポ蛋白刺激により，血管細胞接着分子-1（VCAM-1），P-およびE-セレクチンなどの接着因子の内皮細胞での発現が亢進し，白血球や血小板の接着が促進される．酸化LDLはまた，マクロファージのスカベンジャー受容体であるCD36に高い親和性を有し，これらを介して細胞内に取り込まれることにより泡沫細胞の形成と肥大化，さらには活性酸素種の産生も促進し，動脈硬化を進展させる．

血流の変化も動脈硬化の発症と進展に関わる．動脈硬化性病変が比較的生じやすい血管の分岐部では乱流が生じやすく，それによって生じるずり応力もまた，NO合成酵素の産生低下，あるいは活性酸素種の産生亢進を介して内皮傷害を助長することになる．炎症反応を中心としたこれらの原因で動脈硬化病変部位に高発現した接着因子により，白血球の粘着が亢進するとともに血小板も粘着し，プライミングを受けることになる．

正常血管内皮細胞からはNOやPGI$_2$など血小板活性化を抑制する分子が放出され，プライミングされた血小板は逆に沈静化されることになる．しかし動脈硬化，その危険因子による血管内皮細胞機能障害が広範に及ぶと，これらの効果は限定され，血栓症のリスクがますます高まることになる．

冠動脈や脳血管の局所に動脈硬化巣が形成されている状態は，血管内で酸化ストレス刺激が長期間持続したことを意味する．そのような症例は，静脈系や細小血管系の内皮細胞も機能的損傷を受けており，全身血管の内皮傷害が高度に進行していると考えるべきである．心臓から拍出された血液は約60秒後に心臓に戻るが，冠動脈や脳血管などの動脈系に存在する時間は1秒に満たない．大部分の時間は直径100 μm以下の細小血管内に存在する．細小血管の内皮細胞の機能状

態が全身循環する血小板のプライミング状態に大きな影響を与える所以である。

■ 脂質異常と血小板プライミング

　脂質異常症においては血小板活性化能も増強すると考えられてきたが，その機構は明らかでなかった．近年，酸化LDL産生時に生じる酸化コリングリセロリン脂質（oxPCCD36）が血小板膜の受容体CD36のリガンドとして働き，血小板の活性化を増強することが報告され，注目されている（Jackson SP. Nature Med 2007, Podrez EA. Nature Med 2007）．oxPCCD36の血漿中濃度はLDL濃度とは相関を示さないが，低HDL血症で増加することは心血管イベント発症リスクという点で興味深い．

　oxPCCD36自身は血小板活性化能を有さず，他のリガンドによる凝集能を促進する．したがってoxPCCD36の血中濃度が高いと，流血中の血小板はCD36受容体を介して結合し，プライミングを受けていると考えられる．血中oxPCCD36濃度に応じた抗血小板療法選択の必要性を示すものでもある．

　日本人の4～10％がCD36を欠損していることが知られているが，出血症状などは示さない．このような状況から，CD36のoxPCCD36への結合による血小板活性化能増強機構は，安全な抗血小板薬開発の標的となっている．

　コレステロールは細胞膜内にも存在し，コレステロールを多く含む脂質ラフトは複数の異なる受容体と関連する細胞内シグナル間を結びつける．実際，VWFとGPⅠbαの相互作用によって，本来関係のないGPⅥ/FcRgの下流のSykのリン酸化が引き起こされる．血清コレステロールを低下させて脂質ラフトを減少させると，血小板の活性化は抑制される．細胞機能の調節における脂質の役割には未知の部分が大きいが，細胞膜の主要構成成分である脂質は血小板のプライミングにおいても相応の役割を演じている．

■ 糖尿病と血小板プライミング

　糖尿病においても，高血糖，インスリン抵抗性，さらには合併する他の代謝異常により，内皮細胞が傷害されるとともに，血小板もプライミングされ活性化しやすくなっている．血小板自身の主要な変化として，血小板膜上の受容体の発現増強，あるいは下流のシグナル伝達制御系の異常が報告されている（Ferreiro JL. Circulation 2011）．高血糖に伴うP-セレクチンの発現増強，インスリン抵抗性に伴うNOやPGI$_2$への血小板の反応性低下などがこれにあたる．このほか，血小板膜の流動性低下なども関わるようである．

　また，肥満や脂質異常を合併すると，酸化LDLやレプチン（leptin）の血漿中濃度の上昇により血小板がプライミングされる．レプチンは脂肪組織で産生・放出されるアディポカインで，体内脂肪量の増加などの肥満情報を脳に伝え，食欲

とエネルギー代謝を調節する。血小板膜上にも受容体を有し、種々のアゴニスト刺激に対する血小板応答を増強する。もちろん、前述のように糖尿病の基盤にある炎症反応も血小板プライミングの主要な要因である。糖尿病では多様な機構を介して血小板活性化能が増強していると考えられる。

さらに、糖尿病においてはいわゆるアスピリン抵抗性の頻度が高く、クロピドグレルへの応答性が低いなどの報告がある (Ferreiro JL. Circulation 2011)。いずれも小規模のスタディから得られた結果の報告であり、今後の検討が必要である。いずれにせよ糖尿病は、重症度や合併症の有無などに応じたテイラーメード治療を考慮すべき病態であり、抗血小板療法もその重要な1つと考えられる。

糖尿病の原因には未知の部分が多い。一般的には、細胞の代謝効率が落ちることにより糖尿病を発症すると理解されている。血小板細胞は代謝活力の高い細胞で、血小板内には複数のミトコンドリアが存在し、大量のATPを産生する。全身性の代謝効率の低下という糖尿病の病態が血小板細胞に及べば、血小板細胞の活性化効率が低下する場合もある。すなわち、一般的に糖尿病では上記の理由により血小板の活性化が亢進するが、逆に、糖尿病自体はエネルギー代謝の非効率化を介して抗血栓性に働く場合があるので注意すべきである。

■ 喫煙と血小板プライミング

喫煙者ではトロンボキサンB_2の尿中排泄量が有意に高い。これは生体内で血小板が活性化されていることを示すものである。血管内皮傷害の指標である可溶性接着分子〔可溶性E-セレクチン (soluble E-selectin)、可溶性細胞間接着分子1 (soluble ICAM-1)〕の血中濃度が上昇していることから、主に酸化ストレスや炎症反応に伴う血管壁傷害により血小板がプライミングされているためと考えられる。さらに、ニコチンにより増加した血中カテコラミン刺激による血小板の活性化も加わる。カテコラミンは若干増加するだけでも血小板を著しくプライミングするため、冠動脈・脳血管・末梢血管の疾患をもつ症例の短期的予後にも喫煙は大きく関与する。すべての疾病の発症予防において、禁煙は第1に取り組むべき課題である。

血小板から分泌される反応増強分子

血小板顆粒から分泌される、あるいは細胞質から遊離する分子で、それ自体は明らかな血小板凝集能を有さないが、他の刺激物質による血小板凝集を増強する物質が多く報告されている。

■ GAS6

GAS6はα顆粒から分泌される反応増強分子である。GAS6はTyro3, Axl,

Merなど血小板膜上に存在するチロシンキナーゼ型受容体のリガンドで，プロテインSと44％の相同性を有するビタミンK依存性蛋白である．抗凝固活性は有さない．GAS6単独の刺激では血小板凝集は生じないが，他のリガンド刺激による血小板凝集を促進する．このためヒトでは血漿中GAS6濃度の高い症例で，見かけ上のアスピリン抵抗性を示す頻度が高い．GAS6遺伝子欠損マウスの血小板数は正常であり，低濃度のアゴニスト刺激による血小板凝集は抑制されているものの，高濃度の刺激には正常に反応し，出血時間も正常で出血傾向を認めない．これらの理由により，GAS6も安全な新規の血小板凝集抑制薬開発の分子標的となっている．

■ マトリックスメタロプロテイナーゼ2（MMP-2）

活性化血小板の細胞質から遊離するマトリックスメタロプロテイナーゼ2（MMP-2）も，血小板のフィブリノーゲン結合の増強効果，低濃度のリガンド刺激による血小板活性化の増強効果を有する．MMP-2は，活性化血小板のほか傷害血管内皮，破裂プラークからも放出される．MMP-2遺伝子欠損マウスでは，低濃度のリガンド刺激下での血小板凝集やP-セレクチン発現，さらには高ずり応力下での粘着能が抑制されており，出血時間の軽度の延長を認める．MMP-2もまた，新規の血小板凝集抑制薬の分子標的となっている．

■ CD40リガンド（CD40L）

露出して血管内皮上の炎症反応に関わる．露出したCD40Lの18kDaの細胞外ドメイン〔可溶性CD40L（soluble CD40L）〕は徐々に血小板膜より遊離し，GPⅡb/Ⅲaに結合して血小板血栓の安定化に関わる．CD40遺伝子欠損マウスでは，血管壁傷害後の閉塞までの時間遅延や血栓の安定性低下を認めるものの，血小板凝集は正常である．これもまた新規の血小板凝集抑制薬の分子標的とされている．

■ その他の反応増強分子

このような概念で考えると，濃染顆粒から分泌されるセロトニンも反応増強分子の1つと捉えることができる．血小板膜上の5-HT$_{2A}$受容体への結合による直接の血小板凝集能は小さいが，他のアゴニスト刺激の血小板凝集を促進する．セロトニンの受容体拮抗薬はすでに臨床応用されている．さらには，濃染顆粒中に大量に存在するADPも，P2Y$_1$，P2Y$_{12}$などのADP受容体刺激を介して血小板を活性化させるプライミング因子である．

血小板膜では活性化に伴いホスファチジルセリン（PS）が表面に発現しトロンビンが産生される．トロンビンもまた，血小板上のトロンビン受容体刺激を介し

てプライミングに寄与すると考えられる。

血小板のプライミングと検査データ

　プライミングされた血小板では，アゴニスト刺激の血小板凝集の閾値が低下し，非プライミング血小板よりも低濃度のアゴニスト濃度に反応して凝集する。しかし，個々の症例で各アゴニストの閾値を解析するのは煩雑であり，血小板のプライミングの有無は，血小板活性化に伴って放出される特異蛋白の血中濃度を測定したり，あるいは部分活性化に伴って血小板膜表面に露出する蛋白や構造が変化する蛋白をフローサイトメトリーで定量化する方法などで検討されている。βトロンボグロブリン（β-TG）やPF4の血中濃度変化が前者，P-セレクチンやCD63の発現，あるいはGPⅡb/Ⅲaの構造変化が後者にあたる。また，マイクロパーティクルの増加も指標となり，脂質異常症や糖尿病において高発現が報告されている。

　血小板は極めて敏感な細胞であるため，これらの因子が血液中に発現したのか採血時に発現したかのを判別することは難しい。その意味で，β-TGなどは敏感すぎて臨床では役に立たない。血管内皮細胞と血小板から放出されるVWFは，長期の観察研究において将来の心筋梗塞発症リスク増加と相関を認める数少ないマーカーの1つである。濃染顆粒から放出されるセロトニンも，感度が高すぎない点が臨床マーカーとしては優れている。

創薬の分子標的

　多くの病態にみられる血小板凝集では，血小板のプライミングが積極的に関与して血栓症発症のリスクを増強すると考えられる。これらのプライマーや反応増強分子は，いずれもそれ自身の血小板活性化は限定されており，その効果を遮断しても主要なアゴニスト刺激に対する血小板応答は温存される。安全な抗血小板薬創薬の分子標的となっているのはこのような理由による。

　上記のプライマーと反応増強分子のほかにも，血小板においてアラキドン酸から産生されるPGE_2，α顆粒に存在するVEGFなども標的とされ，新薬の開発が進んでいる。なかでも可溶性CD40L，VEGF，PGE_2，酸化LDLなどについては，すでに臨床治験が開始されている。また，PAR-1を分子標的とする薬剤の臨床試験が進んでいる。vorapaxar，atopaxarは安全性検証試験である第2相試験が終了した。vorapaxarについては，急性冠症候群を対象としたTRACER試験およびアテローム血栓症を対象としたTRA 2P試験の結果が公表された。TRACER試験では頭蓋内出血の増加を上回る効果を示すことができなかった。TRA 2P試験では，心筋梗塞後の症例においてvorapaxarの有効性が示されたが，脳梗塞後の症例で頭蓋内出血が増加した。これらの試験の結果に基づいて

vorapaxar が認可承認に至るか否か，2013年3月時点では不明である。

> **Key Point**　血小板は，傷害血管壁・動脈硬化病変部位・脂質異常・糖尿病・喫煙などのため様々な機構によって循環血液中でプライミングされ，不要な部位での血栓形成に関与する。

B　先天性の凝固活性過剰発現と線溶活性発現低下

　凝固活性は凝固因子とその制御因子のバランスで調節されており，その破綻が血栓症の発症につながる。先天的・後天的理由による凝固因子の過剰，あるいは制御因子の量的・質的異常が，凝固活性過剰発現の原因となる。わが国では特に，アンチトロンビン，プロテインS，プロテインCの異常による血栓症が多い。

　線溶活性もまた，線溶因子とその制御因子のバランスで調節されている。先天的要因としてはプラスミノーゲンの異常が多く，後天的要因としては炎症やメタボリックシンドロームに伴うPAI-1量の増加が重要である。

　まず血栓症発症に関わる凝固・線溶系の分子異常を解説し，その後に後天性要因による凝固・線溶系の量的・質的異常で生じる血栓症について述べる。

血栓症をきたす凝固制御因子の分子異常

　アンチトロンビン，およびプロテインCとそのコファクターであるプロテインSは，過剰に産生されたトロンビンの活性を効率的に阻害したり，抗凝固活性に変える。これらの分子異常あるいは活性低下は，日本人における血栓症のリスクとして重要視されている（表2）。

■ アンチトロンビン欠損症

　先天性アンチトロンビン欠損症は常染色体優性遺伝形式をとり，その発現頻度は1/5,000～1/600である。抗原量と活性が欠失するⅠ型と，阻害活性に異常を認めるⅡ型に分類される。Ⅰ型の多くはヘテロ接合体であり抗原量と活性値は約50％を示す。ホモ接合体は胎児期あるいは出生早期に致死的であると考えられるが，少数の報告例がある。Ⅱ型に属する欠損症は多くの異なる遺伝子異常が報告されており，異常部位によりその表現型は異なる。反応部位を中心とした変異による異常症と，ヘパリンによる活性増強作用が欠失する異常症に大別できる。

　アンチトロンビン欠損症の多くは血栓症を発症するが，必ずしも若年時に発症するとは限らず，中年以降の発症も多い。これには加齢に伴うアテローム性動脈硬化などの血栓症リスク増強，あるいはアンチトロンビン産生低下が関わる。ヘ

表2　分子異常の頻度の欧米とわが国の比較

分子異常	人種	一般人口における頻度（％）	深部静脈血栓症患者における頻度（％）
プロテインC	日本人	0.13	6.5
	欧米人	0.15〜0.33	3.2
プロテインS	日本人	1.12〜1.64*	22.4*
	欧米人	0.03〜0.13	1.3〜2.2
アンチトロンビン	日本人	0.15	5.6
	欧米人	0.17	1.1
プラスミノーゲン	日本人	4.29	2.8
	欧米人	0.3〜0.5	不明

日本人における頻度は各因子の血漿中の活性に基づいて推定したもの。(Miyata T, et al. Genetic risk factors for deep vein thrombosis among Japanese：importance of protein S K196E mutation. Int J Hematol 2006；83：217-23 より許可を得て改変。* は Kinoshita S, et al. Protein S and protein C gene mutations in Japanese deep vein thrombosis patients. Clin Biochem 2005；38：908-915 のデータによる）

パリンの抗凝固活性はアンチトロンビン依存性であるため，ヘパリン使用時に期待される抗凝固活性が得られず血栓を生じることにより発見されるケースもある。

■ プロテインC異常症

　先天性プロテインC欠損症は常染色体優性遺伝形式をとり，そのヘテロ接合体の発現頻度は1/500である。抗原量と活性が欠失するⅠ型と，阻害活性に異常を認めるⅡ型に分類される。

　思春期頃から反復性の血栓症を発症する例もあれば，壮年期まで明らかな血栓症を発症しない例もある。他の危険因子との合併あるいは誘因により血栓症発症に至ると考えられる。ホモ接合体は1/250,000で発現し，生後間もなく皮膚の微小血栓とそれに伴うDICを基盤とする電撃性紫斑病を発症する。ヘテロ接合体においてもワルファリン治療開始時にはその発症を誘発することがあるので，注意が必要である［p.169「ワルファリンと電撃性紫斑病」参照］。

■ プロテインS異常症

　抗原量と活性が欠失するⅠ型，活性のみ低下するⅡ型，さらに活性を有する遊離型のみが低下するⅢ型に分類される。常染色体優性遺伝形式をとり，発現頻度は日本人と欧米人で大きく異なる。欧米に比べわが国の血栓症に占める割合は大きく，特に深部静脈血栓症における頻度は約20％で，欧米の約10〜20倍である

(表2). 世界で最初の症例はわが国で発見され,「Protein S Nagoya」として報告されている. 他の危険因子の合併によりリスクが高まるのは, プロテインC欠損症と同様である. 感染, 外傷, 妊娠などの関与が推測されている.

日常臨床でもプロテインS欠損症に遭遇することがある. 比較的若年で深部静脈血栓症, 肺血栓塞栓症を発症する. 抗凝固薬投与がほぼ生涯にわたり必要である.

妊娠を強く希望する女性の場合にはワルファリンが禁忌となるので苦慮するが, ヘパリンカリウム (カプロシン®) などの皮下注射可能な製剤を用いる. 胎児・母体ともに危険に曝露されるので, 十分なインフォームドコンセントが必須である.

血栓症をきたす線溶因子の分子異常

血栓溶解に関わる線溶因子の異常も血栓症の発症につながる.

■ プラスミノーゲン欠損症

抗原量と活性が欠失するⅠ型と, 活性に異常を認めるⅡ型に分類される. 常染色体優性遺伝形式をとり, Ⅰ型の報告例はすべてヘテロ接合体で, Ⅱ型に比べ血栓症の合併が少ない. 日本人におけるⅡ型の発現頻度は1/5,000と欧米人に比して極めて高く, そのうち栃木型が90%を占める. 感染症など他の要因が加わると血栓症を発症しやすいと考えられているが, 最近では必ずしも血栓症の危険因子とはならないという報告もある.

プラスミノーゲン欠損症に偽膜 (木質) 性結膜炎 (ligneous conjunctivitis) を合併することが欧米で報告されている. これはフィブリンが固く集積することによるもので, 最近わが国でも白内障手術後の発症例が報告された. 線溶阻害薬であるトラネキサム酸使用時にも発症することから, 組織の線溶活性低下状態に, 外傷あるいは炎症が誘因となって発症することが示唆されている.

■ 血栓症をきたす遺伝子多型

一般に変異した遺伝子の発現頻度が1%以上である場合, これを遺伝子多型という. 欧米におけるFV Leiden変異のような, 明らかに血栓症発症の危険因子として確立された遺伝子多型は, わが国にはない. いくつかの候補は挙がっているが, 報告により結果が異なるのが実情である. これは,
1) 血栓症発症に複数の要因が関わること
2) 血栓症の診断基準が統一されていないこと
などによる.

心筋梗塞に限ると, 日本人ではコネキシン (Cx) 37 C1019T と, 女性における

PAI-1 4G-686/5G, さらにストロメリシン (stromelysin) 1 5A-11716A の遺伝子多型が危険因子であると報告されている (Yamada Y, N Engl J Med 2002). コネキシンとストロメリシンは主に内膜肥厚に関わり, PAI-1 は肥厚とともに血栓症発症に関わると考えられる. 一方で, これらの遺伝子多型が危険因子であることの有意性を否定する報告もみられる. 多様な因子の影響を受けてこれらの遺伝子の発現が変動することによるのであろう.

> **Key Point**　先天性分子異常のなかで, 日本人ではアンチトロンビン, プロテイン S/C の異常による血栓症が多い.

C　後天性の凝固活性過剰発現と線溶活性発現低下

　先天性の分子異常だけでなく, 後天性機序による凝固・線溶系の変動により生じる易血栓性状態がある. 凝固因子の増加, 制御因子の減少あるいは機能異常, 線溶系インヒビターの増加がこれにあたり, 感染, 炎症, 外傷・手術などの侵襲時, 悪性腫瘍, 妊娠, メタボリックシンドロームなどでみられる. これらの病態における易血栓性の機構を述べる. また, 血栓症を起こす特異な病態である抗リン脂質抗体症候群と高ホモシステイン血症の病態も紹介する.

感染症・炎症と易血栓性

　感染時に凝固系は, 感染巣を限局化するとともに炎症反応を惹起して生体防御に積極的に寄与する. 感染・炎症が広範囲に及ぶと, 正常な凝固系の制御機構が破綻し, 全身性の血栓傾向が生じる. また, 炎症時には線溶活性も低下することから, 血栓症が発症しやすくなる (図49).

■ 感染症・炎症と凝固系

　外因系凝固カスケードの開始因子である TF は, 通常は血液が触れる部位にはほとんど発現していないが, 炎症をはじめとする種々の病態下では血管内皮細胞や単球などの血球細胞で強く発現するようになる. FⅦa の活性発現は TF との結合の有無に依存することから, 血液と接触する部位における TF の発現は血管内での外因系の活性化による血栓症の発症につながる.

　FⅦ, FⅫ, フィブリノーゲンの血中濃度の上昇が血栓症の危険因子として報告されている. この3つの因子は加齢により増加し, またフィブリノーゲン量は感染症や炎症, 妊娠によっても増加する. トロンビンは, 基質であるフィブリノーゲンや PAR だけでなく, アンチトロンビンやトロンボモジュリンなどの抗凝固蛋白にも結合する. 複数の特異結合蛋白が存在するなかで, 特定の基質

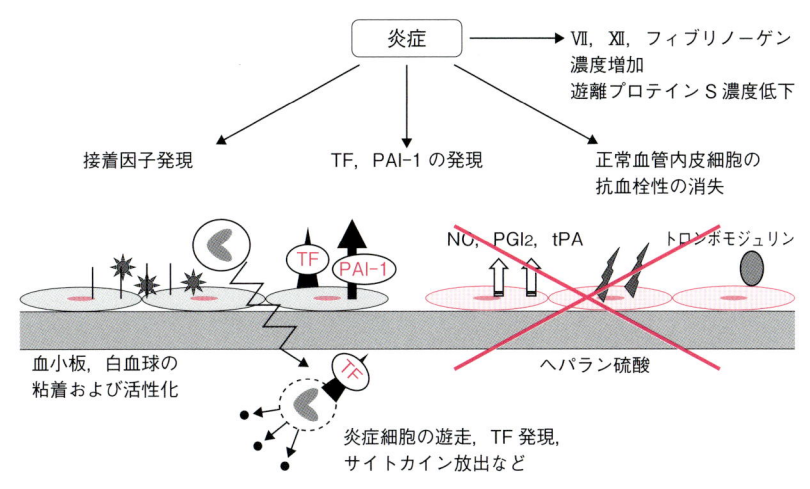

図49 炎症と易血栓性

（フィブリノーゲン）の血中濃度が上昇すると，その酵素反応は効率的に進み，結果的に反応産物であるフィブリンが多く産生されることになる。

　凝固系の制御因子であるプロテインC/S系も炎症時には機能が低下してしまう。プロテインSは，その結合蛋白であるC4bpと結合した状態では活性を示さず，遊離プロテインSが活性を示す。炎症時にはC4bpの血漿中濃度が高まり，活性型プロテインS量が減少することになる。

■ 感染症・炎症と線溶系：炎症とPAI-1の増加

　線溶活性を調節するPAI-1の発現調節は多岐にわたり，様々な要因で血中濃度が高まり血栓症のリスクを増す。遺伝子発現調節部位にはサイトカインや形質転換増殖因子β（TGFβ）の応答要素があり，フィブリノーゲンと同様に急性相蛋白の1つとして炎症時に血中濃度が上昇する。PAI-1は通常は血管壁の平滑筋細胞で産生されるが，炎症時には傷害された血管内皮細胞と肝臓の類洞上皮細胞での産生が亢進する。これにより内皮細胞上での線溶活性が抑制されるとともに，血漿中のバランスも線溶活性抑制に傾くことになる。

　PAI-1は外傷や重症感染症で増加するが，その転帰にPAI-1の遺伝子発現調節部位の遺伝子多型（4G/5G）が関係する。同程度の外傷において，PAI-1遺伝子発現効率が高く高PAI-1血症になりやすい4G/4G型ではその後の転帰が悪く，PAI-1濃度が低くなりやすい5G/5G型では予後が良好であったと報告されている（Menges T. Lancet 2001）。小児の髄膜炎球菌感染についても同様の報告があり（Hermans PW. Lancet 1999），やはり4G/4Gでは予後が悪い。炎症時あ

表3 静脈血栓症の付加的な危険因子

危険因子の強度	危険因子
弱い	肥満 エストロゲン治療 下肢静脈瘤
中等度	高齢 長期臥床 うっ血性心不全 呼吸不全 悪性疾患 中心静脈カテーテル 癌化学療法 重症感染症
強い	静脈血栓塞栓症の既往 先天性血栓性素因 抗リン脂質抗体症候群 下肢麻痺 下肢ギプス包帯固定

〔肺血栓塞栓症/深部静脈血栓症（静脈血栓塞栓症）予防ガイドライン作成委員会．肺血栓塞栓症/深部静脈血栓症（静脈血栓塞栓症）予防ガイドライン．Medical Front International Limited, 東京, 2001, pp.1-96 より許可を得て転載〕

るいは侵襲時の高 PAI-1 血症により易血栓性となることで微小循環不全や臓器不全が生じ，死亡につながっていると考えられる．

外傷・手術などの侵襲と易血栓性

　外科手術は人為的に傷害を加えるものであり，凝固・線溶系はこれに対応して合目的的に応答する．すなわち，術直後は止血のために凝固活性が一時的に増強し，引き続いて線溶活性が高まることになる．凝固活性の増強は，主に剥離部位や損傷部位からの TF の放出あるいは露出による．これに炎症反応としての血中フィブリノーゲン量や PAI-1 量の増加が加わる．したがって，剥離範囲が広く，かつ TF 発現量が多い癌の手術では，血栓症発症のリスクが高くなることになる．特に腫瘍が残存する場合にリスクが高いことは，実地臨床では重要である．また，大きな手術では手術時間と術後の臥床時間が長いこともリスクの増大に関わる．

　他の危険因子を有する例では，術後の静脈血栓症発症リスクが増大する（表3）ため，状況に応じた予防方法が予防ガイドラインとして提唱されている（表4）．

表4 深部静脈血栓症・肺血栓塞栓症の予防ガイドライン

	ACCP予防法	わが国の推奨予防法
低リスク	早期離床	早期離床
中リスク	ES, IPC, LDH, or LMWH	ES or IPC
高リスク	IPC, LDH, or LMWH	IPC or LDH
最高リスク	LMWH, ES＋LDH, or IPC, LDH	ES＋LDH or IPC＋LDH

ACCP：American College of Chest Physicians, ES：弾性ストッキング, IPC：間欠的空気圧迫法, LDH：低用量未分画ヘパリン, LMWH：低分子量ヘパリン.〔肺血栓塞栓症/深部静脈血栓症（静脈血栓塞栓症）予防ガイドライン作成委員会. 肺血栓塞栓症/深部静脈血栓症（静脈血栓塞栓症）予防ガイドライン. Medical Front International Limited, 東京, 2001, pp.1-96 より許可を得て転載〕

癌と易血栓性

19世紀にArmand Trousseauが指摘したように，癌患者では血栓症の発症リスクが高まる．リスクの程度は，癌の種類，進行の程度，治療の有無とその種類により異なる．もちろんこれに，年齢，手術侵襲，長期臥床などの易血栓性因子の影響が加わる（Lee KW. Arch Intern Med 2003）．乳癌・大腸癌・肺癌に血栓症の合併が多くみられるが，癌の発症率を考慮すると膵臓癌・卵巣癌・脳腫瘍が高い頻度で血栓症を合併することになる．剖検例の解析では，膵臓癌・肺癌・胃癌を含むムチン産生性腺癌で血栓症の合併が多い．癌患者全体でみると，血栓症の発症率は非癌患者の約200倍程度に高まる．

■ 癌の臨床と血栓形成

腫瘍細胞はTFを多く発現することで増殖や転移に有利な環境をつくり出すと考えられ，凝固活性の増強が血管新生，転移や浸潤の促進につながるといわれている．K-ras, EGFR, PML-RARA, METなどの腫瘍遺伝子の活性化，p53あるいはPTENなどの腫瘍抑制遺伝子の不活性化が，TFやPAI-1の発現を促進するという説や，腫瘍の急速な増殖に伴う低酸素が関わるという説がある（図50）（Rak J. Cancer Res 2006）．いずれにせよ，腫瘍増殖に伴うTFの過剰発現は全身性の易血栓性を高める主な要因になる．

化学療法によって血栓症のリスクがさらに高まることが知られている．化学療法による腫瘍組織の壊死によって，TFを発現したマイクロパーティクルが多く産生され循環血液中に流入することが主な原因である．最近血管新生阻害薬が使用されるようになり，化学療法との併用により血栓症発症のリスクがさらに高まることが報告され，注目されている．その機序は不明であるが，正常血管内皮細胞が有する抗血栓性に対し，血管新生阻害薬が拮抗する作用が推測されている．

逆に，癌患者では易血栓性を認めることから，血栓症発症が潜在する癌の発見

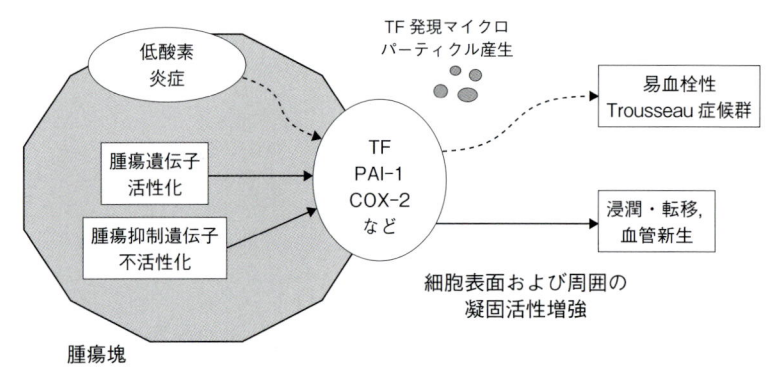

図 50 腫瘍細胞周囲の凝固活性発現と全身への影響

につながる例が増えている．ほかに危険因子がなく，深部静脈・門脈・下大静脈・頭蓋内静脈洞・頸静脈などに血栓症を発症した際には，潜在癌の探索を考慮すべきである．

■ 抗血栓療法と癌の進展予防

　腫瘍細胞の発現する凝固活性が，腫瘍の増殖や転移に関与する可能性を示す臨床データや基礎検討は多い．逆に，癌患者の有する血栓傾向を抑制することにより癌の増殖・進展が抑えられるという報告がある．これは静脈性血栓塞栓に対する低分子ヘパリン治療患者の後向きスタディで明らかになったものである（Kakkar AK. Br J Cancer 2010）．患者背景，癌の種類との関連などさらなる検討が必要であるが，癌休眠療法（tumor dormancy therapy）の観点から新たなアジュバント療法に発展する可能性がある．

　アスピリンの服用による大腸癌発症予防効果について複数の臨床試験の結果が発表されている．英国の長期追跡結果をみると，アスピリン服用例では服用開始後2年程度までは心筋梗塞と心血管死亡率の低減効果が，それ以後は癌の発症予防効果が明らかになるとされる（Rothwell PM. Lancet 2012）．アスピリンに特徴的な現象であるのか，他の抗血小板薬でも同様の効果が期待できるのか，今後の研究の発展が期待される．

メタボリックシンドロームと易血栓性：高PAI-1血症の関与

　メタボリックシンドロームでは，心筋梗塞をはじめとする血栓症の発症が問題となっている．その病態発現のkey factorとして注目されているのが，脂肪組織で産生されるPAI-1である．

　PAI-1はアディポカインの1つとも捉えられており，脂肪蓄積に伴って産生

が増加する。これは遺伝子発現調節部位のサイトカイン，腫瘍壊死因子α (TNFα) や TGFβ のオートクリン刺激による産生増加である。また，VLDL やトリグリセリドを介する発現促進も関与しているようだ。

メタボリックシンドロームにおける PAI-1 遺伝子発現増加にも，4G/5G 遺伝子多型が大きく関わっている。4G/4G 型では他の型よりも PAI-1 の血中濃度が高くなりやすいが，この遺伝子多型は LDL 応答要素の近傍にあるため，4G/4G 型では LDL 濃度の影響を受けやすい。したがって，4G/4G 型で高 LDL 血症を有すると血中 PAI-1 濃度がさらに高くなりやすくなり，脂質異常症や肥満症の合併例で心筋梗塞発症のリスクがさらに増すことになる。

さらに，肥満症例では脂肪組織による直接的な血管の圧迫も血栓症発症の原因となる。また，血中アディポネクチン濃度が健常人よりも低下していることも易血栓性に寄与する。

経口避妊薬，ホルモン補充療法と易血栓性

経口避妊薬服用に伴って血栓症リスクが増大することは，多くの疫学調査で明らかである。しかし，なぜエストロゲンとプロゲステロンの服用により血栓症が増えるかは，いまだ不明な点が多い。エストロゲンに関しては動脈硬化抑制性の機序が知られており，これは若年女性で血栓症発症が少ない原因ともされている。一方，プロゲステロンに関しては，血管内皮を除く多くの細胞で PAI-1 の産生を増強することが報告されており (Norwitz ER. Am J Obstet Gynecol 2007)，血栓症発症の原因になっている可能性もある。

最近，エストロゲンが抗凝固因子であるプロテイン S の発現を抑制するという興味深い報告があり，妊娠時および経口避妊薬服用時の血栓症リスクとの関連も示唆されている (Suzuki A. J Biol Chem 2010)。経口避妊薬は服用 1～5 年目に血栓症発症が多いこと，肥満や高齢者で発症リスクが高いことは多くの疫学研究の結果に共通しており，瘦身の若年者でも服用によりリスクがおよそ 2 倍に上昇する。いずれにしても，服用に際しては benefit と risk を慎重に検討する必要があるだろう。

妊娠と易血栓性

妊娠中には深部静脈血栓症の発症リスクが増大する。若年者より高齢の妊婦，経膣分娩より帝王切開，右脚より左脚に多い。リスクは妊娠初期から増大し，分娩後が最大となる。妊娠に伴う凝固活性の増強と線溶活性の低下がその基盤となるが，妊娠・分娩時の出血に備える生理的変動ともいえる。

凝固因子では FⅦ，FⅧ，FⅩ，VWF が増加し，またフィブリノーゲンが著増する。プロテイン S 活性は低下するが，これはエストロゲンの作用であり，経

口避妊薬服用時と同様の機序が考えられる。線溶系のインヒビターであるPAI-1も妊娠経過に伴って増加し，線溶活性は低下する。胎盤で産生されるPAI-2も血中で増加するが，線溶活性の低下と易血栓性への関与については懐疑的である。

妊娠中の血栓症発症のリスクは，他の危険因子が加わることにより増加する。プロテインC/S異常症，アンチトロンビン異常症，抗リン脂質抗体症候群では特にリスクが高まる。肥満，糖尿病，喫煙，高齢（35歳以上）もリスクを高める。

ストレスと易血栓性

過度の身体的ストレスは，血小板のプライミング，フィブリノーゲンやPAI-1など急性相蛋白の増加，脱水による血液濃縮などにより，血栓症リスクを高めることが知られている。

同様に，精神的ストレスもまたリスクとなる。短期間の急性のストレス負荷では凝固因子のFⅦ，FⅧ，フィブリノーゲンが増加し，慢性のストレス負荷ではFⅦ，フィブリノーゲン，線溶系のPAI-1が増加することが報告されている。さらに急性のストレス負荷時には，血小板の反応性が高まるという多くの報告がある。

抗リン脂質抗体症候群と易血栓性

抗リン脂質抗体症候群（antiphospholipid syndrome：APS）は，血液中に抗リン脂質抗体を有する，自己免疫疾患に分類される疾患群である。血栓症や妊娠合併症を発症することが多く，後天性の原因による血栓症のなかでは頻度が高い疾患である。女性に多く，約半数は全身性エリテマトーデス（SLE）に合併するが，他の自己免疫疾患に合併したり，単独で発症する（原発性）こともある。

抗リン脂質抗体の対応抗原はリン脂質結合蛋白であり，プロトロンビン，β_2糖蛋白Ⅰ（β_2GPⅠ），アネキシンⅤ，プロテインC，プロテインSなどが報告されている。前2者が臨床症状発現に関わる重要な抗原候補である。抗リン脂抗体の存在により臨床的には様々な血栓症を発症するにもかかわらず，aPTTなどのリン脂質依存性凝固時間が延長するという凝固活性低下所見が認められる。

■ APSの臨床症状

易血栓性がAPSの基盤となる病態である。下肢の深部静脈および表在静脈の血栓症，肺血栓塞栓症の発症が多く，また網膜中心静脈や副腎静脈にも血栓が好発する。動脈・静脈いずれにも血栓を生じるが，動脈では特に脳血管障害が多いという特徴がある。血栓症を反復することが問題であり，その再発率は高い。動

脈硬化性変化の乏しい冠動脈に突然閉塞血栓を惹起して心筋梗塞を発症する症例ではAPSを考慮する必要がある。

妊娠合併症も易血栓性の合併症とみなすことができ，胎盤の血栓症に伴う発育・機能不全や子宮壁の梗塞がその根本と考えられている。抗リン脂質抗体は，胎盤で直接血液と触れる絨毛細胞や血管内皮細胞の抗血栓機能を抑制する機構が提唱されている（Rand JH. N Engl J Med 1997）。胎盤内で抗血栓機能を発揮するのはアネキシンVで，絨毛膜上に露出したホスファチジルセリンに特異結合することによりビタミンK依存性凝固因子の活性化を抑制する。抗リン脂質抗体はホスファチジルセリン発現絨毛膜に結合して，アネキシンVを拮抗阻害し，凝固活性を発現させてしまうという考え方である。習慣性流産では，約7～20％という高率で抗リン脂質抗体が陽性である。

■ APSの検査所見と診断

診断は，抗リン脂質抗体の存在の証明と，これによるリン脂質依存性凝固時間延長の証明が基本となる。従来，前者は抗カルジオリピン抗体の証明であり，後者はループスアンチコアグラント（LA）の証明であった。しかし，抗リン脂質抗体には多様性があり，また測定方法や使用する測定キットで検出感度が異なるため，世界標準となる検出法がないのが現状である。

そのなかで，APS患者に認められる抗カルジオリピン抗体は，カルジオリピンに結合したβ_2GPIを認識する抗体であることが明らかになった。これより凝固・線溶系におけるβ_2GPIの役割が注目され，その特異検出法が実用化されるに至った。

ループスアンチコアグラントの証明にはaPTTがよく用いられるが，これも試薬によって感度が異なることが問題である。試薬中や検体中のリン脂質の量に影響されるため，可能であればフィルターを用いてこれを除去するのがよい。患者血漿と正常血漿のミキシングテストは有用で，凝固因子欠損によるaPTTの延長ではなく，阻害因子（抗体）の存在による延長であることを実証（正常血漿のaPTTが患者血漿添加により延長する）すれば，診断価値は高い。

■ APSの治療・再発予防

自己免疫疾患に属するが，免疫抑制療法の効果は実証されていない。臨床的には生涯にわたり反復する血栓症の発症が問題となるため，その予防が治療の原則となる。抗血小板療法や抗凝固療法を長期間継続することが勧められている。

動脈血栓で発症すると動脈での，静脈血栓で発症すると静脈での再発が多い。動脈血栓に対しては複数の薬剤の併用による抗血小板療法が主体となり，静脈血栓症に対してはワルファリンなどによる抗凝固療法が主体となる。動脈血栓症や

動脈・静脈両方の血栓症に対して抗血小板薬1剤とワルファリンの併用療法も行われる。

妊娠可能の女性ではワルファリンの催奇形性を考慮しなければならない。

高ホモシステイン血症と易血栓性

高ホモシステイン血症（hyperhomocysteinemia）が動静脈血栓症やアテローム性動脈硬化の危険因子であるという報告がなされており，高濃度ホモシステインによる血管内皮の直接傷害，LDLの酸化，それらによる炎症反応と白血球の接着増強などが原因と想定されている（Kaul S. J Am Coll Cardiol 2006）。また，ホモシステインが細胞内に貯留することによる小胞体ストレスが関わっている可能性も報告されている（Sai X. J Biol Chem 2002）。

葉酸，ビタミンB_{12}あるいはビタミンB_6の摂取により高ホモシステイン血症が改善することが報告されている。しかしながら，必ずしも血栓症や動脈硬化の発症リスク軽減につながらないことから，血栓症の危険因子としての高ホモシステイン血症の意義が改めて検討されている。

特に，日本人における高ホモシステイン血症の有病率，血栓症発症への相対的寄与などについては，今後も議論が必要だろう。

> **Key Point**　感染，炎症，外傷・手術などの侵襲，悪性腫瘍，妊娠，メタボリックシンドロームなどが後天性の血栓症発症の誘因となる。特に悪性腫瘍に併発する血栓症はTrousseau症候群と呼ばれ，初発症状となり得ることも念頭に置くべきである。

文献

- Jackson SP, et al. The clot thickens—oxidized lipids and thrombosis. Nat Med 2007；13：1015-6.
- Podrez EA, et al. Platelet CD36 links hyperlipidemia, oxidant stress and a prothrombotic phenotype. Nat Med 2007；13：1086-95.
- Ferreiro JL, et al. Diabetes and antiplatelet therapy in acute coronary syndrome. Circulation 2011；123：798-813.
- Miyata T, et al. Genetic risk factors for deep vein thrombosis among Japanese：importance of protein S K196E mutation. Int J Hematol 2006；83：217-23.
- Kinoshita S, et al. Protein S and protein C gene mutations in Japanese deep vein thrombosis patients. Clin Biochem 2005；38：908-15.
- Yamada Y, et al. Prediction of the risk of myocardial infarction from polymorphisms in candidate genes. N Engl J Med 2002；347：1916-23.
- Menges T, et al. Plasminogen-activator-inhibitor-1 4G/5G promoter polymorphism and prognosis of severely injured patients. Lancet 2001；357：1096-7.

- Hermans PW, et al. 4G/5G promoter polymorphism in the plasminogen-activator-inhibitor-1 gene and outcome of meningococcal disease. Meningococcal Research Group. Lancet 1999 ; 354 : 556-60.
- 肺血栓塞栓症/深部静脈血栓症(静脈血栓塞栓症)予防ガイドライン作成委員会. 肺血栓塞栓症/深部静脈血栓症(静脈血栓塞栓症)予防ガイドライン. Medical Front International Limited, 東京, 2001.
- Lee KW, et al. Effects of lifestyle on hemostasis, fibrinolysis, and platelet reactivity : a systematic review. Arch Intern Med 2003 ; 163 : 2368-92.
- Rak J, et al. Oncogenes, Trousseau syndrome, and cancer-related changes in the coagulome of mice and humans. Cancer Res 2006 ; 66 : 10643-6.
- Kakkar AK, et al. Antithrombotic therapy and survival in patients with malignant disease. Br J Cancer 2010 ; 102 Suppl 1 : S24-9.
- Rothwell PM, et al. Short-term effects of daily aspirin on cancer incidence, mortality, and non-vascular death : analysis of the time course of risks and benefits in 51 randomised controlled trials. Lancet 2012 ; 379 : 1602-12.
- Norwitz ER, et al. Progestin inhibits and thrombin stimulates the plasminogen activator/inhibitor system in term decidual stromal cells : implications for parturition. Am J Obstet Gynecol 2007 ; 196 : 382. e1-8.
- Suzuki A, et al. Down-regulation of PROS1 gene expression by 17beta-estradiol via estrogen receptor alpha (ERalpha) -Sp1 interaction recruiting receptor-interacting protein 140 and the corepressor-HDAC3 complex. J Biol Chem 2010 ; 285 : 13444-53.
- Rand JH, et al. Pregnancy loss in the antiphospholipid-antibody syndrome—a possible thrombogenic mechanism. N Engl J Med 1997 ; 337 : 154-60.
- Kaul S, et al. Homocysteine hypothesis for atherothrombotic cardiovascular disease : not validated. J Am Coll Cardiol 2006 ; 48 : 914-23.
- Sai X, et al. Endoplasmic reticulum stress-inducible protein, Herp, enhances presenilin-mediated generation of amyloid beta-protein. J Biol Chem 2002 ; 277 : 12915-20.

2 心筋梗塞

プラークの破綻と血栓形成

　心筋梗塞は心筋を灌流する冠動脈枝の血栓性閉塞により引き起こされる。その基盤は冠動脈のアテローム性動脈硬化であり，内膜肥厚に伴う血管内腔形状の複雑化である。病変部位の脂質に富む不安定プラークが破綻すると，血栓が形成され冠動脈の完全閉塞による心筋梗塞を発症する。動脈硬化病変の進行に加えてプラークの破綻に伴う血栓形成に起因することから，脳梗塞とともに「アテローム血栓症」と呼ばれる。アテローム性硬化，血栓性の亢進はあくまでも全身の病態であり，たまたま症候性の血栓が冠動脈に形成された場合に急性心筋梗塞，脳に形成された場合には脳梗塞を発症すると理解する。

　病変部位では，正常血管内皮の有する抗血栓性が低下することに加え，局所の炎症反応に付随してTFなどの発現が増加することにより，易血栓性となる。特に，炎症性細胞の浸潤が多く，大きな脂質コアを薄い線維性被膜が覆う不安定プラークでは，被膜も破綻しやすく，血栓形成傾向も強い。心筋梗塞の多くは冠動脈プラークの破綻によるものであるが，特に女性ではアテローム性硬化はあってもプラークの破綻を伴わない心筋梗塞が数多く認められる。

　閉塞血栓形成の初期段階には，血小板が相対的に重要な役割を演じる。しかし，直径数ミリの冠動脈枝を完全閉塞するには，フィブリン血栓の形成が必須である。血小板の活性化から開始されるフィブリンと血小板の混合血栓が短期間に大きく成長すると，冠動脈枝が完全閉塞し心筋梗塞をきたす。血栓形成速度が比較的遅い場合には，冠動脈枝の完全閉塞には至らない。

　冠動脈枝の狭窄による血流低下のため胸痛を呈するが，臨床的に胸痛頻度の増加，胸痛を生じる運動閾値の低下，安静時の短時間の胸痛を呈する場合には，不安定狭心症と診断される。不安定狭心症，心筋梗塞など冠動脈の血栓性病変により生じる疾患群を急性冠症候群と総称する。

心筋梗塞における血栓形成の危険因子

　動脈硬化の発症には，脂質異常症やメタボリックシンドロームをはじめ，多くの危険因子が明らかになっている。これらの危険因子は，動脈硬化を助長するだけでなく凝固・線溶系にも影響を与え，アテローム性病変の確立ならびに血栓形

成を促進する。

　これらの危険因子については，Framingham 研究以後の臨床研究の蓄積により明確にされている。喫煙，糖尿病，脂質異常症などが，将来の心筋梗塞発症に最も直接的に寄与する因子である。アテローム血栓性疾患における血栓イベント発症率の4年にわたる観察評価の結果が最近報告された REACH registry においても，発症を規定する因子として喫煙の継続，BMI 20 以下の過度のやせ，複数血管床の疾病などが重要であることが示された（Bhatt DL. JAMA 2012）。

　メタボリックシンドロームにおいて最も注目されているのが，脂肪細胞で産生される PAI-1 であり，メタボリックシンドロームと血栓症を結ぶ key factor である。種々の要因で PAI-1 の血中濃度が大きく変動することが知られており，脂質異常症・肥満・糖尿病・加齢（女性では閉経）など虚血性心疾患の危険因子とされる病態で増加する。インスリン抵抗性との関連が示唆され，その背景として TNFα や TGFβ のオートクリン刺激による脂肪細胞での PAI-1 産生増加が関わる。また，PAI-1 の発現は時計遺伝子による制御を受けており，心筋梗塞発症が多い早朝から午前中には午後に比べて血中濃度が2倍になるという日内変動を示すことも知られている。

　炎症反応もまた，虚血性心疾患の危険因子に共通する基盤である。局所性ならびに全身性の炎症反応は，局所の泡沫細胞や血管内皮細胞での TF 発現増強，流血中の TF 発現マイクロパーティクルの増量，血漿フィブリノーゲンと PAI-1 濃度の上昇などを介して，局所あるいは全身性の血栓傾向を強めると考えられる。

心筋梗塞の治療

　心筋梗塞の治療として以前は血栓溶解療法が行われたが，血管拡張術やステント留置術を主体とするカテーテル手術が主流になって久しい。これは，血栓が溶解されてもアテローム性病変が残存すること，わが国では大半の症例で発症早期に血管造影およびカテーテル手術が可能であることによる。また，線溶薬投与後の全身の血栓性亢進，線溶薬投与による頭蓋内出血リスクなどもわが国において線溶療法が普及しなかった理由である。

　血管拡張術後およびステント留置後の内膜肥厚による冠動脈の再狭窄が問題であったが，薬剤溶出性ステントの開発によりその発症頻度は減っている。一方，薬剤溶出性ステントでは，血管内膜の修復が遅延するため，留置後の血栓リスクはむしろ遷延することが問題となった。

　薬物介入ではスタチンが有効である。抗血小板薬（アスピリン）もアテローム血栓イベントの再発予防に有用である。特に薬剤溶出性ステント使用時の新たな問題点として，アスピリン使用中止後の血栓性閉塞の頻度が高いことが指摘され

ており，長期間のアスピリンによる加療が必要である。アスピリン・クロピドグレルの抗血小板併用療法もステント留置後の1～3ヵ月の期間内ではステント血栓症の予防に有効とされる。抗血小板併用療法の長期化による出血性合併症リスクとの案分において至適投与期間は個別に設定される。

> **Key Point**　心筋梗塞は冠動脈枝の血栓性閉塞が原因である。アテローム性動脈硬化を基盤とする症候性の血栓形成が引き金となり，初期段階では血小板が重要な役割を演じるが，フィブリン血栓の形成が必須である。

文　献

- Bhatt DL. Antiplatelet therapy following myocardial infarction in patients with diabetes. JAMA 2012；308：921-2.

3 脳梗塞

脳梗塞にはいくつかの病型分類法があるが，
1）アテローム血栓性梗塞
2）心原性塞栓
3）ラクナ梗塞
4）原因不明

に分ける方法が一般的であり，血栓形成の機序の観点からも議論しやすい。

アテローム血栓性梗塞

アテローム性病変部位における血栓形成が原因となる梗塞と，その血栓の一部が剥がれて末梢の脳血管に梗塞を生じるものがある。基本的にアテローム血栓であり，慢性炎症や脂質異常症に伴う動脈壁の因子の関与が大きく，これにフィブリノーゲンやPAI-1という血液因子の増加が加わる点は心筋梗塞に類似する。脳には微小血管が多く，分岐部におけるずり応力など血流の影響がさらに加わることになる。

いわゆるアテローム性狭窄の有無を画像により確認できる点では，頸動脈エコーが血栓症発症の予測に有効である。プラークの性状と易破裂性の検討に基づく総頸動脈ならびに内頸動脈分岐部の易血栓性の評価は，感覚的には可能であり，脂質異常の治療の必要性，ならびに抗凝固療法の必要性を考慮する指標となる。しかしながら，その評価が将来の脳梗塞の発症予知に役立つか否かは今後の課題である。

近年，全身病としての「アテローム血栓症」という疾患概念が提唱されており，脳梗塞の病型としてのアテローム血栓症とは明確に区別して理解する必要がある。いずれにしても，疾病の発症には血小板の役割が相対的に重要であると理解され，アスピリン，クロピドグレルなどの抗血小板薬による発症予防介入の対象となる疾患と理解される。

心原性塞栓

心臓に生じた血栓が原因で生じる塞栓であり，心房細動に伴う心房内血栓が最も多い。しかし，心房細動のみでは脳梗塞の発症頻度は低いことが知られ（1.0%

以下）、これに高血圧、糖尿病、65歳以上の高齢男性といった因子が加わると1.4～1.7倍にリスクが上昇することが久山町研究で明らかになっている。高血圧と糖尿病にうっ血性心不全、75歳以上の男性、脳梗塞の既往を加えたものがCHADS2スコアと呼ばれ、日本でも塞栓症の発症予測の有用な指標とされている。さらに最近では、これを改良し項目を増やしたCHA2DS2-VAScスコアが使用されるようになり、よりきめ細かな対応が可能になった。

■ 心房細動と心房内血栓形成

心房細動時に心房内に血栓が形成される機序の詳細はいまだ不明である。これも血栓形成に関わるVirchowの3徴を基盤にして解析されている（Watson T. Lancet 2009）。

1）血流の因子：左心耳と呼ばれる盲端腔を有する左房の形態上の特徴が関わる。洞調律においては、心耳を含む心房全体が収縮と弛緩を繰り返し、心房内にも速い血流が認められる。しかし、心房細動では心房筋全体のまとまった収縮・弛緩運動が失われるので、血流速度が低下し、左心耳に血液がうっ滞して血栓を生じやすくなる。非弁膜症性心房細動において左房の拡張度が脳梗塞の独立した危険因子であるという知見は、これを支持するものである。

2）血管壁の性状に相当する因子：規則的な収縮・弛緩運動の喪失に伴い、心房壁の性状も変化する。心内膜における傷害・線維化、炎症性細胞の浸潤、さらにはTFやVWFの遺伝子発現増強などが易血栓性を助長しているという考え方もある。心房細動でCRPが高値を示すことが注目されているが、心房壁にこのような炎症性の変化が認められることは興味深い。

3）血液の性状：心房細動症例、特に女性において、血中VWFが高値を示すという報告がある（Conway DS. Stroke 2003）。心房壁におけるVWF遺伝子発現と関連するのか、全身の血管壁傷害を意味するのかは不明である。また、炎症性の変化との関連も示唆されており、フィブリノーゲンあるいはPAI-1もその候補として挙げられているが、否定的な報告もある。

心房細動時の心房内血栓形成の機序はこのように説明されているが、その詳細はいまだ不明である。同じ心房細動症例でも、危険因子のない若年者では脳梗塞を発症するリスクが低い。上記の全身性の危険因子の存在下では、循環中の血小板あるいは凝固系が部分的に活性化され［p.116「血栓症をきたす病態：血液の因子を詳細に検討してみよう」参照］、心房内での血栓形成を促進すると考えられる。したがって、心房細動にこれらの危険因子が加わると、抗凝固療法の適応となる。

心房細動症例における心原性塞栓症という疾病概念は理解しやすい。しかし、実際に心房細動症例の左房内に形成された血栓が脳卒中の原因となっているか否

かは不明の点が多い。ワルファリン以外の新規経口抗凝固薬としてダビガトラン，アピキサバン，リバーロキサバンによる心房細動症例の脳卒中予防効果をワルファリンと比較した試験の結果が公開されている［p.168「抗凝固療法：経口薬」参照］。いずれの試験においてもエンドポイントは脳卒中であり，心原性脳塞栓症ではない。心房細動症例における心原性脳塞栓症は抗凝固薬により効率的に予防できると想像されるが，その想像を科学的に検証したものはまだ報告されていない。

■ **弁膜症・人工弁と血栓形成**

心臓弁膜症や人工弁置換後の血栓形成も心原性脳梗塞の原因となる。非弁膜症性心房細動における心房内血栓形成に注目が集まっているが，僧帽弁狭窄症の左房拡張においても左房内血栓が多くみられる。その形成機序は，左房の拡張による血流動態の変化という点で，非弁膜症性心房細動に通じるところがある。特に左房負荷による心内膜でのVWF発現増強（Fukuchi M. J Am Coll Cardiol 2001）は，血栓形成の共通の基盤と考えられる。

人工弁置換後の血栓形成には，人工弁表面での接触因子の活性化による内因系凝固カスケードの活性化と，人工弁特有の血流変化が関わる。特に機械弁では血栓形成の確率が高く，予防のため生涯にわたる抗凝固療法が必要になる。生体弁は機械弁よりも血栓形成のリスクが低く，術後一定期間の抗凝固薬服用後は抗血小板薬に変更可能である。機械弁は，抗凝固療法が生涯必要であるが，耐久性の面では生体弁よりも有利である。

弁置換後の抗凝固療法では，ワルファリンが唯一の選択薬である。血栓リスクの低い非弁膜症性心房細動の脳卒中予防は新規経口抗凝固薬においても可能である。しかし，ワルファリンがFⅡ・FⅦ・FⅨ・FⅩなど複数因子の機能的完成を阻害することにより強力な抗凝固効果を発揮するのに比べて，新規経口抗凝固薬はいずれもトロンビンあるいはFXaという単一凝固因子に対する可逆的阻害薬である。血栓性の高い人工弁の血栓・塞栓イベントを効率的に予防できないのではないかとの危惧があり，複数の症例報告が新規経口抗凝固薬使用の不可を示唆している。

ラクナ梗塞

ラクナ梗塞は穿通枝と呼ばれる脳深部の細い動脈の梗塞であり，病態として微小血管の疾病と理解されている。しかし，MRIなどの画像検査でラクナ梗塞と診断される症例には，比較的範囲の狭い脳梗塞が含まれる場合もある。頸動脈などのアテローム血栓の一部が繰り返し末梢を塞栓すれば，画像上はラクナ梗塞の所見となる。臨床的診断と病理的な病態が完全に一致しないことが判断を難しく

させている。

　アテローム性硬化が基盤になるとされ、高血圧が深く関連する。糖尿病、喫煙、脂質異常症なども危険因子となり、再発予防には抗血小板薬が推奨されている。特に、血管内皮細胞、血管平滑筋細胞などにも作用するシロスタゾールの有効性の高い病態と理解されている。

脳梗塞の血栓溶解療法

　心筋梗塞と違い、脳梗塞では血栓溶解療法が今も第1選択の治療法である。後述するが再開通後の出血が問題となるため、現時点では発症後3時間、あるいは4.5時間以内のtPAの全身性投与が原則となっている。uPAを用いた選択的血管内投与による血栓溶解療法も試みられている。

抗血小板療法・抗凝固療法による脳梗塞予防

　脳梗塞は上記の3つの病型に分類され、その基盤病態により予防法が異なる。

　アテローム血栓性梗塞においては、基礎疾患である脂質異常の治療に加え、抗血小板療法や抗凝固療法の必要性を考慮することになる。安全性と治療効果を考慮して抗血小板療法が多く用いられている。

　心房細動を伴う場合はCHADS2またはCHA2DS2-VAScスコアで心房内血栓形成と脳梗塞発症の可能性を判断し、ワルファリンまたは新規経口抗凝固薬による抗凝固療法を行う。

　ラクナ梗塞の再発予防は抗血小板療法が主体となるが、その効果には否定的な意見もある。血管内皮細胞機能を健常に維持するための危険因子のコントロールは常に最も重要な治療介入手段である。

> ***Key Point***　脳梗塞は病型により再発予防法が異なる。非弁膜症性心房細動による脳梗塞はCHADS2またはCHA2DS2-VAScスコアに基づき抗凝固療法を行う。

文　献

- Watson T, et al. Mechanisms of thrombogenesis in atrial fibrillation : Virchow's triad revisited. Lancet 2009 ; 373 : 155-66.
- Conway DS, et al. Atrial fibrillation and the prothrombotic state in the elderly : the Rotterdam Study. Stroke 2003 ; 34 : 413-7.
- Fukuchi M, et al, Increased von Willebrand factor in the endocardium as a local predisposing factor for thrombogenesis in overloaded human atrial appendage. J Am Coll Cardiol 2001 ; 37 : 1436-42.

4 深部静脈血栓症と肺血栓塞栓症

　近年，災害時に多発したことや有名人が罹患したことで，肺血栓塞栓症（pulmonary thromboembolism：PTE）がエコノミークラス症候群として広く知られるようになった。その原因となる深部静脈血栓症（deep venous thrombosis：DVT）に対する認識も広まり，外科手術時の予防対策が標準化されている［p.129 表4参照］。

深部静脈血栓症に関わる易血栓性
　静脈においても血栓形成には血小板が関与するが，臨床症状の発現は大量に産生されるフィブリン血栓に負うところが大きい。したがってDVT発症の基盤となる易血栓性も過凝固に関わるものが多い。これにはまさしくVirchowの3徴すべてが関わっている。外傷，術後，ストレス，肥満，妊娠など危険因子といわれるものの多くは，血液・血流・血管の3因子すべての易血栓性に関わる。

■ 血液の因子
　一般的な血栓症の危険因子がすべて該当し，特に手術や外傷後あるいは妊娠に伴う過凝固状態，癌による過凝固状態，精神的ストレスによる易血栓性が強く影響する。災害時や航空機内では，脱水による血液粘度の上昇も危険因子となる。
　個々のリスクに応じた抗血栓療法が必要となる。

■ 血流の因子
　DVTに固有の危険因子として，血流の問題が挙げられる。高い駆動圧で血液が送り出される動脈系とは異なり，静脈系では圧差が小さく，体位の影響を強く受ける。下肢静脈から心臓への静脈還流量は，立位では重力の影響のため臥位よりも減少し，下腿の筋肉（主に腓腹筋）の収縮と，呼吸運動に伴う胸郭内の陰圧が還流の主要な駆動力となる。
　静脈還流量を減少させるような因子がDVTの危険因子となる。したがって，立位を継続すること（立ち仕事），長時間下腿を動かさず座位（膝と腰を屈曲した状態）を維持すること（飛行機のエコノミークラス），長期臥床，子宮が下大静脈や総腸骨静脈を圧迫する妊娠などがこれにあたる。

下肢の筋肉運動により静脈を圧迫し，心臓への還流を増やすことは極めて重要である。

■ **血管壁の因子**

　DVTに固有の因子として静脈弁ポケットがある。乱流により血管内皮が傷害を受けやすく，血栓形成の好発部位である。また手術時に，直接あるいは間接的に血管周囲を刺激すること，あるいは駆血ターニケットで長時間圧迫することは，血管内皮の傷害につながる。

抗血小板療法・抗凝固療法による深部静脈血栓症と肺血栓塞栓症の予防

　外科手術時の深部静脈血栓症予防対策は標準化されている［p.129 表4参照］。発症リスクが高い場合は，ヘパリン，低分子ヘパリンあるいはフォンダパリヌクスなどの注射薬による予防が必要になる。

　すでに深部静脈血栓を有する場合の肺血栓塞栓症予防には，長期的な抗血小板療法あるいは抗凝固療法が必要になる。基本的な考え方としては，下肢静脈血栓の末梢側二次血栓の伸長を抑制することと，肺血栓塞栓症発症時の塞栓周囲での血栓形成抑制である。ワルファリン治療が原則であるが，安全性を考慮して抗血小板薬が選択される例も多い。少なくとも血栓の器質化あるいは縮小化が確認されるまでは，ワルファリン投与が望ましい。Dダイマー値の正常化を指標にする考え方もある。新規経口抗凝固薬のなかではエドキサバンがDVTの適応となっている。今後他の薬剤も適応拡大されると期待する。若年者で腎機能も正常であれば良い適応になろう。ワルファリンとの使い分けに関しては他項を参照いただきたい。

> ***Key Point***　血液，血流，血管壁の3因子すべてが静脈血栓症発症に関わる。臨床症状は太い血管の完全閉塞に至る大量のフィブリン血栓に負うところが大きい。外科手術時の予防法は標準化されており，抗凝固薬の使用も考慮される。

5　播種性血管内凝固症候群（DIC）

　播種性血管内凝固症候群（disseminated intravascular coagulation syndrome：DIC）とは，様々な要因により全身の血管内に播種性に微小血栓が生じて臓器不全症状を示すとともに，消費性凝固障害とそれに続く線溶活性の過剰発現に伴う出血症状を示す病態をいう。
　進行後の予後は不良であり，この疾患を念頭に置いた早期の診断と加療が重要である。少し詳しく述べたい。

発症機転
■ 敗血症に伴う DIC の発症機転
　感染，特に敗血症においては，血管内皮細胞や単球での TF 過剰発現と，トロンボモジュリンをはじめとする内皮細胞上の抗血栓性因子の発現減弱が全身性凝固活性増強の主因となる。
　内毒素や外毒素による血管壁傷害が主な原因であるが，IL-6 を主体とする炎症性サイトカインも血管壁局所や全身性に炎症反応を惹起し，易血栓性の変化を増悪させる。IL-6 は，プロテイン S の結合蛋白である C4b 結合蛋白（C4bp）の発現を増強し，活性を有する遊離プロテイン S 量を減らして，その活性を下げるという事実が近年明らかにされた（Kishiwada M. J Thromb Haemost 2008）。このことは，炎症に伴うプロテイン C/S 系の活性減弱機構として重要である。敗血症に伴う DIC の治療に活性化プロテイン C を用いるのは，その発症機序から極めて合理的である。さらに，炎症反応に伴って PAI-1 の産生が増強することも知られており，これにより血栓除去を妨げ，臓器障害の発症を助長する。
　このように，敗血症に伴う DIC では微小血栓形成による臓器不全がその病態の主体となる。

■ 産科領域の DIC
　産科領域での DIC の原因としては，胎盤早期剥離と羊水塞栓が知られている。胎盤早期剥離では剥離面の量に応じて重症度が増すことから，剥離に伴う TF 発現細胞と血液の接触面積の拡大や，胎盤由来の TF 発現マイクロパーティクル量の増加が凝固活性の増強に関わると考えられる。

羊水塞栓は，出産時あるいは出産後30分以内に，低酸素血症・ショック・心停止で突然発症し，凝固障害を伴う。稀な疾患であるが，予後は極めて不良であり，死亡率は6割を超える。羊水中の異物に対するアナフィラキシーショックがその本体であるとする説もあるが，肺循環中に胎便などの遺残物が認められない症例もある（Martin SR. Am J Obstet Gynecol 2006）。

産科領域のDICは経過が極めて速い。常に発症の可能性を念頭に置いて必要な検査を行い，迅速に診断して治療を開始することが必要である。

■ 悪性腫瘍に伴うDIC

多くの腫瘍細胞がTFを発現していることから，腫瘍の増殖と転移に伴って血栓症やDIC発症のリスクが増す。癌患者の約50％，転移癌を有する患者の90％以上に凝固異常を認めるとされ，これらの患者の多くは不顕性のDICとみなすことができる（De Cicco M. Crit Rev Oncol Hematol 2004）。

進行は緩除であるが，致命的な臓器障害あるいは止血困難な出血を呈することがある。また，化学療法に伴う腫瘍細胞死により凝固活性が高まることや，一部の血管新生阻害薬の使用により，正常な血管内皮細胞機能の抑制によるとみられる血栓症の発症も報告されている。

■ 急性前骨髄性白血病とDIC

急性前骨髄性白血病（acute promyelocytic leukemia：APL）はDICを高率に合併することで知られる。DICは化学療法に伴う白血病細胞の破壊により発症頻度が亢進することから，白血病細胞に発現するTFがその原因とされてきた。

しかし，急性前骨髄性白血病に伴うDICでは，トロンビン-アンチトロンビン複合体（TAT）やフィブリノペプチドA（FPA）のような凝固マーカーの変動は比較的少なく，線溶マーカーの過剰な変動が主体である。したがって，従来支持されてきた凝固に伴う線溶活性の異常亢進という機構だけでは説明できず，より積極的に線溶活性を増強する機構の存在が示唆されている。腫瘍細胞膜上に線溶活性を効率的に増強するアネキシンIIが多く発現すること，腫瘍細胞から分泌されるエラスターゼによるフィブリン（フィブリノーゲン）の直接的な分解（Oudijk EJ. Thromb Haemost 2000），あるいはPAI-1の限定分解によるtPA活性の増強（Sakata Y. Blood 1991, Wu K. Blood 1995）など，新たな機序が関わる可能性が示されているが，その詳細はいまだ不明である。

いずれにせよビタミンA誘導体（オールトランス異性体 all-trans retinoic acid：ATRA）による分化誘導療法でDICが改善することから，腫瘍細胞の存在が発症の引き金になっていることは間違いない。

■ 血管病変に伴う DIC

巨大大動脈瘤では，血管壁に発現する TF やアテローム性病変部における接触因子の活性化に伴い，瘤内で凝固系が持続的に活性化される。これにより，主に消費性凝固障害を主徴とする DIC を発症する。

通常は不顕性の DIC であるが，種々の引き金で顕在化することがある。特に手術の際は注意が必要である。消費性凝固障害を是正せずに人工血管置換術などの大手術を施行すると DIC が顕在化し，人工血管壁からの出血など制御困難な出血を呈することがある。少量のヘパリン投与などであらかじめ凝固障害を是正することが勧められている。

解離性動脈瘤の偽腔内，あるいは Kasabach Merritt 症候群でも，同様の機序で凝固系が活性化され，DIC を発症することがある。

検査所見と診断

上に挙げた基礎疾患では常に DIC の発症の可能性を念頭に置き，臨床症状と検査データから早期に診断することが重要である。検査はルーチンの凝固・線溶系の検査が基本となり，これらを用いた診断基準が作成されている（表 5）。汎用されている厚生労働省 DIC 診断基準，国際血栓止血学会（ISTH）顕性（overt）DIC 診断基準のほか，日本血栓止血学会学術標準化委員会 DIC 部会の感染症に伴う DIC の治療ガイドライン（刊行予定），日本救急医学会 DIC 特別委員会の急性期 DIC 診断基準，日本産婦人科学会などの産科 DIC 診断基準を基盤とした産科危機的出血への対応ガイドラインなどが公表されている。詳細はそれぞれの原典ならびにガイドラインを参照していただきたい。

■ 消費性凝固障害に伴う検査異常

消費に伴い血小板数，凝固因子が減少する。検査値としては，血小板数低下，フィブリノーゲン量低下，プロトロンビン時間（PT）延長がみられる。

フィブリノーゲンは感染症や妊娠に伴って増加するため，出産時の急激な低下は診断価値が高い。古い検査法であるが，赤血球沈降速度は γ グロブリン分画に属するフィブリノーゲン値の増減もよく反映するため，ベッドサイドの迅速で簡便な検査として有用である。

妊娠時などの高フィブリノーゲン血症による血沈値の亢進が急激に改善された場合は，DIC によるフィブリノーゲンの消費を疑う。

■ 凝固系・線溶系活性化の分子マーカー

生体内での凝固系活性化により，フィブリンモノマー，FPA，TAT が増加する。D ダイマーは線溶のマーカーであるが，フィブリン形成後にしか生成され

表5 DIC 診断基準

	厚生労働省 DIC 診断基準	ISTH overt-DIC 診断基準
基礎疾患	基礎疾患あり：1点	基礎疾患は必須項目
臨床症状	出血症状あり：1点 臓器症状あり：1点	臨床症状は考慮されていない
血小板数 （$\times 10^4/\mu L$）	8＜ ≦12：1点 5＜ ≦8：2点 ≦5：3点	5〜10：1点 ＜5：2点
フィブリン分解産物	FDP（μg/mL） 10≦ ＜20：1点 20≦ ＜40：2点 40≦ ：3点	FDP，D ダイマー，SF 中等度増加：2点 著明増加：3点
フィブリノーゲン （mg/dL）	100＜ ≦150：1点 ≦100：2点	＜100：1点
PT	PT 比 1.25≦ ＜1.67：1点 1.67≦ ：2点	PT 秒 3〜6秒延長：1点 6秒以上延長：2点
DIC 診断	7点以上 （白血病群では，出血症状と血小板数を除いて，4点以上）	5点以上 （白血病群には適応できない）

（厚生労働省 DIC 診断基準の項は厚生省 DIC 研究班，1988，ISTH overt-DIC 診断基準の項は Taylor FB Jr, et al. Thromb Haemost 2001；86：1327-30 に基づいて作成）

ないので，凝固系活性化の鋭敏で特異的なマーカーでもある。

生体内での線溶系活性化により，FDP，D ダイマー，プラスミン-α_2 プラスミンインヒビター複合体〔PIC，またはプラスミン-α_2 アンチプラスミン複合体（PAP）〕が増加する。

治療

基礎疾患の治療と，全身性の凝固・線溶活性の過剰発現の悪循環を絶つことが主要な治療となる。オールトランス異性体による急性前骨髄性白血病の分化誘導，胎盤早期剥離における胎児と胎盤の迅速な摘出，感染症の適切な薬剤治療など，原因疾患の治療が比較的容易な場合もあるが，一方で，固形癌の多臓器転移症例，薬剤耐性の感染症例のように原因疾患の治療に難渋する例が多い。

破綻した凝固・線溶調節機構の正常化が治療の基本となる。

■ 抗凝固療法

凝固系活性化による全身性微小血栓の形成とPARを介する炎症反応の増幅がDIC発症の基盤であり，抗凝固療法はDICの開始段階を阻害する有効な治療法である。ヘパリン類，合成蛋白分解酵素阻害薬，生理的抗凝固物質が用いられる。

・ヘパリン類

主にアンチトロンビンの抗トロンビン作用，抗FXa作用を増強して抗凝固活性を示す。消費性凝固障害を主徴とした非顕性DICは最もよい適応となり，破綻しかけた凝固系を正常化することが可能である。

分子量の小さい低分子ヘパリン，ダナパロイド，合成ペンタサッカライドであるフォンダパリヌクスでは，抗トロンビン作用に比べ抗FXa活性が高く，出血のリスクは低いと期待されている。しかしいずれの薬剤も，出血を主症状とするDICに対する使用には議論がある。また，アンチトロンビン依存性に抗凝固活性を発揮するので，その血中濃度が低いときには効果は弱くなる。

合成抗トロンビン薬であるアルガトロバンは以前にDICに対する臨床試験が行われたが，出血の副作用の出現で中止されており，現時点では適応となっていない。

・合成蛋白分解酵素阻害薬

メシル酸ナファモスタット，メシル酸ガベキサートがあり，比較的広範な酵素阻害活性を有する。副作用が少ないため，わが国ではよく用いられている。

・生理的抗凝固物質：アンチトロンビン，可溶性トロンボモジュリン，活性化プロテインCなど

破綻した凝固調節機構の正常化という点で，DIC治療における理想的な薬剤である。それぞれ，トロンビン抑制により消費，血管内皮傷害による消失，トロンボモジュリンの消失と活性型プロテインSの低下による産生低下によって生理活性が低下するが，これらの生理的凝固調節因子の不足分を補充するという考えである。出血の合併症も少なく，将来有望な薬剤である。

現時点では，アンチトロンビンは血中濃度が70%以下の場合に保険適用となり，活性化プロテインCは先天性プロテインC欠損症にのみ使用が認められている。可溶性トロンボモジュリンはDICに対して保険適用となり，良好な臨床成績が出ている。安全で合理的な治療法であり，今後，適用拡大や薬価の引き下げにより治療の選択肢が広がることが望まれる。

■ 抗線溶療法

トラネキサム酸，イプシロンアミノカプロン酸が主要な抗線溶療法薬である。いずれもプラスミノーゲンのフィブリンへの結合を阻害し，血栓溶解を強力に抑制する。

一般的に線溶活性は，産生された血栓を溶解するために合目的的に増強しているので，不用意な活性抑制は血栓による臓器障害を助長することになる。したがってこれらの使用は，頭頸部を含む多発外傷の急性期など，コントロール不可能な線溶優位の出血の際にのみ考慮すべきである。

合成蛋白分解酵素阻害薬も弱いながら抗線溶活性を有するため，出血が著明な症例にも用いられる。

■ 補充療法

消費されて血中濃度が低下した血小板あるいは凝固因子の補充療法は，悪循環をさらに助長するとして禁忌とされてきた。しかし近年は重篤な出血症例を中心に，血小板輸血，凍結保存血漿，フィブリノーゲン製剤などによる補充療法が行われる。もちろん，血栓による臓器不全が認められる症例には慎重に使用すべきであり，適切な抗凝固療法の併用が必要である。

補充療法が必要となる臨界点ともいうべきそれぞれの血中濃度は，症例ごとに検討すべきであろう。血小板数が 50,000/μL でも出血症状が強く血小板輸血が必要な場合があり，また 20,000/μL 以下でも必要としないこともある。外科的処置が必要な場合には，補充療法の必要性が増すことになる。

> *Key Point*　DIC の臨床においては，これを念頭に置いた早期の診断と迅速な治療が重要である。基礎疾患の治療と，全身性の凝固・線溶活性の過剰発現により破綻したこれら調節機構の正常化が基本となる。しかし，原疾患の治療に難渋し，対症療法を余儀なくされる例が多いのが現状である。

文　献

- Kishiwada M, et al. Regulatory mechanisms of C4b-binding protein (C4BP) alpha and beta expression in rat hepatocytes by lipopolysaccharide and interleukin-6. J Thromb Haemost 2008；6：1858-67.
- Martin SR, et al. Intensive care in obstetrics：an evidence-based review. Am J Obstet Gynecol 2006；195：673-89.
- De Cicco M. The prothrombotic state in cancer：pathogenic mechanisms. Crit Rev Oncol Hematol 2004；50：187-96.
- Oudijk EJ, et al. Elastase mediated fibrinolysis in acute promyelocytic leukemia. Thromb Haemost 2000；83：906-8.
- Sakata Y, et al. The specific activity of plasminogen activator inhibitor-1 in disseminated intravascular coagulation with acute promyelocytic leukemia. Blood 1991；77：1949-57.

・Wu K, et al. The cleavage and inactivation of plasminogen activator inhibitor type 1 by neutrophil elastase : the evaluation of its physiologic relevance in fibrinolysis. Blood 1995 ; 86 : 1056-61.

6 血栓性微小血管障害症（血栓性血小板減少性紫斑病）

血栓性微小血管障害症（TMA）

血栓性血小板減少性紫斑病（thrombotic thrombocytopenic purpura：TTP）は，溶血性貧血，血小板減少，腎機能障害，発熱，動揺性精神神経障害を古典的5徴候とする疾患である。前3つの徴候，なかでも腎機能障害を主徴とする疾患は，溶血性尿毒症症候群（hemolytic uremic syndrome：HUS）と呼ばれ，別の疾患概念として捉えられていた。現在ではこの両者は血栓性微小血管障害症（thrombotic microangiopathy：TMA）という概念で包括され，血漿VWFの特異的切断酵素（VWF-cleaving protease：VWF-CP）であるADAMTS13（a disintegrin-like and metalloproteinase with thrombospondin type 1 motifs 13）の先天性あるいは後天性の活性低下が原因と考えられている（藤村吉博．最新医学 2009）。

UL-VWFとTMA：ADAMTS13の関与

VWFは，分子量約250 kDaのモノマーがC末端側のCys残基でジスルフィド結合してダイマーを形成し，これらがN末端側のCys残基でジスルフィド結合することにより分子量が10,000 kDaを超えるような超巨大分子量VWF（ultra large VWF：UL-VWF）マルチマーを形成する（図51）。血管内皮細胞のWeibel-Palade（WP）小体という酸性条件下の分泌顆粒に貯蔵されているときには，UL-VWFは規則正しく折り畳まれている。開口分泌の際，pHが中性になることによりプロペプチドを放出し，バネが伸びるように100 μmにも及ぶ長いVWFフィラメントが血中に放出される（Michaux G. Dev Cell 2006）。

VWFは，コラーゲンおよび血小板のGPⅠb/ⅨとそれぞれA3およびA1ドメインとの結合を介して傷害血管壁への粘着を介在するとともに，C1ドメインを介してGPⅡb/Ⅲaに結合し血小板凝集にも関わる。UL-VWFはマルチマーが長いほど血小板との結合部位が多く，血小板粘着や凝集を起こしやすい。特に高いずり応力下では，GPⅠbとVWFのいずれもが構造変化を起こし，血小板と結合しやすくなる。血中でADAMTS13により一部が切断されると，これらのVWFの生物活性が減弱することになる。

ADAMTS13はADAMTSファミリーに属し，VWFのA2ドメイン内の

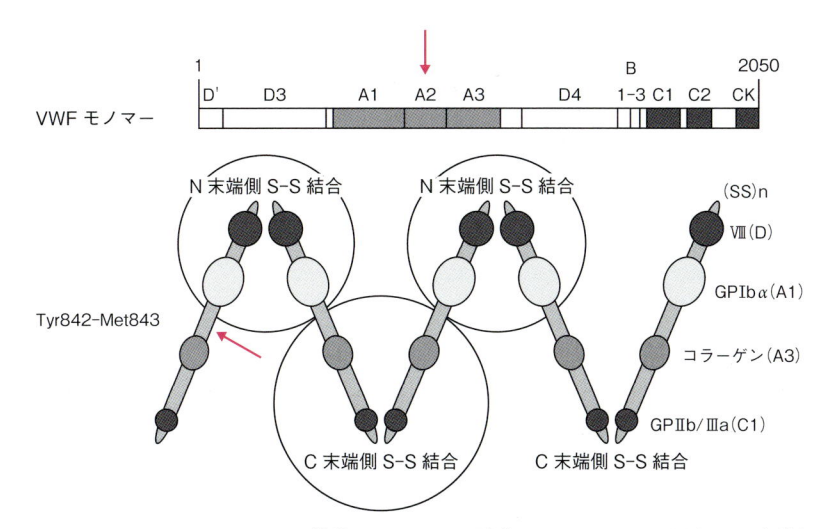

図51 VWFモノマーのドメイン構造とマルチマー形成。VWFモノマー同士がC末端側のCys残基でジスルフィド結合し，これらがN末端側のCys残基でジスルフィド結合することによりマルチマーができる。各ドメインはコラーゲンなどとの結合に関わる。矢印はADAMTS13による切断部位を示す。（藤村吉博，他．動脈血栓症の制圧―VWF-GPⅠb軸依存性血小板血栓形成を調節するADAMTS13の基礎・臨床病態解析．最新医学 2009；64：290-321 より許可を得て転載）

Tyr842-Met843 結合を切断する，分子量約 200 kDa の亜鉛型メタロプロテアーゼである。分泌中あるいは循環血液中のUL-VWFを切断し，様々な分子量を有するヘテロマルチマーのVWFを産生する。UL-VWFは，ずり応力によりA2ドメインの高次構造が変化すると容易に切断される。血小板が結合したUL-VWFは高いずり応力を受けやすく，切断はさらに容易になる（Shim K. Blood 2008）。ADAMTS13活性が欠損または低下すると，血中に切断されていないUL-VWFが増加し，高ずり応力を呈する細小動脈で血小板血栓を生じやすくなると考えられる。

全身性に多くの部位で血小板血栓が産生される結果，血小板数低下・溶血性貧血・腎障害などの臓器障害を呈する。血栓性血小板減少性紫斑病（TTP）と溶血性尿毒症症候群（HUS）ではこれらの3徴候が共通してみられることから，同類の病態とみなし，血栓性微小血管障害症（TMA）と呼ぶようになった。

TMAの分類

幼少期から症状を反復する症例あるいは家族性発症のTMAを先天性TMAと分類し，そのなかでADAMTS13因子欠損によるものをUpshaw-Schulman症候群と呼ぶ。発症頻度は人口100万人当たり4人と極めて低いと考えられてき

たが，原因遺伝子が確定されたことにより，さらに多くの症例が見つかっている。

後天性のTMAには，基礎疾患のない一次性（特発性）と，膠原病・悪性腫瘍・感染症・薬物使用などに伴う二次性がある．薬物性ではチクロピジンやクロピドグレルなどのチエノピリジン系抗血小板薬により生じるものが有名で，多くはADAMTS13に対する自己抗体（インヒビター）の産生が原因となる．膠原病や悪性腫瘍でも自己抗体の関与が疑われる．

感染症では病原性大腸菌O-157：H17株による出血性腸炎によるものが多く，菌の産生するベロ毒素が誘因となる．ベロ毒素を含む外毒素あるいは内毒素が血管内皮細胞からのVWF放出を促進し，TMA発症の誘因となる．腸炎の際には，脱水に伴って放出される抗利尿ホルモン（ADH）もVWF放出の引き金になっていると考えられる．

急性冠症候群のみならず安定労作性狭心症の症例に対してもカテーテルによる血管内治療が行われることが多いが，バルーンによる血管壁の傷害にステントによる局所血流障害が加わり，血栓性合併症のリスクが著しく増加する．このため，最近はアスピリンとチクロピジンあるいはクロピドグレルによる抗血小板併用療法が広く行われている．チクロピジンでは投与開始1～2カ月後頃に，クロピドグレルではそれよりも若干早い時期にTMAが発症しやすい．

血小板減少のその他の症状は非特異的で，診断は難しい．血小板が減少したからといって血小板を補充すると，微小血管内の血栓を多発させて症状はさらに増悪する．ADAMTS13を補うことと，抗体を除くことを目的とした血漿交換（下記）が有効である．TMAは発症が電撃的で致死率も高いため，十分な注意が必要である．チエノピリジン系薬剤を使用する医師は，TMAの病態を十分理解し配慮する必要がある．

TMAの診断と治療

従来，ADAMTS13の活性は基質である精製VWFの分解活性として測定していたが，ずり応力の影響を擬似化するための蛋白変性剤を必要とし，また分解産物の定量が煩雑であったため普及しなかった．現在は基質の最小単位であるVWF A2ドメインの73アミノ酸残基からなる基質を利用した簡便法が開発され，ADAMTS13の活性およびインヒビターの測定により診断が確定する（藤村吉博．最新医学 2009）．

その治療は，疾患概念が確立される以前は血漿交換が基本であった．現在の治療は，ADAMTS13不足に対しては補充，インヒビターが存在する後天性TMAに対してはそのインヒビターの除去とADAMTS13の補充が基本である．

先天性ADAMTS13欠損に対しては，ADAMTS13製剤の臨床使用が始まっ

ていないので，血漿輸注によるADAMTS13補充療法が第1選択となる。

後天性でADAMTS13活性低下の症例（定型的）では，血漿交換が有用である。
これにより，
1）インヒビターの除去
2）ADAMTS13の補充
が可能になるとともに，
3）UL-VWFの除去と正常な大きさのVWFの補充
4）高炎症性サイトカイン血症の是正
が期待される。ADAMTS13活性が低下しない症例（非定型的）も血漿交換により改善することがあり，上記3と4の効果によると考えられる。

併用療法として，基礎疾患がステロイド禁忌でない場合のステロイドパルス療法，抗血小板薬投与が多く行われている。ただし，チクロピジンとクロピドグレルはTTPを惹起する可能性があることから治療には使用されない。難治例では，免疫抑制薬，抗ヒトCD20キメラ抗体（リツキシマブ）も使用される。これらの治療法はTMAの一部が自己免疫疾患であることを基盤としている。

> ***Key Point*** 血栓性微小血管障害症（TMA）は，血漿VWFの特異的切断酵素であるADAMTS13の先天性あるいは後天性の活性低下が原因で生じる。DICと同様に発症が電撃的で致死率も高いため，TMAを念頭に置いた発症の予測と迅速な対応が必要である。

文献

- 藤村吉博，他．動脈血栓症の制圧—VWF-GPⅠb軸依存性血小板血栓形成を調節するADAMTS13の基礎・臨床病態解析．最新医学 2009；64：290-321.
- Michaux G, et al. The physiological function of von Willebrand's factor depends on its tubular storage in endothelial Weibel-Palade bodies. Dev Cell 2006；10：223-32.
- Shim K, et al, Platelet-VWF complexes are preferred substrates of ADAMTS13 under fluid shear stress. Blood 2008；111：651-7.
- 杉本允彦，他．マウス急性心筋梗塞モデルにおけるADAMTS13の心筋保護作用．血栓止血誌 2012；23：590-3.

コラム
ADAMTS13は多様な病態に関わる

　ADAMTS13については国立循環器病研究センターの小亀らが，活性の測定方法を世界に先駆けて確立し，またTMAの研究・治療の第一人者である奈良県立医大の藤村らとの共同研究で様々な病態との関連を研究してきた。その結果，ADAMTS13活性の低下はTMAだけでなく，造血幹細胞移植後の肝中心静脈閉塞症（VOD）発症，重症アルコール性肝炎の多臓器不全，あるいは重症急性膵炎の膵組織壊死などにも関与することが明らかになった。

・ADAMTS13による血栓溶解

　血小板主体の血栓中に必ずしもフィブリンは多くなく，von Willebrand 因子（VWF）も多く沈着している。また，血栓形成過程にUL-VWFが関わることも示唆されている。最近ではPAやプラスミンに加えて，VWF切断酵素であるADAMTS13の血栓性疾患への応用も検討されている（杉本允彦，血栓止血誌 2013）。虚血・再灌流後の障害範囲を指標にした動物モデルの検討で，脳梗塞，心筋梗塞ともに良好な改善結果が報告されており，抗凝固療法，あるいは血栓溶解療法のアジュバント療法として，ADAMTS13の使用も有用性は高いと期待される。

Part 4

血栓症の治療と予防

1 血栓症治療：新時代の考え方

　Part 1～3では，血小板，凝固・線溶系の生理的調節機構を解説し，また様々な病態下でその調節機構が破綻して病的血栓形成につながる機構を紹介した。このPart 4では，このような凝固・線溶系の異常による病態をいかに治療あるいは予防するかをまとめる。

　すでにご承知のように，この数年は，心房細動に起因する脳卒中，あるいはエコノミークラス症候群という異名をもつに至った肺血栓塞栓症，そしてメタボリックシンドロームとの関連の話題が，臨床家だけでなく一般の人々の間でも大きく採り上げられ，凝固・線溶系の基礎と臨床が今まさに注目を浴びている。

　さらに2011～2012年にかけて，新しい抗凝固薬・抗血小板薬が次々と登場してきた。現在も開発や治験が進行中のいくつかの薬剤が出番を待っている状況である。これらの薬剤は，従来の抗凝固薬の欠点を補うために開発されてきたが，それぞれ標的因子と作用機序が異なる。例えば，ダビガトランが直接トロンビン阻害薬であるのに対して，エドキサバンやリバーロキサバンはXa阻害薬であり，それぞれ標的酵素の活性を直接阻害する。正常機能を有するビタミンK依存性凝固因子群の産生を阻害するワルファリンとはまったく作用機序が異なっている。

　それらの薬剤，そしてこれまで主戦力であった薬剤を，臨床でどのように使い分けていったらよいのだろう？……これからも登場する凝固・線溶系薬剤について，あらかじめ性格を予測し，適切な使い分けができるように基礎的な知識を整理していただくということも，本書の狙いの1つである。

　ここからは，新旧の薬剤にスポットを当て，抗血小板療法，抗凝固療法（経口薬，注射薬）について解説するとともに，非常に強力だが同時に様々な問題をはらんでいる線溶療法について解説する。

2 抗血小板療法

　心血管系イベントのなかでも動脈系の血栓症発症では血小板が主要な役割を演じていることから，抗血小板療法はその予防戦略の基本と位置づけられている．
　抗血小板療法においてはアスピリンが長い間主役であったが，近年は多様な抗血小板薬が使用されており，アスピリンとの併用も含め症例に応じて投薬されている (Michelson AD. Nat Rev Drug Discov 2010)．現在開発中の抗血小板薬も含めて以下に紹介する（図52）．

A　TXA_2 合成阻害薬：アスピリン

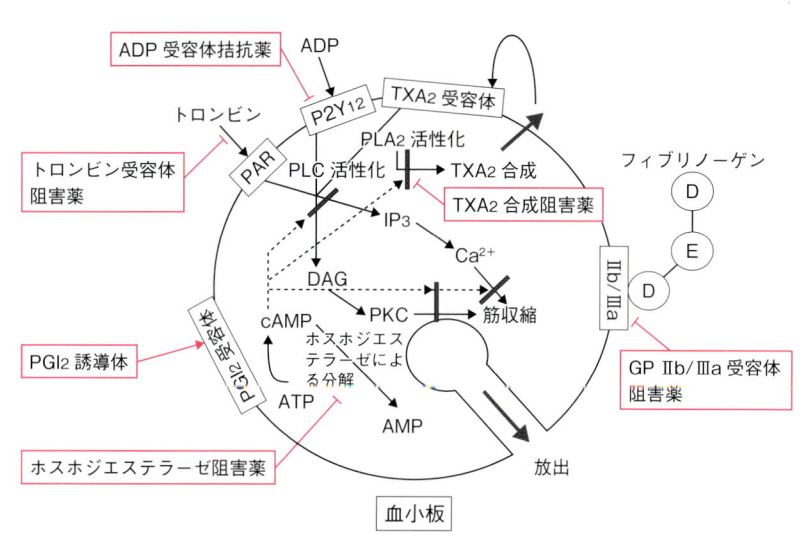

　アスピリンはシクロオキシゲナーゼ1 (COX-1) を選択的に不活性化し，TXA_2 産生を抑制することにより血小板凝集抑制効果を発揮する［p.71 図33 参照］．COX-2 も同様に不活性化するが，その効率は COX-1 に比べ約 1/170 と低

図52　代表的な抗血小板薬の作用部位（高田明和. 血液. In 小幡邦彦, 他編. 新生理学, 第4版. 文光堂, 東京, 2003, p.297 を参考に作成）

い．したがって，低用量のアスピリンは血管内皮における COX-2 依存性の PGI_2 産生は抑制せず，心血管イベントの発症を有効に低下させる．

経口摂取したアスピリンは胃や小腸から速やかに吸収され，30～40 分（腸溶剤は 3～4 時間）でピークの血中濃度が得られ，60 分未満で抗血小板作用を発揮する．血中半減期は 15～20 分と短いが，COX-1 の阻害が不可逆的であるため抗血小板作用は血小板寿命依存性であり，通常は約 7 日間持続する．

多くの大規模試験から，ハイリスク患者の心血管死を約 15％，非致死的心血管病変発症を約 30％ 低下させること，さらには心血管病変の初回発症の抑制に効果的であることも明らかになっている．副作用としては喘息の増悪が最も重篤となる．胃腸障害の頻度は高いが，多くの場合重篤ではない．稀に消化性潰瘍による出血を認める．

一時期，アスピリンを服用しても効果が得られない「アスピリン抵抗性」という言葉が流行った．しかし，100 mg/日のアスピリンの服用により血小板の COX-1 が阻害されない症例はほとんどない．アスピリンの心血管イベント予防効果は 20％ 程度にすぎないので，アスピリンを服用していても血栓イベントを再発する症例は少なくない．これらの症例はアスピリン治療の失敗であって，アスピリン抵抗性ではない．血小板凝集能などを用いたアスピリン抵抗性の議論も，血小板凝集能はアスピリンの効果を反映しないと考えるべきである．

B　ADP 受容体拮抗薬：クロピドグレル，チクロピジン

$P2Y_{12}$ 受容体拮抗薬であるチエノピリジン系に属するクロピドグレルとチクロピジンが臨床で使用されている．いずれも肝臓で CYP（主に CYP2C19）により代謝され活性型となるプロドラッグであり，活性型は ADP の $P2Y_{12}$ への結合を不可逆性に拮抗阻害する．

チクロピジン

第 1 世代の薬物で，開発当初はその作用部位が不明であったが，$P2Y_{12}$ 受容体がクローニングされ，標的分子であることが示された．単独使用またはアスピリンとの併用での有効性が実証されていたが，近年は肝機能障害や血栓性血小板減少性紫斑病などの副作用の発現率が低いクロピドグレルが使用されている．

クロピドグレル

75 mg 1 回/日の投与は，ハイリスク患者における心血管イベント（脳梗塞，心筋梗塞，心血管死）発症リスク軽減の二重盲検比較試験において，アスピリン 325 mg/日に対して相対リスクを 8.7％（$p=0.043$）軽減し，優位性を示している

(CAPRIE Steering Committee. Lancet 1996). また，経口摂取後の吸収が早く早期に抗血小板効果が得られること，副作用が少ないことから，高用量の初回投与が可能であり，経皮的冠動脈インターベンション（PCI）における抗血小板療法に適している．特に，PCI施行時にクロピドグレルとアスピリンを併用することにより，アスピリン単独使用に比べてステント血栓症の発症を有意に抑えることが報告されている（Mehta SR. Lancet 2001, Steinhubl SR, JAMA 2002）．

一方，安定期あるいは無症状の心血管病変患者の心血管イベント（脳梗塞，心筋梗塞，心血管死）発症リスク軽減に関する臨床試験では，アスピリン単独使用に対する併用の優位性は示されていない．クロピドグレルの抗血小板効果発現にも抵抗性を示す例があり，その頻度はアスピリンよりも高いというデータがある（Matetzky S. Circulation 2004）．

クロピドグレルはCYPにより2段階の代謝を受けて活性化されるが，いずれにもCYP2C19が関与しており，その遺伝子変異が抵抗性に関わっている．遺伝子変異によるクロピドグレル抵抗性は，心血管イベントやステント血栓症の発症など，PCI施行後の予後にも関わることが報告されており（Shuldiner AR. JAMA 2009, Mega JL. N Engl J Med 2009），単独使用あるいはアスピリンとの併用に関する臨床評価では，これらの要因を考慮する必要がある．しかし，もともとクロピドグレルはCAPRIE試験の対象となったアテローム性動脈硬化関連の既往をもつ患者集団でのエビデンスに基づいて使用されてきた薬剤であり，効果の個人差に基づいて用量設定された薬剤ではない．VerifyNowを用いて個別的用量調節を行う試みがなされたが，ことごとく失敗した．今後P2Y$_{12}$の至適阻害率を疾患ごとに規定することができれば，オーダーメイド治療への道が開けるかもしれない．

開発中のADP受容体拮抗薬

新しいP2Y$_{12}$受容体拮抗薬の治験が進行中である．

■ prasugrel

クロピドグレルと同様にチエノピリジン系のプロドラッグで，代謝されて活性型になる．活性化にはCYPのほかにエラスターゼが関わるため，CYPへの依存度はクロピドグレルに比べて小さく，CYPの遺伝子多型の影響を受けにくいと同時に，効率的な活性化が得られると期待されている．これにより，クロピドグレルと同程度の低い副作用発現頻度ながら，優れた抗血小板効果ならびに効果発現速度が得られるようである．

急性冠症候群13,608例のPCI後の心血管イベント発症抑制効果を比較した検討では，prasugrel群（初回投与60 mg，継続投与10 mg/日）はクロピドグレル

群（初回投与 300 mg，継続投与 70 mg/日）に比べ，イベント（脳梗塞，心筋梗塞，心血管死）の発症を 19％ 減少させ，ステント血栓症を 52％ 減少させるという高い有効性が認められたものの，致死性を含む出血性合併症の発生が有意に高いことが報告されている。糖尿病合併例に限ると，心筋梗塞後の PCI において prasugrel が明らかな出血性合併症なしに有意なステント血栓症発症抑制効果を示している（Montalescot G. Lancet 2009）。

現在，年齢や体重を考慮して投与量を増減した治験も行われている。欧米ではすでに承認されている。クロピドグレルよりも投与量と効果のばらつきが少ないので，オーダーメイド治療の理論が確立されれば用量設定がクロピドグレルよりも容易であると期待される。

ticagrelor

非チエノピリジン系の経口の $P2Y_{12}$ 受容体阻害薬で，肝臓における代謝を必要とせず，可逆的に直接作用する。prasugrel と同様に，クロピドグレルよりも速く強力な抗血小板効果発現が期待できる。

18,624 例の急性冠症候群症例において，1 年後の心血管イベント（脳梗塞，心筋梗塞，心血管死）は，ticagrelor 群（初回投与 180 mg，継続投与 90 mg 2 回/日）で 9.8％，クロピドグレル群（初回投与 300〜600 mg，継続投与 75 mg/日）11.7％ であり，有意な抑制効果を示した。その際の出血性合併症には有意差は認めず，有望な薬剤であることが示されている。呼吸困難と Holter 心電図上での徐脈性不整脈（ventricular pause）が稀ながら，しかし有意に多いことが報告されている。臨床試験の結果，米国ではクロピドグレルに対する ticagrelor の優位性がみられず，特定の国において ticagrelor の優位性が示されたことから，被験者集団に不均一性があることなどが批判されている。$P2Y_{12}$ 受容体阻害効果は可逆的であるため，冠動脈バイパス手術の必要時に速やかに薬効を減弱できるなどの特性もある。

cangrelor，elinogrel

静注用の $P2Y_{12}$ 受容体拮抗薬も開発されている。cangrelor は可逆的に $P2Y_{12}$ に結合する直接阻害薬である。速効性と効果的な阻害活性が期待される。しかしながら，PCI 前の cangrelor 単独投与あるいはクロピドグレルとの併用は，クロピドグレル単独使用に対する優位性を示すことができなかった。

可逆的に $P2Y_{12}$ に結合する直接阻害薬で，経口でも静注でも投与できる elinogrel の開発は中止された。

C GPⅡb/Ⅲa 受容体阻害薬

　3種類のGPⅡb/Ⅲa受容体阻害薬が米国食品医薬品局（FDA）の承認を受け臨床で使用されているが，日本では承認されていない．

　abciximabは，フィブリノーゲンのGPⅡb/Ⅲa結合を競合阻害するマウスモノクローナル抗体の一部をヒトIgGで置換したキメラ抗体である．低分子阻害薬も2種類あり，eptifibatideはLys-Gly-Asp（KGD）配列を有する環状ヘプタペプチド，tirofibanはArg-Gly-Asp（RGD）配列の高次構造を基盤として合成された非ペプチド化合物で，いずれも静注薬である．

　GPⅡb/Ⅲa受容体阻害薬の基本的な薬理作用は血小板活性化抑制ではなく，GPⅡb/Ⅲaとフィブリノーゲンとの，あるいは高ずり応力下でVWFとの結合を阻害することによる，血小板凝集の阻害である．実際にはこれに加えて，血小板膜上での凝固系活性化とトロンビン産生を抑制し，凝固時間を延長する．これにはプロトロンビンのGPⅡb/Ⅲaへの結合を抑えるなどの機構のほか，GPⅡb/Ⅲaを介したoutside-inシグナルを抑制することにより膜表面へのホスファチジルセリン（PS）発現を含むプロトロンビン活性化複合体形成を抑制する機構が関わると考えられる．

　FDAはabciximabとeptifibatideをPCIに，eptifibatideとtirofibanを急性冠症候群に，適応を認可している．しかし，最近はP2Y$_{12}$受容体拮抗薬が好成績をおさめていることから，使用頻度は低下しているようである．穿刺部位を中心とした出血の合併症が多いことも，その原因である．

　経口低分子GPⅡb/Ⅲa受容体阻害薬も多く開発されたが，まだ臨床応用されていない．複数の臨床試験で心筋梗塞発症を抑制できず，死亡率を増加させたという報告もある．GPⅡb/Ⅲa受容体阻害薬投与後は，阻害薬が遊離した後にもGPⅡb/Ⅲaの高次構造が活性型のまま保持され，循環血液中に活性型血小板が多く存在して血栓形成を助長するという仮説が提唱されている．現在，このような高次構造変化を抑える新規化合物の開発が進んでいる．

D ホスホジエステラーゼ阻害薬：シロスタゾール

　シロスタゾールは経口cAMPホスホジエステラーゼ3（PDE3）阻害薬で，cAMPの分解を阻害することにより細胞内濃度を上昇させ，抗血小板および血管拡張，血管平滑筋増殖抑制作用を示す．経口投与後約3時間で最高血中濃度に達する．主にCYP3A4，一部CYP2D6やCYP2C19で代謝され排泄される．

　下肢閉塞性動脈硬化症による間欠性跛行の治療薬として，国際ガイドライン（Trans-Atlantic Inter-Society ConsensusⅡ：TASCⅡ）ではエビデンスに基づ

いて第1選択薬として推奨されている。また，脳梗塞再発予防効果に関しては，プラセボおよびアスピリンに対して非劣性と優越性が証明されており，出血性合併症もアスピリンより低いことが報告されている (Shinohara Y. Lancet Neurol 2010)。

シロスタゾールはまた，PCI 後の再狭窄や血栓症による血行再建の再施行率を有意に低下させること (Biondi-Zoccai GG. Am Heart J 2008)，アスピリンとチエノピリジンの併用にシロスタゾールを加えると薬剤溶出性ステント (DES) 留置後遠隔期の遅発性血栓性再狭窄を有意に抑制できること (Tamhane U. Euro Intervention 2009) が報告されている。

特有の副作用として，頭痛・動悸・頻脈・のぼせ感・顔面紅潮などが知られ，血管拡張に伴う症状と考えられる。低用量から開始することで症状の軽減が期待できる。

ジピリダモール（ペルサンチン®）も PDE 阻害薬であるが，PDE5 の阻害が主であり，cGMP の細胞内濃度を上昇させて血管拡張作用ならびに抗血小板作用を示す。抗血小板作用は比較的弱く，アスピリンなどとの併用での効果が見直されている。男性機能障害治療薬のシルデナフィル（バイアグラ®）も PDE5 阻害薬であり，肺動脈性肺高血圧の特効薬（レバチオ®）として使用されている。

E　PGI$_2$ 誘導体製剤：ベラプロスト

PGI$_2$ は血小板凝集抑制作用と血管拡張作用を有するが，不安定であり，生体内では速やかに失活する。

ベラプロストは経口投与が可能な PGI$_2$ 安定誘導体として開発され，その徐放剤も市販されている。経口投与後速やかに血中濃度が上昇し，約1.4時間で最高血中濃度に達する。消失半減期は約1.1時間であるが，40 μg の経口単回投与でも抗血小板作用は約8時間程度持続する。適応疾患は慢性動脈閉塞症と原発性肺高血圧症である。

F　セロトニン受容体拮抗薬：サルポグレラート

セロトニンは 5-HT$_{2A}$ 受容体に結合して血小板凝集を引き起こすが，単独刺激ではその作用は弱く，エピネフリンや ADP，コラーゲンなど他のアゴニストの効果増強が主であると考えられている。

サルポグレラートは 5-HT$_{2A}$ の選択的阻害薬で，内服後約30分で最高血中濃度に達する。脱エステル化後，複数の CYP で代謝される。

血小板凝集抑制効果に加え，血管平滑筋細胞の 5-HT$_{2A}$ 受容体を介した血管収

縮抑制による末梢循環改善作用も有し，慢性動脈閉塞症が適応疾患となっている．最近，新規の血小板凝集測定方法を用いて，経口投与による濃度依存性の血小板凝集抑制作用が実証された（Satoh K. J Thromb Haemost 2006）．

G　トロンビン受容体（PAR-1）阻害薬

トロンビンは強力な血小板活性化アゴニストであり，その受容体としてヒト血小板にはPAR-1とPAR-4が発現している．前者はトロンビン結合ヒルジン様配列を有し，トロンビンに対する親和性が高い．トロンビン受容体（PAR-1）阻害薬は，トロンビンの凝固活性を抑えずに血小板活性化作用のみを抑制するため，抗トロンビン薬よりも出血の副作用が少ない抗血小板薬として期待されている．

経口PAR-1阻害薬であるvorapaxar（SCH530348），SCH205831，SCH602539，atopaxar（E5555）の臨床治験が進んでいる（Siller-Matula JM. Br J Pharmacol 2010）．いずれも非ペプチド低分子型阻害薬であり，前3剤はオーストラリア原産のモクレンの樹皮から抽出されたヒンバシンを基盤に合成されたもので，トロンビンあるいはトロンビン受容体活性化ペプチド（TRAP）による血小板凝集を特異的に阻害する．一方，atopaxarについてはADPあるいはコラーゲンによる若干の血小板凝集抑制作用も報告されている．いずれも脂溶性のためか効果持続時間は長く，vorapaxarでは単回投与72時間後でも血小板凝集抑制作用を示した．

臨床治験の結果が報告されつつある．急性冠症候群を対象に心血管系の原因による死亡・心筋梗塞・脳卒中・虚血の再発をエンドポイントとして標準的抗血小板療法への追加投与の効果をみた大規模臨床試験で，vorapaxarは優位性を認めず，頭蓋内出血を含む重大な出血リスクの有意な上昇を示したため，試験は中止された（Tricoci P. N Engl J Med 2012）．またatopaxarは，日本人の急性冠症候群と高リスク冠動脈疾患を対象にした多施設第Ⅱ相試験において，出血などの副作用発現率はプラセボと同等で，主要な有害心血管イベントの発生率は低下傾向を示した．しかし，atopaxar群では用量依存性に肝機能異常が増加する傾向を示し，急性冠症候群患者においては用量依存性のQTcF（Fridericia式による補正QT間隔）延長を認めた（Goto S. Eur Heart J 2010）．臨床使用にはまだ解決すべき問題が残る．

H　GPⅣ受容体阻害薬

GPⅣ受容体はFcRγサブユニットと複合体を形成し，血管壁に露出したコ

ラーゲンと血小板の粘着を介在する。GPVIに対する自己抗体に起因する特発性血小板減少性紫斑病症例の解析から，抗体結合により血小板表面のGPVIがメタロプロテアーゼによる切断 (shedding) あるいは取り込みにより減少することが示された (Sugiyama T. Blood 1987)。

この自己抗体の解析により，2つの抗原認識部位を有する抗体自身あるいはF (ab') 2はGPVI同士を架橋して血小板を活性化するが，認識部位が1つのFab'であれば血小板を活性化することなく表面のGPVI発現量を効率的に低下させることが明らかになっている。GPVI発現量の低下のみでは重篤な出血傾向を認めないことから，この自己抗体に類似のヒト化モノクローナル抗体 (Takayama H. J Clin Invest 2008)，およびGPVIを特異的に切断するヘビ毒由来のメタロプロテアーゼ (kistomin) が，新規の抗血小板治療薬として開発途上である (Michelson AD. Nat Rev Drug Discov 2010)。

> **Key Point**　古くからのアスピリンを筆頭に，多くの種類の抗血小板薬が臨床で使用されている。血栓症のリスクの高い症例に対しては機能の異なる薬剤の多剤併用療法も行われる。切れ味鋭い新規薬剤も開発されているが，出血のリスク増大や肝機能障害などの副作用が問題となっている。

文 献

- Michelson AD. Antiplatelet therapies for the treatment of cardiovascular disease. Nat Rev Drug Discov 2010；9：154-69.
- CAPRIE Steering Committee. A randomised, blinded, trial of clopidogrel versus aspirin in patients at risk of ischaemic events (CAPRIE). Lancet 1996；348：1329-39.
- Mehta SR, et al. Effects of pretreatment with clopidogrel and aspirin followed by long-term therapy in patients undergoing percutaneous coronary intervention：the PCI-CURE study. Lancet 2001；358：527-33.
- Steinhubl SR, et al. Early and sustained dual oral antiplatelet therapy following percutaneous coronary intervention：a randomized controlled trial. JAMA 2002；288：2411-20.
- Matetzky S, et al. Clopidogrel resistance is associated with increased risk of recurrent atherothrombotic events in patients with acute myocardial infarction. Circulation 2004；109：3171-5.
- Shuldiner AR, et al. Association of cytochrome P450 2C19 genotype with the antiplatelet effect and clinical efficacy of clopidogrel therapy. JAMA 2009；302：849-57.
- Mega JL, et al. Cytochrome p-450 polymorphisms and response to clopidogrel. N Engl J Med 2009；360：354-62.
- Montalescot G, et al. Prasugrel compared with clopidogrel in patients undergoing percutaneous coronary intervention for ST-elevation myocardial infarction (TRITON-TIMI 38)：double-blind, randomised controlled trial. Lancet 2009；373：723-

31.
- Shinohara Y, et al. Cilostazol for prevention of secondary stroke (CSPS 2) : an aspirin-controlled, double-blind, randomised non-inferiority trial. Lancet Neurol 2010 ; 9 : 959-68.
- Biondi-Zoccai GG, et al. Systematic review and meta-analysis of randomized clinical trials appraising the impact of cilostazol after percutaneous coronary intervention. Am Heart J 2008 ; 155 : 1081-9.
- Tamhane U, et al. Efficacy of cilostazol in reducing restenosis in patients undergoing contemporary stent based PCI : a meta-analysis of randomised controlled trials. EuroIntervention 2009 ; 5 : 384-93.
- Satoh K, et al. A new method for assessment of an anti-5HT (2A) agent, sarpogrelate hydrochloride, on platelet aggregation. J Thromb Haemost 2006 ; 4 : 479-81.
- Siller-Matula JM, et al. Pharmacokinetic, pharmacodynamic and clinical profile of novel antiplatelet drugs targeting vascular diseases. Br J Pharmacol 2010 ; 159 : 502-17.
- Tricoci P, et al, Thrombin-receptor antagonist vorapaxar in acute coronary syndromes. N Engl J Med 2012 ; 366 : 20-33.
- Goto S, et al. Double-blind, placebo-controlled Phase Ⅱ studies of the protease-activated receptor 1 antagonist E5555 (atopaxar) in Japanese patients with acute coronary syndrome or high-risk coronary artery disease. Eur Heart J 2010 ; 31 : 2601-13.
- Sugiyama T, et al. A novel platelet aggregating factor found in a patient with defective collagen-induced platelet aggregation and autoimmune thrombocytopenia. Blood 1987 ; 69 : 1712-20.
- Takayama H, et al. A novel antiplatelet antibody therapy that induces cAMP-dependent endocytosis of the GPⅣ/Fc receptor gamma-chain complex. J Clin Invest 2008 ; 118 : 1785-95.

3 抗凝固療法：経口薬

　抗凝固薬には経口薬と注射薬がある。経口抗凝固薬は，心房細動に伴う脳梗塞発症予防や深部静脈血栓症の再発予防など，抗血小板薬の効果が期待できない疾患に長期間投与する。注射薬は，深部静脈血栓症・肺血栓塞栓症などの血栓性疾患の急性期やDICに使用するほか，体外循環や血液透析時にも使用される。

　経口薬の代表がワルファリンであり，注射薬の代表がヘパリンである。いずれも十分な抗凝固効果が期待でき，また投与量が適切にコントロールされれば副作用も比較的少ない薬剤で，長きにわたり使用されている。

　しかしワルファリンに関しては，適正量の維持のために頻回の採血による検査が必要であること，食事や併用薬などの影響を受けやすいことから，代替薬の開発が熱望されていた。最近これに応える抗トロンビン薬とXa阻害薬がようやく臨床使用可能となり，その使用結果の詳細が明らかになってきた（図53）。

A　ワルファリン

ワルファリンとビタミンK

　ビタミンKは，ドイツ語の"Koagulation"に由来し，プロトロンビン，FⅦ，FⅨ，FⅩ，プロテインC，プロテインS，プロテインZの合成に必須のビタミンである。これらのビタミンK依存性凝固因子は，N末端側にγカルボキシグルタミン酸（Gla）に富むドメイン（Glaドメイン）を有する。Glaはグルタミン酸のγ位の炭素原子に1個のカルボキシル基が余分に付加されたもので，この反応はビタミンK依存性カルボキシラーゼにより触媒される。

　ビタミンK不足ではGlaの合成ができず，異常な凝固因子（ビタミンK欠乏時産生蛋白 protein induced vitamin K absence：PIVKA）が産生される。PIVKAはホスファチジルセリンへの結合能を欠くため，正常な凝固反応が起こらなくなる。新生児のビタミンK欠乏症では，凝固異常による頭蓋内出血がみられる。また成人でも，腸管内で作用する抗生物質の投与時などにビタミンKの吸収が阻害されると，PIVKAが増加して凝固異常を呈する。ワルファリンはビタミンK拮抗薬でありGla合成を阻害する。

　ワルファリンは，クローバーの干し草を飼料にしたウシが出血症状を示したこ

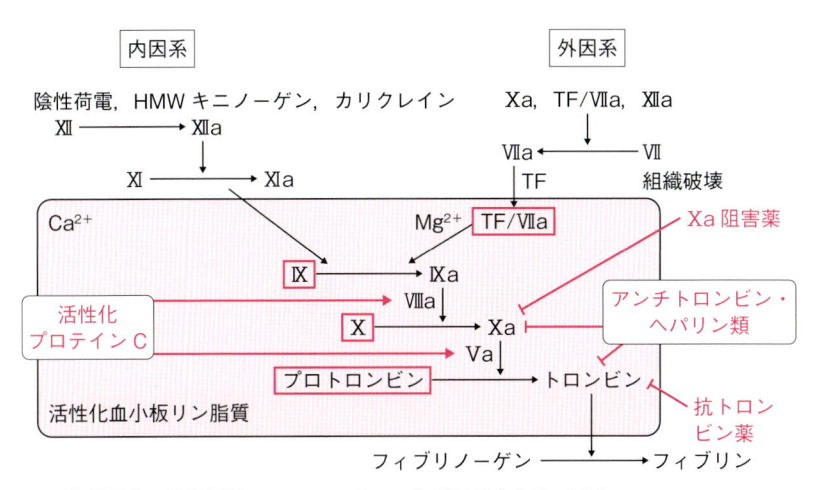

図53 抗凝固薬の作用部位。ワルファリンの作用因子を赤枠で示す。

とから発見され，ジクマロールの構造をもとに合成されたビタミンK拮抗薬である。古くは殺鼠剤として使用され，欧米ではクマリン誘導体とも呼ばれる。Gla合成を阻害することにより強力な抗凝固作用を示す。効能に個体差があること，また他の薬剤や食物の影響を受けやすいことが難点である。

効能の人種差と個体差は，ワルファリンの代謝に関わるCYP2C9だけでなく，ビタミンK代謝酵素の遺伝子多型の影響が大きい。ビタミンKを多く含む食物（納豆，ほうれん草，ブロッコリーなど）や薬物は，ワルファリンの作用を減弱させる。逆に，ビタミンKの吸収を低下させる広域スペクトラムの抗生物質，あるいは血液中でアルブミンとの結合を拮抗阻害して遊離型のワルファリンを増加させる非ステロイド性抗炎症薬（NSAID）などは，その作用を増強する。

ワルファリンと電撃性紫斑病

電撃性紫斑病（purpura fulminans）は急激に進行する皮膚の出血性壊死を主徴とする疾患で，その病態は皮膚組織の微小血管の血栓と，それによるDICである。

プロテインC活性の低下が主因とされ，先天性プロテインC欠損症では新生児期より電撃性紫斑病を繰り返す。ビタミンKの吸収阻害などが誘因になるが，ワルファリン治療開始時に発症しやすい。

プロテインCは，プロトロンビンやFIX，FXと比較して血中半減期が短く，ワルファリン治療の早期にその活性が低下することが原因となる。特にプロテインC異常症ヘテロ接合体においては，もともとの活性が50％に落ちており，ワルファリン投与開始期に活性がさらに低下すると過凝固状態となり本症を誘発す

る。

これを回避する方法として，
1）投与開始前にプロテインC/Sの活性を測定する
2）ワルファリン投与開始時期（3日間程度）にヘパリンを併用する
3）急速飽和でなく低用量（2 mg程度）からスタートし，時間をかけて維持量に移行する

などが推奨されている。

投与量のモニタリング

　過剰投与では致死的な大出血をきたし，投与量不足では血栓症を起こすため，適切な薬効評価による投与量のコントロールが必要である。モニタリングには，以前はトロンボテストが用いられた［p.55 コラム「PT-INRとトロンボテスト」参照］。

　最近ではPT-INRを用いる方法が一般的であり，欧米では対象疾患に応じてINR 2.0～3.0を目標とする。コントロール不良群では，良好群に比べて出血イベント発生率および致死率，心筋梗塞発症率に有意差があることが報告されている（White HD. Arch Intern Med 2007）。しかし，日本の実臨床ではPT-INR 1.6～2.6にコントロールされている症例が多く，日本人ではPT-INRが2.2以上になると出血イベントが増加するとの報告もある。前述のように，食事や併用薬剤により薬効が変化するので，頻回の検査が必要となることが難点である。過剰投与による出血に対しては，ビタミンK製剤を投与する。緊急性の高い場合には凝固因子製剤を投与する。

> **Key Point**　ワルファリンはビタミンK依存性凝固因子のGla形成を阻害し，ホスファチジルセリン上での効率的な凝固系の活性化を抑制する。他の薬剤や食物の影響を受けて血中濃度が変動しやすく，PT-INRによるモニタリングが必須である。逆に，モニタリングが可能であることは利点と捉えることもでき，過剰投与時にビタミンK製剤により拮抗できることと相まって，使いやすい薬剤であるとの評価も根強い。

B　新しい経口抗凝固薬の登場

　唯一の経口抗凝固薬であったワルファリンは安全で効果的な使用のためには頻回のモニタリングが必要であることから，代替薬の必要性が指摘されてきた。近年，ようやくこれに代わる経口抗凝固薬が開発され，臨床応用が開始されている。直接抗トロンビン薬とXa阻害薬がその代表である。

いずれの標的も主要な活性化凝固因子であり，その特異活性の抑制により十分な凝固抑制が期待できる．また，ともに食事や併用薬との相互作用が少ないうえに至適濃度治療域が広く，頻回のモニタリングは不要である．それぞれの長所と短所を以下に紹介する．

C 抗トロンビン薬：ダビガトラン

トロンビンの特異的阻害薬は，はじめに注射薬が開発された．欧米ではヒルジン（hirudin）あるいはその合成誘導体である bivalirudin が，またわが国ではアルガトロバンが臨床で使用されている（後述）．いずれもアンチトロンビン非依存性の抗トロンビン薬である．

近年，経口抗トロンビン薬が数多く開発され，臨床応用が開始されている．トロンビンを標的とする利点は，
1) フィブリン形成の阻害に加えて，トロンビンにより惹起される下記の反応の阻害が期待される．
2) フィブリン線維間，ならびに$α_2$PI/$α_2$APとフィブリン線維間を架橋した安定化フィブリン形成を触媒するFXIIIの活性化
3) トロンビン産生の正の増幅機構であるFVとFVIIIの活性化
4) PARを介した血小板活性化

これらの利点は，経口FXa阻害薬に対する優位点としても認識されている．

逆に，トロンボモジュリン結合トロンビンの活性も阻害することは，これによって産生される活性化プロテインCによるFVaとFVIIIaの不活性化に基づいた凝固抑制機構も阻害することを意味し，生理的な制御機構を破壊するという観点からは好ましくない．これに対してはトロンビン活性が十分に抑制されている状況下ではプロテインC系の重要性は低いとの反論もあり，今後解明すべき課題である．

これまでのところ，ximelagatran（melagatranのプロドラッグ）とダビガトランの臨床治験結果が報告されており，前者は一度ヨーロッパの一部において市販されたが，最大市場である心房細動の脳卒中予防の適応が得られなかったので市場から撤退した．ximelagatranは2つの大規模臨床試験（Olsson SB. Lancet 2003, Albers GW. JAMA 2005）で，INR 2.0〜3.0にコントロールできたワルファリン治療群と比較して，心房細動に伴う脳梗塞発症を同程度に抑制すること，大小の出血イベントは有意に低値であることが示された．一定の服用量であったことを考慮すると，モニタリングを必要とせずにこれだけの治療効果が得られた点は大変有望であった．残念ながら長期服用時の肝機能障害が問題となり，治療薬として採択されなかった．また，ximelagatran群で心筋梗塞発症リ

スクが高いことも問題とされた。

ダビガトラン（プラザキサ®）

　ダビガトランエテキシラートはダビガトランのプロドラッグで，服用後血中のエステラーゼ活性により速やかにトロンビンの競合的拮抗薬であるダビガトランに変換される。血中半減期は12～17時間で，その80％は腎より排泄される。ximelagatran に続く第2世代の経口抗トロンビン薬である。

　RE-LY試験では，心房細動を有する患者18,113名を対象に，INR 2.0～3.0にコントロールされたワルファリン治療群と比較して，脳梗塞発症に対する抑制効果を110 mg あるいは150 mg 2回/日の2種類の用量で検討した。その結果，ワルファリン群が発症率1.69％/年であったのに対し，ダビガトラン110 mg 群では1.53％/年，150 mg 群では1.11％/年と，150 mg 群で有意（$p<0.001$）な優位性が示された（Connolly SJ. N Engl J Med 2009）。一方，出血の合併は，ワルファリン群3.36％/年に対して，110 mg 群で2.71％/年，150 mg 群は3.11％/年であり，110 mg 群で有意な（$p=0.003$）安全性が示された。つまり，良好にコントロールされたワルファリン治療群と比較して，ダビガトラン110 mg 群では同等の治療効果と有意安全性が，150 mg 群では治療効果の優位性と同等の安全性が示されたわけである。

　モニタリングを必要とせずにこのような治療成績を得られたこと，またximelagatran で報告された肝機能障害などの副作用もワルファリンと同等以下であったことから，ワルファリンに代わる有望な経口抗凝固薬として大いに期待された。ワルファリンと比較して，150 mg 群で心筋梗塞発症率が有意（$p=0.048$）に高いという点は憂慮されるところであるが，その後のデータの再解析の結果，心筋梗塞の発症率に有意差はないと報告されている（Connolly SJ. N Engl J Med 2010）。本試験は，ワルファリンとダビガトランの割り付けはランダムに施行されたものの，二重盲検試験ではない。プラセボ効果を否定できない点が問題とされた。

　適応は非弁膜症性心房細動における脳梗塞発症予防である。しかし，試験は脳卒中をエンドポイントとして施行された。通常，成人はダビガトランエテキシラートとして1回150 mg（75 mg カプセルを2カプセル）を1日2回経口服用する。腎排泄比率が高いため，中等度腎機能障害例（クレアチニンクリアランス30～50 mL/min）ならびに70歳以上の高齢者などでは1回110 mg を1日2回服用に減量する。出血リスクは標準化されたが，PT-INR 2.0～3.0を標的としたワルファリン治療に匹敵する出血リスクを予防介入において受け入れられるか否かは議論が必要である。

D　Xa阻害薬：リバーロキサバン，アピキサバン，エドキサバン

　プロトロンビンの限定分解によるトロンビン生成を触媒するFXaの特異的阻害薬においても，低分子ヘパリン，合成ペンタサッカライド（フォンダパリヌクス）などの注射薬が先行して開発された。いずれもアンチトロンビン依存性であるが，近年はFXa活性を直接抑える経口阻害薬が多く開発されており，経口抗トロンビン薬とともに有望な抗凝固薬として期待される。
　FXaを標的とする利点を抗トロンビン薬と対比して述べる。

1）トロンビンよりも活性化カスケードの上流に位置するため，少量の酵素活性を抑制することで十分な抗凝固効果が得られる。これは薬効の面からも安全性の面からも最大の利点である。このことは，FXa阻害活性の特異性が高いほど（フォンダパリヌクス＞低分子ヘパリン＞未分画ヘパリン）高い薬効と安全性を示すという，注射薬で示されている知見と一致する（Palmer AJ. Haemostasis 1997，Turpie AG. Arch Intern Med 2002）。

2）FXa阻害時にも少量のトロンビンは生じ得るため，プロテインC活性化を含むトロンビンの多様な生物活性の発現が期待できる。このことを抗トロンビン薬を上回る利点と捉える研究者もいる。下に示す薬剤は，いずれもFXaの活性中心に可逆性に結合し，その特異活性を抑制する。血中の遊離FXaだけでなく，プロトロンビナーゼ複合体（prothrombinase complex：FXa＋FVa＋リン脂質＋Ca^{2+}）中のFXaも阻害する。

リバーロキサバン（イグザレルト®）

　精製FXa活性を極めて特異的（Ki＝0.4 nM）に阻害する競合的直接阻害薬である。特異性は他のセリン酵素との反応の1万倍以上で，トリプシンなどの消化酵素も阻害しない。経口投与後速やかに吸収され，血中の半減期は7〜11時間で，1/3はそのまま腎より排泄，1/3はCYP3A4依存性に肝臓で代謝され胆汁中に排泄，残り1/3は肝臓での代謝後に腎から排泄される。
　大規模臨床試験では，リバーロキサバン（10 mg/日）の股関節（RECORD 1, 2）および膝関節置換術後（RECORD 3, 4）の静脈血栓塞栓症発症予防効果がエノキサパリン（RECORD 1〜3：40 mg/日，RECORD 4：60 mg/日）と比較検討された。いずれにおいてもリバーロキサバンが有意な発症抑制効果を示し，出血イベントでは差がなかった（Eikelboom JW. Circulation 2010）。また，心房細動を有する患者の脳塞栓発症予防試験（ROCKET AF Study Investigators. Am Heart J 2010），深部静脈血栓症の二次予防試験（Bauersachs R. N Engl J Med 2010）のいずれにおいても，ワルファリンに対して非劣性が示されている。

リバーロキサバンは 2012 年 1 月に発売になった。やはり適応は非弁膜症性心房細動時の脳梗塞発症予防である。通常，成人はリバーロキサバンとして 15 mg を 1 日 1 回経口服用する。ダビガトランと比べて腎排泄比率は低いが，腎障害のある症例（クレアチニンクリアランス 30〜49 mL/min）に関しては，10 mg 1 日 1 回投与に減量することが推奨されている。リバーロキサバンの国際共同試験には日本は参加していない。欧米を中心とする各国では 20 mg/日を標準量とした試験が施行され，体重の少ない日本人では 15 mg/日を標準量とする試験が別途施行された。

アピキサバン（エリキュース®）

FXa 活性を極めて特異的（Ki = 0.8 nM）に阻害する競合的直接阻害薬である。選択性は高く，トロンビンに対し約 4,000 倍，またトリプシンに対して 2 万倍である。経口投与後速やかに吸収され，血中半減期は 8〜14 時間で，CYP3A4 依存性に肝臓で代謝され，胆汁中あるいは腎臓より排泄される。

アピキサバン（2.5 mg 2 回/日）の膝関節置換術後の深部静脈血栓症発症抑制効果をエノキサパリン 40 mg/日と比較検討した第Ⅲ相試験（Lassen MR. Lancet 2010）では，深部静脈血栓症発症はそれぞれ 15.1% vs 24.4% で，有意（$p < 0.001$）な相対リスク低下作用を示し，かつ出血症状の出現率は 4% vs 5% とエノキサパリンと同様に低い値であった。さらに，心房細動に伴う脳卒中および全身性塞栓発症抑制効果をワルファリンと比較した ARISTOTLE 試験では，アピキサバンはワルファリンよりも脳卒中・全身性塞栓の予防に優れ，出血は少なく，死亡率も低いという結果が得られた（Granger CB. N Engl J Med 2011）。

わが国では 2013 年 1 月に，非弁膜症性心房細動における脳卒中および全身性塞栓症の予防を適応として承認された。アピキサバンでは PT-INR 2.0〜3.0 を標的としたワルファリン治療との比較試験のほかに，アスピリン治療との比較試験が施行されたが，有効性の差異が明確であったため途中で中断された。ワルファリンが個別最適化を目指す治療であるのに対して，新規経口抗凝固薬は患者集団に対して均質的な介入を行う。アスピリン介入と同様の介入方法にて有効性，安全性が示された意義は大きい。

エドキサバン（リクシアナ®）

特異性は他のセリン酵素との反応の 1 万倍以上とされ，トリプシンなどの消化酵素も阻害しない（Furugohri T. J Thromb Haemost 2008）。経口投与後速やかに吸収される。血中の半減期は 9〜11 時間で，主には CYP3A4 非依存性の経路で代謝され，1/3 が尿中に，残りが糞便中に排泄される。

心房細動を有する患者の脳塞栓発症予防におけるワルファリンに対する非劣勢

試験（ENGAGE AF-TIMI 48）（Ruff CT. Am Heart J 2010），深部静脈血栓症・肺血栓塞栓症患者における静脈血栓塞栓症の二次予防についての試験（HOKU-SAI VTE）が現在進行中である（2013年3月現在）。

　わが国では下肢整形外科手術患者における静脈血栓塞栓症の発症抑制に対して，すでに認可されている。深部静脈血栓症予防に使用できる唯一の新規経口抗凝固薬である。通常，成人は30 mgを1日1回経口服用する。リバーロキサバンと同様に，ダビガトランと比較して腎排泄比率は低いが，腎障害のある症例（クレアチニンクリアランス30～50 mL/min）に関しては，15 mg 1日1回投与に減量することが推奨されている。

E　新規経口抗凝固薬の臨床使用で見えてきたこと

　上記を含む多くの抗トロンビン薬とXa阻害薬が開発されている。多くがワルファリンに対して非劣性を実証し，エノキサパリンに対する優位性を示しており，モニタリング不要のワルファリンの代替薬として十分期待できる。これにより患者の負担が軽減するとともに，必要性を認めながらもワルファリン治療を躊躇していた患者の血栓症発症予防が可能になると期待される。

　ダビガトランとリバーロキサバン，アピキサバンはすでに市販されており，いずれも非弁膜症性心房細動時の脳梗塞発症予防が適応となっている。エドキサバンも市販されており，下肢整形外科手術患者における静脈血栓塞栓症の発症抑制が適応である。使用症例数が増えるにつれて，有効性・利便性が再確認されると同時に，問題点も明らかになってきた。

出血性の副作用

　いずれの薬剤も臨床治験において，PT-INR 2.0～3.0を標的としたワルファリンよりも出血性脳卒中と頭蓋内出血の頻度が低いことが報告されている。しかしながら，ダビガトランの臨床使用で出血による死亡例が複数認められ，供給製薬会社から「適正使用のお願い」，日本循環器学会から「心房細動における抗血栓療法に関する緊急ステートメント」が公表され，いっそうの注意が喚起された。高齢者，腎機能低下症例での消化管出血が多いので，出血性の副作用に関してもう一度整理して考察してみよう。

■ ワルファリンよりも低い出血性脳卒中と頭蓋内出血の頻度

　近年，非弁膜症性心房細動時の脳梗塞のリスクは，CAHDS2スコアあるいはCHA2DS2-VAScスコアで評価され，抗血栓療法の必要性が判断される。CHADS2スコアの2を中リスク（脳卒中発症頻度2.5％/年）とし，これ以上をワ

ルファリン治療の適応としてきた．しかし，これよりリスクが低い症例でも脳梗塞の高い発症率を示す（CHA2DS2-VAScスコア1：1.3%/年，2：2.2%/年）ことから，スコア1あるいは2の患者でも抗凝固療法が望ましいと考えられてきた．しかしながら，ワルファリンによる抗凝固療法では血栓塞栓イベントと頭蓋内出血の発症率を考慮した臨床上の有益性が低く，やむなくアスピリンなどの代替療法が推奨されてきたものである．これに対し，新規経口抗凝固薬は頭蓋内出血の発症頻度が少なく，高い臨床上の有益性が期待できることから，これらの低スコア症例への投与も可能となった．

では，なぜ各種新規経口抗凝固薬の試験において，頭蓋内出血の頻度がワルファリンに比べて低いのであろうか？ 確立された定説は今のところない．第1の原因は，実臨床において適度にコントロールされているワルファリンに対して，「PT-INR 2.0〜3.0」という縛りをつけたことであろう．ワルファリン群における頭蓋内出血発症率は，治験にもかかわらず年間0.7%程度に達している．日本の実臨床では，予防介入において年間100人に1人程度が頭蓋内出血を起こす治療は行われていない．新規経口抗凝固薬にて示された年間0.2%程度が実臨床にて容認される頭蓋内出血リスクの上限であろう．この値でも，「あなたは，脳梗塞を6割程度予防するけれども年間1,000人のうち2人程度が頭蓋内出血する薬を飲みますか？」と言い換えてみると，新規経口抗凝固薬による頭蓋内出血リスクが「低い」といえる水準ではないことがわかるであろう．

これらのデータはまた，生理的な止血機構における血小板リン脂質上での効率的な凝固系活性化増幅機構の重要性を再認識させるものである．すなわち，ワルファリンは止血機構に関わるビタミンK依存性凝固因子の血中濃度をすべて低下させて機構そのものの発動を抑制し，生理的止血機構をも破綻させてしまう可能性がある．一方，新規経口抗凝固薬は傷害部位での生理的凝固系活性化増幅機構は阻害せず，同部位で効率的に産生されたFXaあるいはトロンビンの活性を一定の割合で競合的に阻害するのみである．これらの薬理作用の違いが，頭蓋内出血の頻度の明らかな相違となって現れているとも考えられる．

■ 消化管出血の原因

ダビガトランは，頭蓋内出血の頻度がワルファリンよりも明らかに低いのに，胃腸からの大出血は頻度が高い．特に抗血小板薬との併用で頻度が高くなる．またリバーロキサバンでも，輸血を必要とする大出血の頻度が高い．これらの理由も不明である．RE-LY試験でダビガトランが上腹部痛・腹部不快・消化不良などの消化器症状をワルファリン（5.8%）よりも高頻度（低用量11.8%，高用量11.3%）に示したことと関連する可能性もある．頭蓋内出血に比べると対処可能な出血ではあるが，これらを常に念頭に置き，便潜血や貧血の有無を定期的に調

べる必要がある．臨床試験の経験は実臨床に比較すれば特殊な症例に限局されている．今後の実臨床における経験の蓄積が必須である．

モニタリングの必要性

　新規経口抗凝固薬はいずれも安全域が広く，PT-INR などのモニタリングが必要でないことがワルファリンに対する優位性として捉えられている．しかし逆に，薬効のモニタリングが不可能な薬剤とする考え方もある．モニタリングは本当に必要ないのだろうか？

　新規経口抗凝固薬も FXa あるいはトロンビン活性を阻害するので，当然 PT と aPTT を用量依存性に延長する．したがって，個々の症例の薬効をモニタリングすることは可能である．抗トロンビン薬は aPTT，Xa 阻害薬は PT-INR の感受性が高い．問題は，これらの新規経口抗凝固薬が直接阻害薬であるため，血中濃度に応じて阻害活性が変化すること，かつその半減期が短く血中濃度が刻々と変化することである．図54 はダビガトラン服用後の血中濃度の変化と，TT 比，aPTT 比，PT-INR の変化を示したものである．それぞれはよく相関するものの，大きな経時的変化を示している．このように服用後の経過時間により測定値が大きく変わることが，モニタリングを難しくしている1つの要因である．

　もう1つの問題点は，治療域の設定が困難なことであろう．内服 8〜12 時間後には aPTT と PT-INR は服用前のレベルに復しており，この時点で治療域内であるか否かの判定は困難である．安全域に関しては，aPTT＞80 秒が危険域とされており，これについては最大血中濃度時の測定で対応可能である．しかしなが

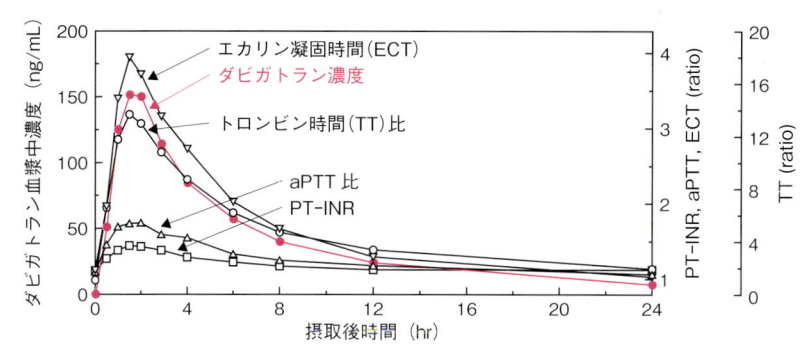

図54　ダビガトラン服用後の血中濃度の変化と凝固時間への影響．服用後短時間で最高濃度に達し，速やかに減少する．血中濃度に応じて凝固時間が変動し，トロンビン阻害活性をよく反映するエカリン凝固時間とトロンビン時間は，ダビガトラン血中濃度とよく相関する．通常の凝固時間では aPTT のほうが PT-INR よりも鋭敏である．(Stangier J, et al. The pharmacokinetics, pharmacodynamics and tolerability of dabigatran etexilate, a new oral direct thrombin inhibitor, in healthy male subjects. Br J Clin Pharmacol 2007；64：292-303, Wiley-Blackwell より許可を得て転載)

ら，80秒を基準にする根拠は大規模試験でも明らかになっておらず，今後のエビデンスの蓄積が必要である。

　以上を総合すると，現時点では服用時間と採血時間を一定にすればaPTTあるいはPT-INRでも，個々の症例における薬効発現をモニタリングすることは可能ということになる。そのほかに可溶性フィブリンモノマーやDダイマー，TATにより，生体内におけるトロンビン阻害の効果を判定することも可能である。また，副作用の有無をモニターするという意味で，血算・肝機能・腎機能・便潜血の定期的なチェックも必要である。

腎機能障害との関連

　腎排泄の割合は，ダビガトランが80％と高く，Xa阻害薬はいずれも約30％前後である。ダビガトランは，中等度の腎機能障害（クレアチニンクリアランス30〜50 mL/min）では低用量投与，高度腎機能障害（30 mL/min 未満）では使用不可となっている。実際RE-LY試験でも，腎機能の低下に応じて高い頻度で出血イベントが認められている。しかし，リバーロキサバンでも同様の傾向がROCKET AF試験で報告されており，さらに両試験においてワルファリンでも同様の傾向が示されている（山下武志．日経メディカルオンライン 2012）ことは，腎障害の出血イベントへの影響を考えるうえで興味深い（図55）。おそらく腎機能障害例では，アテローム性動脈硬化や糖尿病との合併例が多いことなどが出血性イベントの増加に関係しているのであろう。いずれにしても，どちらの抗凝固薬の投与によっても出血イベントが好発することを念頭に置くべきである。もちろん，ダビガトラン投与に際しては上記基準の遵守は必須である。

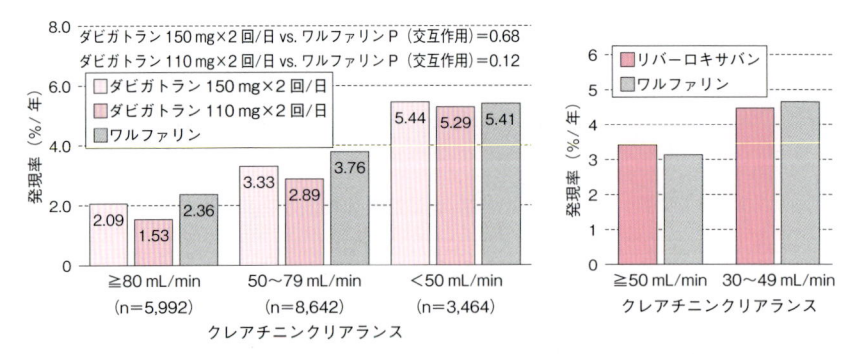

図55　腎機能障害と抗凝固薬投与時の大出血イベント発現率。クレアチニンクリアランス値の低下に伴い，ダビガトラン投与時の大出血発現率は増加している。同様の発現率の増加はワルファリンでも，リバーロキサバンでも認められる。（山下武志．抗凝固薬．大出血と腎機能障害の深遠なる関係．山下武志の心房細動塾（2012/04/05）．日経メディカルオンラインより許可を得て転載）

服薬コンプライアンス

　新規経口抗凝固薬の薬効は薬剤の血中濃度に依存する。したがって，服用を中止すると抗凝固活性もすぐに消失する。その利点は，外傷時や手術時に服用を中止すると速やかに凝固活性の回復が得られることである。欠点は，服薬を忘れると血栓症発症リスクが急激に高まることであり，中止後早期に血栓イベントが発生しやすい。また逆に，重複して服用した際に出血のリスクが高まることも問題となる。ワルファリンやアスピリンに比べ，服薬コンプライアンスの維持は重要な課題である。

投薬に関する現時点でのコンセンサス

　高齢者や腎機能障害例で，ワルファリンによるコントロールが良好である症例では，ワルファリン投与の続行が勧められている。高齢者では，服薬コンプライアンスの問題もその理由の1つである。若年で併用薬も多く，食事制限を嫌う症例は，新規経口抗凝固薬のよい適応となろう。

F　ワルファリンからの，あるいはワルファリンへの切り替え

　ワルファリンから新規経口抗凝固薬への切り替えに際しては，INR＜2.0になってから開始するよう日本循環器学会が提言しているが，根拠はない。

　逆に，新規経口抗凝固薬からワルファリンに戻す症例も増えている。基本的にはワルファリンの効果発現に要する期間を考慮し重複して投与開始した後，ダビガトランあるいはリバーロキサバンを中止する。重複期間は腎機能障害に応じて調整し，高度の場合は短くする。また，半減期の短いリバーロキサバンでは重複期間を長くすることが推奨されている（表6）。

G　抗トロンビン薬とXa阻害薬，いずれを選ぶ？

　では，トロンビンとFXaのいずれを標的にするのが，より安全で効果的な抗血栓療法であろうか？　この問題に関しては多くの学会で大変興味深い議論があった。

　トロンビンはフィブリン産生，血小板活性化，凝固カスケード活性化の増幅などの凝固活性のほかに，炎症反応の惹起，細胞増殖・遊走促進など多様な生理作用を有する。抗トロンビン薬がこのすべてを阻害するのに対し，Xa阻害薬は主に凝固系活性化とフィブリン形成のみを阻害する。いずれが抗血栓薬として優れているか，現時点では解決されていない。血小板活性化も直接抑える点は抗トロ

表6 新規経口抗凝固薬からワルファリンへの変更

クレアチニンクリアランス (mL/min)	ダビガトラン中止に対するワルファリン開始日	リバーロキサバン中止に対するワルファリン開始日
>50	3日前	4日前
31〜50	2日前	3日前
15〜30	1日前	2日前

新規経口抗凝固薬の中止日を0日とし，ワルファリン開始日を示している（「3日前」は新規経口抗凝固薬中止予定日の3日前よりワルファリンを開始する）。腎機能障害時には重複期間を短くし，半減期の短いリバーロキサバンではダビガトランより重複期間を長くする。(Republished with permission of American Society of Hematology, from How I treat with anticoagulants in 2012：new and old anticoagulants, and when and how to switch. Schulman S, et al. Blood 2012；119：3016-23；permission conveyed through Copyright Clearance Center, Inc.)

ンビン薬の抗血栓薬としての優位性と捉えられているが，プロテインCの活性化も抑える点は問題となる。しかし抗トロンビン薬により十分凝固活性が抑えられている状況では，プロテインC系による抑制の必要性は低いとの反論もある。Xa阻害薬の優位性は，カスケードの上流を抑えるのでより少ない投与量でも有効であること，多様な生理作用を有するトロンビン活性を直接は抑えないことである。

　これまでの臨床試験や臨床使用では，抗トロンビン薬とXa阻害薬の間に明らかな差異は報告されておらず，いずれが優れているかという設問に答えるには今後使用経験を積み重ねる必要がある。最終的には，周到に計画された直接の比較試験の結果を待たなければならない。

H　現在開発中の抗血栓薬

　出血性副作用の少ない抗血栓薬の開発は現在も続いている。ヒトや動物において完全欠損しても重篤な出血症状を示さない因子が，薬剤の標的となっている。

FXI阻害薬

　FXIは，内因系でFXIIaにより活性化されるだけでなく，トロンビンによっても活性化されてFIX活性化能を獲得することから，凝固カスケード活性化の増幅因子として注目されている。しかしながら，FXI遺伝子欠損症例の出血は血友病などに比べて軽度であることから，出血性副作用の少ない抗血栓薬の標的候補となっている。動物実験では期待どおりの効果が得られている。

PAI-1 阻害薬

線溶活性発現能を調節する PAI-1 阻害薬の開発が進んでいる。PAI-1 活性を阻害することにより，内因性の tPA 活性ならびに線溶活性の発現を促し，血栓症発症を予防するものである。PAI-1 は分子内ジスルフィド結合を有さないため構造が不安定であり，活性型から容易に活性潜在型や基質型に変化する。このような構造変化を促進する様々な薬剤が開発されており，臨床治験も開始されている。動物モデルでは，血栓溶解促進，血管新生促進，発毛促進などが示されており，いずれも出血性の副作用は報告されていない。PAI-1 遺伝子欠損動物でも出血症状は認められないが，ヒトの PAI-1 欠損症例では月経時や手術時の大量出血が報告されている。PAI-1 阻害薬投与に際しても，十分考慮しなければならない点である。

> ***Key Point*** 新規経口抗凝固薬が登場し，抗血栓療法の選択肢が広がった。ワルファリンに劣らない脳梗塞予防効果を有する一方，出血性脳卒中・頭蓋内出血の出現頻度は低いことから，CHADS2 スコアで 2 未満の低リスクの心房細動患者にも投与可能である。しかし，服薬コンプライアンスが悪いと血栓症発症や出血を生じるリスクは高い。ワルファリンも含め，各薬剤の特徴を理解し，個々の症例に応じた治療法の選択が必要である。

文献

- White HD, et al. Comparison of outcomes among patients randomized to warfarin therapy according to anticoagulant control : results from SPORTIF III and V. Arch Intern Med 2007 ; 167 : 239-45.
- Olsson SB, et al. Stroke prevention with the oral direct thrombin inhibitor ximelagatran compared with warfarin in patients with non-valvular atrial fibrillation (SPORTIF III) : randomised controlled trial. Lancet 2003 ; 362 : 1691-8.
- Albers GW, et al. Ximelagatran vs warfarin for stroke prevention in patients with nonvalvular atrial fibrillation : a randomized trial. JAMA 2005 ; 293 : 690-8.
- Connolly SJ, et al. Dabigatran versus warfarin in patients with atrial fibrillation. N Engl J Med 2009 ; 361 : 1139-51.
- Connolly SJ, et al. Newly identified events in the RE-LY trial. N Engl J Med 2010 ; 363 : 1875-6.
- Palmer AJ, et al. Efficacy and safety of low molecular weight heparin, unfractionated heparin and warfarin for thrombo-embolism prophylaxis in orthopaedic surgery : a meta-analysis of randomised clinical trials. Haemostasis 1997 ; 27 : 75-84.
- Turpie AG, et al. Fondaparinux vs enoxaparin for the prevention of venous thromboembolism in major orthopedic surgery : a meta-analysis of 4 randomized double-blind studies. Arch Intern Med 2002 ; 162 : 1833-40.

- Eikelboom JW, et al. New anticoagulants. Circulation 2010 ; 121 : 1523-32.
- ROCKET AF Study Investigators. Rivaroxaban-once daily, oral, direct factor Xa inhibition compared with vitamin K antagonism for prevention of stroke and Embolism Trial in Atrial Fibrillation : rationale and design of the ROCKET AF study. Am Heart J 2010 ; 159 : 340-7. e1.
- Bauersachs R, et al. Oral rivaroxaban for symptomatic venous thromboembolism. N Engl J Med 2010 ; 363 : 2499-510.
- Lassen MR, et al. Apixaban versus enoxaparin for thromboprophylaxis after knee replacement (ADVANCE-2) : a randomised double-blind trial. Lancet 2010 ; 375 : 807-15.
- Granger CB, et al. Apixaban versus warfarin in patients with atrial fibrillation. N Engl J Med 2011 ; 365 : 981-92.
- Furugohri T, et al. DU-176b, a potent and orally active factor Xa inhibitor : *in vitro* and *in vivo* pharmacological profiles. J Thromb Haemost 2008 ; 6 : 1542-9.
- Ruff CT, et al. Evaluation of the novel factor Xa inhibitor edoxaban compared with warfarin in patients with atrial fibrillation : design and rationale for the Effective aNticoaGulation with factor xA next GEneration in Atrial Fibrillation—Thrombolysis In Myocardial Infarction study 48 (ENGAGE AF-TIMI 48). Am Heart J 2010 ; 160 : 635-41.
- Stangier J, et al. The pharmacokinetics, pharmacodynamics and tolerability of dabigatran etexilate, a new oral direct thrombin inhibitor, in healthy male subjects. Br J Clin Pharmacol 2007 ; 64 : 292-303
- 山下武志. 抗凝固薬. 大出血と腎機能障害の深遠なる関係. 山下武志の心房細動塾 (2012/04/05). 日経メディカルオンライン.
- Schulman S, et al. How I treat with anticoagulants in 2012 : new and old anticoagulants, and when and how to switch. Blood 2012 ; 119 : 3016-23.

4 抗凝固療法：注射薬

A ヘパリン類：未分画ヘパリン，低分子ヘパリン，合成ペンタサッカライド

　ヘパリンはトロンビンとFXaの活性阻害を促進する抗凝固薬として，血栓予防に使用されるだけでなく，人工透析や体外循環などにおいて凝固防止の目的で使用されている。アンチトロンビンの高次構造を変化させるとともに，鋳型としてヘパリン上でのアンチトロンビンと活性化凝固因子との接触の機会を増加させることにより抗凝固活性を示す［p.47 図24 参照］。FXa活性阻害には前者の機構が主に働き，トロンビン活性阻害には後者も加わる。したがって，一般的に分子量が小さくなると抗トロンビン活性よりも抗FXa活性の比重が大きくなる。また，抗トロンビン活性が減弱するに従って出血の副作用が少なく，安全性が高くなると考えられている。

未分画ヘパリン

　分子量5,000～20,000の不均一な製剤で，抗トロンビン作用と抗FXa作用を示す。半減期は0.5～1時間であり，皮下注射か持続点滴で投与する。適応症は，DIC，体外循環の血液凝固防止（透析），血栓症の予防・治療である。

低分子ヘパリン

　わが国ではダルテパリン（フラグミン®など），エノキサパリン（クレキサン®）が市販されている。いずれも分子量約5,000前後で抗FXa活性が主（抗FXa活性の特異性を示す抗Xa/トロンビン比は，いずれも2～5：1）である。半減期は，ダルテパリンは1.5～2時間，エノキサパリンは3.5～4時間とやや長い。前者はDICに対して持続点滴投与，後者は深部静脈血栓症予防のために皮下注射2回/日である。

合成ペンタサッカライド

　合成ペンタサッカライド（フォンダパリヌクス，分子量1,728）はほぼ抗Xa活性のみを有し（抗Xa/トロンビン比は7,400：1），選択的抗Xa阻害薬と位置づけ

られている。他のヘパリン製剤はブタの小腸由来の生物製剤であることを考慮すると，合成薬剤である利点は大きい。安全性の面からヘパリン製剤は将来的には合成薬剤に移行すると考えられる。

ヘパリノイド

ダナパロイド（オルガラン®）がこれにあたり，ヘパラン硫酸が主成分である。抗Xa/トロンビン比は22：1である。半減期は20時間と長い。適応症はDICで，12時間ごとに静脈内投与する。

ヘパリン起因性血小板減少症

ヘパリン起因性血小板減少症（heparin induced thrombocytopenia：HIT）とは，ヘパリン投与後に血小板減少を示す薬剤起因性血小板減少症である。ヘパリン自身の血小板活性化能に起因するHIT Iと，自己抗体産生が原因となるHIT IIに分類される。

■ HIT I

ヘパリン結合により血小板が軽度に活性化されて小凝集塊を生じたり，ADPやコラーゲンによる凝集が促進されることにより発症する。一過性であり，通常は血栓症を合併しない。感染やアテローム性動脈硬化など血小板が活性化されやすい基礎疾患を有することが多く，ヘパリン投与後早期（2〜4日以内）に出現する。特別な治療を要しないが，必要な場合はHIT IIに準じて対応する。

■ HIT II

ヘパリンとPF4の複合体を認識する自己抗体（主にIgG）が原因となり，血小板減少と血栓症を発症する重篤な疾患である。ヘパリンと結合することによりPF4の高次構造が変化して抗原性を獲得し，自己抗体が産生される。抗体産生に関わるPF4の高次構造の変化の度合いは，ヘパリンの長さや硫酸基の数によって異なる。低分子ヘパリンあるいは合成ペンタサッカライドでは未分画ヘパリンに比べて発症頻度は低い。長鎖を有する未分画ヘパリンのほうが低分子ヘパリンよりも発症頻度が高いのは，この構造変化の相違による。

PF4-ヘパリン複合体に対する自己抗体の一部が血小板活性化能を有する（HIT抗体）。HIT抗体のFc部分が血小板膜上のFc受容体（FcγIIa）に結合し，これが重合すると免疫受容活性化チロシンモチーフ（ITAM）のリン酸化により血小板が活性化されることになる。活性化血小板がPF4をα顆粒から分泌すると，さらに多くのHIT抗体が結合して多くのFcγIIaを占拠し，ますます血小板の活性化が進むことになる。

HIT抗体はまた，血管内皮細胞上のヘパラン硫酸に結合したPF4も抗原として認識し，内皮細胞を直接傷害する。さらに，そのFc部分がFcγⅡaに結合することにより血小板が粘着することも内皮細胞傷害に関わる。

これらの機構によりDIC様の全身性の過凝固状態となり，動静脈血栓症を発症するとともに血小板数は低下する。血栓症を合併したHITⅡの予後は不良で，死亡率は20〜40％に上昇する。ヘパリン投与の中止が治療の大前提であり，そのためには迅速な診断が必要となる。

HITⅡの発症頻度はヘパリンの種類，投与方法あるいは基礎疾患により異なるが，ヘパリン投与症例の約3.3％程度にみられる。最近は疾患の認知度が向上し，検査方法も確立されたことから多くの症例がHITⅡと診断されており，実際の発症率はさらに高いと推測されている。

・HITⅡの診断と治療

HITⅡは発症様式あるいは抗体産生の状況により3型に分類される。通常はヘパリン投与開始5〜10日後にHIT抗体が産生され，血小板減少で発症する。以前にヘパリンの投与歴（多くは3カ月以内）がありHIT抗体を有していると，ヘパリン開始後数時間〜数日以内に血小板減少で発症する。これを急性発症型と分類する。ヘパリン中止後5日〜数週経過してから発症する例も稀にあり，遅延発症型と分類される。遅延発症型はHIT抗体が血管内皮上のヘパラン硫酸結合PF4に反応して発症すると考えられるが，ヘパリン投与中止後の発症であるため，診断が大変困難である。

HITⅡの診断は，血小板減少の有無，血小板減少のタイミング（ヘパリン投与との関連），血栓の有無，血小板減少をきたす他の原因の有無から総合的に判断する。DICと同様，HITⅡの可能性を疑うことが最も重要で，血小板減少と血栓症，これに関連するヘパリン投与の既往がポイントになる。確定診断はHIT抗体検査による。ELISAを用いた抗体の検出検査や，ヘパリン存在下での血小板凝集や血小板活性化を測定する機能検査がある。

HITの治療はヘパリン投与の中止である。同時に，HIT抗体のために生じている過凝固状態を是正し血栓症発症を予防することが重要となる。血栓予防の第1選択は抗トロンビン薬である。合成抗トロンビン薬であるアルガトロバンはわが国で開発され，最近HITに対する適応が追加承認された。血栓症を合併したHITⅡの予後が極めて悪いことから，臨床症状よりHITが疑われる場合には即座にヘパリンを中止しアルガトロバンに変更することが望ましく，少なくとも血小板数が正常化するまでは継続することが推奨されている。確定診断までは血小板減少をきたす他の病態も考慮し，出血性の合併症に留意する。

HIT抗体はヘパリン中止後も血中に残存（平均約100日間）して血栓症のリスクを高めるため，抗凝固療法の継続が望ましい。経口抗凝固薬として，現時点で

はワルファリンが使用されている。使用に際しては開始時のプロテインCとプロテインSの低下に伴う易血栓性に留意すべきで，アルガトロバンにより十分な抗凝固効果が得られている状態で低用量から開始する。

B　アンチトロンビン製剤

　アンチトロンビン欠損や機能異常，あるいは消費に伴う血中濃度の低下による易血栓性には，補充療法としてアンチトロンビン製剤が使用される。特にDICにおける血中濃度低下ではヘパリン製剤の抗凝固作用は期待できず，アンチトロンビンの補充が必要となる。
　血管内皮細胞上のヘパラン硫酸と結合し，必要な部位で抗凝固活性を阻害するという点で極めて生理的であり，また過凝固に伴う凝固・線溶活性の過剰発現を正常化することから，安全かつ合理的な治療薬である。補充療法を超えた大量投与による抗炎症作用を期待した治療も試みられているが，その有効性についてのエビデンスは得られていない。

C　活性化プロテインC

　欧米では敗血症性DICに対して活性化プロテインC製剤が使用されている（Hirsh JM. Blood 2005）。FVaとFⅧaを不活性化し過凝固状態を正常化するという意味では，これもまた生理的で合理的な治療法で，薬効から予想されたとおり出血性合併症の少ない安全な治療薬である。残念ながら，わが国ではプロテインC欠損に伴う血栓症に対する補充療法としてのみ使用が認められている。
　その他の薬理作用として，血管内皮細胞上に発現するプロテインC受容体（EPCR）に結合してPAR-1を活性化することにより，抗炎症作用を示すという報告もある。生理的濃度でこのような活性が発現し得るかという検討も含め，今後の課題であろう。

D　可溶性トロンボモジュリン製剤：
　　トロンボモジュリンアルファ

　トロンボモジュリンの可溶性分画のリコンビナント蛋白がDIC治療薬として認可された（リコモジュリン®）。トロンボモジュリンは膜結合蛋白で，活性化凝固因子であるトロンビン機能を修飾し，抗凝固因子であるプロテインCの活性化酵素に変換する。膜貫通および細胞内ドメインを欠損し，可溶性分画のみからなるリコンビナントトロンボモジュリンも同様の活性を有する。

可溶性トロンボモジュリンの利点は，必要とされる部位，すなわちトロンビンが過剰に産生されている部位で，そのトロンビンの凝固活性を抗凝固活性に変換する点である．もちろん内因性のプロテインC系を必要とするが，過剰な凝固活性発現を正常化するという意味では極めて生理的で，安全かつ効率的な治療法である．DICでは基本的にトロンビンの過剰産生が基盤となるので，よい適応となる．臨床試験においては，造血器悪性腫瘍あるいは感染症を基礎疾患とするDICで，ヘパリンに対しDIC離脱率において非劣性を示し，また出血の有害イベントの発症が有意に低いことが示された．DICのほかに深部静脈血栓の予防に関しても治験が進んでいる．血中半減期が長いのが特徴で，特に皮下注射時の半減期は2～3日とされ，多様な投与法の選択が可能である．

E　合成抗トロンビン薬：アルガトロバン

　アルガトロバン（アルガトロバン®，スロンノン®，ノバスタン®など）は，わが国で開発された分子量530の小分子合成抗トロンビン薬である．トロンビンがフィブリン分子内の特定の4カ所のArg-Gly結合を特異的に切断することを基盤に，Argを基本骨格とし，そのC末端とN末端を種々の方法で化学修飾することにより開発された．Argの側鎖，N末端・C末端修飾部位の3本足構造により，トロンビンの活性中心に高い酵素選択性（Ki＝37 nM）で可逆的に結合し，酵素活性を直接阻害する．アンチトロンビンを必要としない．

　脳梗塞急性期，閉塞性動脈硬化症（ASO）やBuerger病などの慢性動脈閉塞症が適応となっており，そのほかアンチトロンビン欠損やHIT症例の体外循環，またHITに対して使用される．

> ***Key Point***　抗凝固療法に使用できる注射薬も選択肢が増えている．Xa特異的阻害活性を向上させた低分子ヘパリンあるいはフォンダパリヌクスは，出血のリスクが低く，未分画ヘパリンに置き換わる薬剤である．特に後者は，生物製剤の有する感染のリスクがない安全な薬剤として期待される．アンチトロンビンを必要としないアルガトロバンは，HIT症例の抗凝固療法，透析などの体外循環に欠かせない薬剤である．また，活性化プロテインCや可溶性トロンボモジュリンは，凝固活性の過剰発現を正常化するという点で極めて生理的であり，種々の病態での効果が期待される．

文　献

・Hirsh JM, et al. New anticoagulants. Blood 2005；105：453-63.

5 線溶療法

　血栓性疾患においては，血栓を迅速に除去して血流を再開し，末梢組織の梗塞性病変の進展を阻止して臓器機能を回復することを治療の目的とする。血栓溶解療法は，血栓摘除術による病的血栓の除去とならんで血栓症治療の主流である。

　しかし，主要な対象疾患の1つであった急性心筋梗塞では，バルーンカテーテルによる拡張術やステント留置術が治療の第1選択となって久しい。脳梗塞もまた，tPAの使用が保険適用とはなったが，出血性の副作用に対する不安と手続きの煩雑さから，その普及は遅れている。

　ここでは，まず線溶療法実施に際して考慮すべきことを挙げ，安全で効率的な線溶療法とはどのようなものかを考えてみよう。

A　線溶療法に用いられる薬剤

　フィブリンを直接溶解するプラスミンと，その活性化を触媒するプラスミノーゲン活性化因子（PA）が，線溶療法に用いられる薬剤である。増幅系の上流に位置し，より効率的にプラスミン活性が得られることから，PAが使用されることが多い。わが国ではこれまで，ウロキナーゼ型PA（uPA）と組織型PA（tPA）が使用されてきた。

B　線溶療法で考慮すべきこと

フィブリン分解とフィブリノーゲン分解

　梗塞臓器の障害を最小に抑えるためには，血栓の主な構成物であるフィブリンを迅速に溶解して血流を再開通させることが必須である。そのためにはPAの早期大量投与が理想であるが，線溶活性の過剰発現による出血が最大の問題となる。

　プラスミンはフィブリノーゲンも基質として分解するため，線溶系が過剰に活性化されると低フィブリノーゲン血症をきたし，出血のリスクが増す。生理的にはフィブリン上でのみプラスミンが産生されやすく，効率的にフィブリンが溶解する種々の機構が存在する。しかし治療のためにPAが過剰に投与されると，こ

れらの生理的な防御機構が機能しなくなり，液相中で線溶活性が過剰発現しフィブリノーゲン分解が惹起されることになる。

病的血栓と生理的血栓

では，低フィブリノーゲン血症だけで線溶療法時の出血が起こるのであろうか？ フィブリノーゲン異常症の患者やヘビ毒〔ヘモコアグラーゼ（レプチラーゼ®），抗トロンビン薬（ancrod）など〕による脱フィブリノーゲン療法においては，フィブリノーゲン濃度 50 mg/dL 以下でも出血の原因となることは少ない。したがって，侵襲がない状態では低フィブリノーゲン血症単独で出血の原因になるとは考えにくい。しかし，同時に血小板凝集抑制薬や抗凝固薬を併用すると出血のリスクは高まる。線溶療法時には抗凝固薬を併用することが多く，出血の原因になっていると考えられる。

さらに，生理的な止血血栓の溶解に伴う出血も加わっていると考えられる。生理的には止血血栓は線溶抵抗性で，傷害内皮の修復終了まで維持される。これには FXIIIa による α_2PI/α_2AP のフィブリンへの架橋などが関わる。しかし，薬用量の PA 投与時，特にフィブリン特異性の高い線溶療法薬の使用時には，血管損傷部位において生理的に機能している未成熟な止血血栓をも溶解し，異常出血が起こりやすくなると考えられる。

病的血栓と生理的血栓の選択的溶解は，フィブリン溶解とフィブリノーゲン分解などと比較してもさらに困難な課題である。しかし，低フィブリノーゲン血症とは異なり，止血血栓の溶解による出血は対処可能なケースがある。安全で効率的な治療を目指すうえで，両者を区別して理解する必要がある。

> **Key Point** 線溶療法時に起こり得る異常出血は，フィブリノーゲン分解に伴う低フィブリノーゲン血症や，未成熟止血血栓の早期溶解が原因となる。

C 薬剤選択と投与方法の工夫

安全で効率的な血栓溶解のために，患者に応じた線溶療法薬の選択，投与量と投与方法を検討すべきであろう。しかしながら，これは極めて難しく，実際には種々のプロトコールに沿って治療経験から得られた安全域で使用されることが多い。

では，線溶療法の薬剤の至適な投与量と投与方法は，どのように決められているのだろうか？ 線溶の主要なインヒビターである α_2PI/α_2AP と PAI-1 の面から考察してみよう。

血栓溶解薬の投与量：必要量と安全量

　線溶療法において，十分な線溶活性の発現を得るためには，PAI-1量を凌駕するPA量が必要であり，α_2AP量を凌駕するプラスミン産生が必要となる．これは治療域の指標となる．また，制御不能の出血を防ぐには，過剰な線溶活性発現を回避するために最低限のα_2AP量を確保すること，また十分な凝固能を確保するために最低限のフィブリノーゲン量とFⅧ量を確保することが必要である．これは安全域の指標となる．

■ 必要量：治療域の指標から

　有効な血栓溶解にはPAI-1値を凌駕するPA量が必要である．実際には正常人のPAI-1の血中濃度は低く（約1 nM），薬用量のPA活性の発現に対する影響は小さいと考えられる．しかし，PAI-1は急性相蛋白の1つであり，血漿濃度は様々な因子により大きく変動する．PAI-1活性の高い患者や，PAI-1が高値を示す午前中の線溶療法では，状況に応じた投与方法を考慮する必要があるだろう．特にもともとPAI-1が高値を示す患者（4G/4G遺伝子多型や生活習慣病を有する患者）が，感染症や外傷・術後などのPAI-1濃度を強力に上昇させる病態を合併した際には，このような考え方が重要になる．一方，α_2APはPAの必要量と安全量の両方に関わる．線溶療法に伴って，α_2APはプラスミンと複合体を形成しその活性が低下する（図56）．抗原量は活性を有さない複合体も含むことから，残存α_2AP量を推測するにはその活性の測定が必須である．

　実際に行われている脳梗塞治療のプロトコールで考えてみよう．欧米で脳梗塞治療に使用されるtPA量は0.9 mg/kgであり，その10%を1～2分で急速静注し，残りを1時間で点滴静注する（ECASSⅡ）．プロトコールは症状の改善効果，頭蓋内出血頻度や死亡率など臨床的視点から作成されている．しかし小規模スタディではあるが，同様の投与方法での血液学的解析結果も報告されている．プロトコール中の最初の10%の急速静注は，PAI-1が主体のPAインヒビター活性を中和し，tPA活性を効率よく発現させる意図がある．投与開始90分後の血液データでは，α_2APは再灌流例で12.7%（$n=19$），非再開通例で18.1%（$n=21$）（$p<0.27$）といずれも著明に低下している．このことは投与tPA量が血中PAI-1量を十分に凌駕しており，かつ大量のプラスミンが生成されたことを示している（表7）．

　高度なα_2AP活性の低下は出血のリスクを高めるが，血栓局所において十分な線溶活性の発現を得るためには，循環血中のα_2AP活性の低下が必須であるという考え方もある．残念ながら，再灌流例と非再開通例で有意差が認められないが，α_2AP残存活性が低いほど溶解効率が高い傾向は読み取れる．

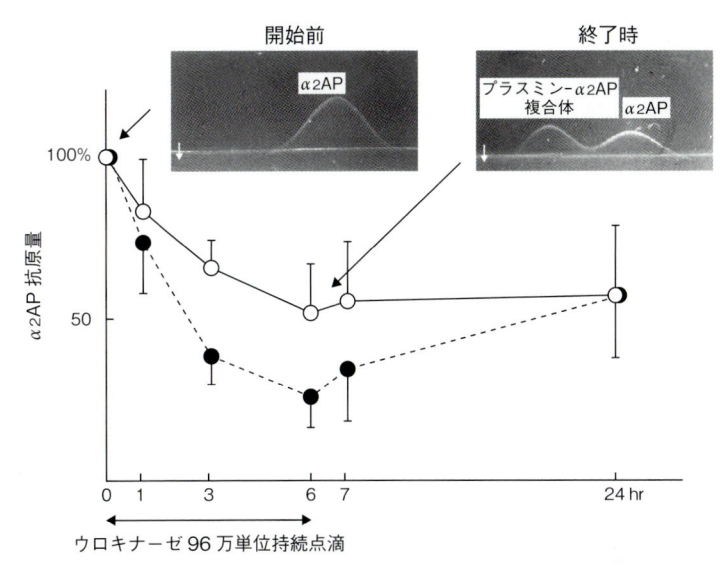

図56 線溶療法中の血中 α_2AP 値の変動。ウロキナーゼ96万単位を6時間で点滴静注した際の遊離 α_2AP およびプラスミン-α_2AP 複合体(PAP)の変動を示す。●：遊離 α_2AP 量，○：遊離 α_2AP 量＋プラスミン-α_2AP 複合体(PAP)量。上の挿入図は開始前と点滴終了時の血漿の二次元免疫電気泳動像。(Urano T, et al. Fibrinogenolysis and fibrinolysis in normal volunteers and patients with thrombosis after infusion of urokinase. Thromb Res 1985；39：145-55；ⓒ 1985 The American Society for Biochemistry and Molecular Biology より改変)

■ 安全量

プラスミン産生量が α_2AP 量を凌駕すると，フィブリノーゲン分解により出血のリスクが高まる。したがって，血漿中の残存 α_2AP 量あるいは α_2AP 活性が線溶療法の安全量を決める目安となる。その際，循環血液中の α_2AP の約30％はC末端側が短縮しておりプラスミン結合能が低いこと，線溶療法中は活性を有さない複合体が多く存在することを考慮したうえで，安全域を決めるべきである。すなわち，抗原量よりも残存活性を目安にして安全域を決めることが重要になる。0.9 mg/kg の tPA 投与では，フィブリノーゲン値の減少は再灌流例では23.8％，非再開通例で25.5％と軽度であり，血液データから考察するとこの投与量は過剰量であるとはいえない。

■ プロトコールの作成にあたって

α_2AP 残存活性は線溶療法薬の必要量に関わる因子であり，プロトコール作成時に考慮すべき点と考える。ただ，使用薬剤のフィブリン親和性などの相違により α_2AP の低下程度と血栓溶解効率が異なるので，その解釈は難しい。頭蓋内出

表7 再灌流による止血マーカーの変化：再灌流の有無による検討

	再灌流例 ($n=19$)	非再開通例 ($n=21$)	p
フィブリノーゲン (g/L)			
rtPA 投与前	3.78 (1.3)	3.60 (0.9)	0.77
rtPA 投与後	2.78 (0.9)	2.49 (0.6)	0.27
変化量	0.99 (0.86)	1.11 (1.23)	0.83
変化率 (%)	−23.8 (22.4)	−25.5 (24.9)	0.73
α_2AP 活性 (%)			
rtPA 投与前	89.2 (16.6)	93.5 (16.1)	0.42
rtPA 投与後	12.7 (16)	18.1 (13.2)	0.27
変化量	78.6 (23.4)	74.1 (17.5)	0.53
変化率 (%)	−85.8 (18.8)	−80.68 (13.3)	0.35

数値は平均値 (SD)。(Marti-Fàbregas J, et al. Change in hemostatic markers after recombinant tissue-type plasminogen activator is not associated with the chance of recanalization. Stroke 2008；39：234-6 より許可を得て抜粋)

血など対象疾患に特有の合併症を考慮する必要から，現状では臨床症状の改善および安全性の面から多くのプロトコールが作成されている．しかしながら，凝固・線溶系因子の変動からその安全性や効果を判断するという観点も重要である．わが国では脳梗塞に対して 0.6 mg/kg という用量が設定されているが，上記のような観点からの評価も必要だろう．

■ オーダーメイド治療の可能性は？

実際の治療にあたり，あらかじめ効果あるいはリスクを予測することは可能であろうか？　やはり小規模のスタディだが，ECASS II のプロトコールで治療した際の脳出血の有無に分けて止血マーカーの変化を解析した報告がある．症候性頭蓋内出血を認めたもの ($n=8$)，認めなかったもの ($n=106$) で治療前の値を比較した結果，前者では有意ではないものの α_2AP $87.8 \pm 6.6\%$，PAI-1 5.6 ± 5.5 IU，後者では α_2AP $92.2 \pm 14.9\%$ ($p=0.13$)，PAI-1 9.6 ± 13.2 IU ($p=0.11$) と，出血例でインヒビター活性が低い傾向が認められた (Cocho D. Stroke 2006)．同様の解析を行った他の報告では，PAI-1 値が出血例 ($n=6$，21.7 ± 3.5 ng/mL) では非出血例 ($n=71$，31.8 ± 12.1 ng/mL) に比べて有意に低かった (Ribo M. Stroke 2004)．PAI-1 の血中濃度は種々の要因の影響を受ける．PAI-1 活性を中和するための tPA の初回急速投与量など，症例に応じて投与方法を変えることにより出血のリスクを低減できる可能性がある．

■ 投与方法の工夫

安全で有効な血栓溶解を得るために，血栓周囲の薬剤濃度を上げる様々な方策

が試みられてきた。血栓が存在する局所でのみインヒビターを凌駕しようという試みである。カテーテルによる血栓部位への薬剤の選択的投与，フィブリンに強い親和性を有する特異的薬剤の開発などがこれにあたる。

前者はすでに一般的な治療法として確立されており，血栓内へシャワーのように薬剤を投与できる多孔式カテーテルなどのより安全で効率的な方法が開発され，有効性の評価が進んでいる。高いフィブリン親和性を有する薬剤としてtPAが大いに期待を集めたが，その機能を十分に生かすには至っていない。抗フィブリン抗体と結合させたtPA，フィブリン結合部位を複数直列につないだ遺伝子改変tPAなど，さらなる工夫が試みられている。

近年，トロンビン活性化線溶阻害因子（TAFI）によるフィブリン上のC末端Lysの選択的除去を介したプラスミノーゲン結合阻害および線溶阻害機構が注目されている。TAFIの選択的阻害薬との併用，あるいはフィブリン結合能の高いリジルプラスミノーゲンとの併用などの試みが，新しい効率的な線溶療法として期待を集めている。さらに，アテローム形成に関わる，von Willebrand因子（VWF）の切断を目的とした，VWF切断酵素であるADAMTS13の併用も線溶療法のbreakthroughとして期待される［p.156 コラム「ADAMTS13は多様な病態に関わる」参照］。

> ***Key Point*** 線溶療法のプロトコールは，疾患ごとの臨床的な特徴を基盤に，症状の改善度と出血性副作用の発現頻度を主な指標にして作成されている。今後は凝固線溶系の観点から，線溶活性発現効果ならびに安全性を検証する必要があろう。

D 線溶療法の限界と今後の展望

なぜ心筋梗塞に使われなくなったか？

急性心筋梗塞における線溶療法の有効性は，古くは血栓選択性を有さないストレプトキナーゼで実証され，これを若干上回る効果がtPAの大規模臨床試験で示されている。線溶療法が有効であることは明白である。しかし，現在わが国では線溶療法が第1選択となることは少なく，経皮的冠動脈インターベンション（PCI），ステント留置術が主流になっている。

血栓形成は急性心筋梗塞の発症の引き金ではあるが，病態の主体はアテローム性動脈硬化による冠動脈狭窄と不安定プラークの破綻である。再開通のためには，いずれにせよ狭窄に対する治療が必要である。そのため，多くの場合に迅速な冠動脈造影が可能なわが国では，最初からインターベンションを行うことが一般的になったと考えられる。

また，血小板主体の血栓中に必ずしもフィブリンは多くなく，VWFが多く沈着していることも，線溶療法が効果的でない理由の1つであろう．

なぜ脳梗塞の治療で出血するのか？

　脳梗塞に対してウロキナーゼの選択的動注療法や，tPAの全身性投与が行われる．脳梗塞では線溶療法による再開通後の脳出血（出血性梗塞）が問題となっている．これにはどのような機序が関わっているのであろうか？

　梗塞による組織破壊は，もちろん血管壁にも起こる．梗塞により脆弱になった血管に，再開通により高圧で再灌流が起こると，血管壁が破綻し出血をきたすことになる．脳梗塞の場合は少量の出血でも重篤な身体症状につながるため，線溶療法開始前に出血の可能性を判定することは，予想される効果の判定とともに極めて重要である．

　その指標の1つとして用いられているのが，therapeutic time windowと呼ばれる発症から治療開始までの許容期間である．米国のガイドラインでは発症後3時間以内の投与が推奨されており，日本脳卒中学会の治療ガイドラインでも，tPA全身投与は当初3時間以内とされた．発症後3時間を超えると再開通後の出血のリスクが増すということである．欧米では4.5時間以内に延長するべくガイドラインの書き換えが進んでおり，日本でも2012年9月の脳卒中学会の提言に伴い，発症4.5時間までの本療法の保険適用が可能となった．

　治療前の画像検査により治療効果を予測する方法も試みられている．MRIの灌流強調画像で得られる拡散-灌流ミスマッチ（diffusion perfusion mismatch）領域はペナンブラ（penumbra）と呼ばれ，血流が低下しているがいまだ梗塞に陥っておらず機能回復の可能性が残された領域と理解されている．再灌流により傷害を受ける可能性が高い領域でもあり，線溶療法の成否の指標の1つとなり得るか，より詳細な検討が待たれるところである．

　出血には薬剤固有の薬理作用も関わるようだ．tPAは他のPAよりも脳出血の合併症が多いことが様々な動物実験で示されており，また大規模臨床試験でも確認されている．これにはPA活性は直接関与せず，脳血管においてマトリックスメタロプロテイナーゼ（MMP）を活性化するというtPAの性質や，神経細胞死を助長するという性質が関わっていると考えられている．

　脳梗塞特有の線溶療法時の出血に対していろいろな取り組みがなされている．欧米ではtPAの代替薬としてコウモリのbat-PAが試みられている．またプラスミン製剤，特に重鎖の大半を欠失するマイクロプラスミンが，脳出血のリスクが低い線溶療法薬として開発されている．そのような観点でみると，従来からわが国で使用されてきたuPAも有望であり，投与方法を含め治療薬として見直すべき薬剤と考える．

今後の展望

　血栓症発症後超早期の血栓溶解療法で良好な成績が得られることには疑念はない。これは，時間経過とともに架橋した強固な血栓ができること，さらには血栓と血管壁の結合が炎症反応などで強固になることによる。脳出血との鑑別に時間を要する脳梗塞，再開通後の不整脈などへの対応が必要な心筋梗塞は別にして，迅速な血栓溶解が必要であり，かつ梗塞後出血による障害があまり問題にならない肺血栓塞栓症や末梢動脈血栓症などの疾患は，今後も積極的な線溶療法の対象となるであろう。

　肺動脈起始部の巨大血栓に対しては外科的な血栓摘除術やカテーテルによる血栓吸引術も試みられているが，成績は不良である。小片化すれば末梢での溶解が期待できることから，巨大血栓に対しカテーテル先端による血栓破砕など様々な工夫がなされている。

　下肢の深部静脈血栓症も，急性期症状は下肢挙上・ベッド上絶対安静などで改善するが，慢性期の下肢うっ滞症候群（lower limb stasis syndrome）を防ぐためには静脈機能の保持が必須であり，やはり線溶療法の適応となる。その際に問題となる遊離血栓による肺血栓塞栓症に関しては，下大静脈フィルターの併用や，血管壁から遊離させずに血栓を縮小させるためのプロトコールによる対応が模索されている。

　脳梗塞に関しては，発症後 4.5 時間までの tPA 投与開始が可能になり，今後 tPA 治療が施行可能となる患者数は大きく増えると予測されるが，同時に出血のリスクも増える。tPA 投与時の脳出血には梗塞部位で発生するフリーラジカルも関わることから，ラジカルスカベンジャーとの併用も出血への対応策として試みられている。画像検査などによる出血リスク評価法の確立が急がれる。それらの評価を基盤に，症例に応じた，より出血の少ない投与方法の確立が望まれる。

　このように，対象疾患や症例に応じて最適な線溶療法を行うための知識と技量がますます必要となる。多様な血栓症に対応できる線溶療法の専門家が今後さらに増え，多くの患者が病態に応じた最良の血栓溶解療法を受けられるようになることを期待する。

> **Key Point**　脳梗塞，肺血栓塞栓症や深部静脈血栓症などでは，線溶療法が第 1 選択となる。線溶療法に伴う出血や遊離血栓による塞栓などの重篤な合併症を予知し得る検査法の確立，それらを防ぎ得る線溶療法薬の投与方法の確立が急務である。

文　献

・Urano T, et al. Fibrinogenolysis and fibrinolysis in normal volunteers and patients with thrombosis after infusion of urokinase. Thromb Res 1985 ; 39 : 145-55.
・Marti-Fàbregas J, et al. Change in hemostatic markers after recombinant tissue-type plasminogen activator is not associated with the chance of recanalization. Stroke 2008 ; 39 : 234-6.
・Cocho D, et al. Pretreatment hemostatic markers of symptomatic intracerebral hemorrhage in patients treated with tissue plasminogen activator. Stroke 2006 ; 37 : 996-9.
・Ribo M, et al. Admission fibrinolytic profile is associated with symptomatic hemorrhagic transformation in stroke patients treated with tissue plasminogen activator. Stroke 2004 ; 35 : 2123-7.

Part 5

身体はどのように凝固・線溶系を調節しているか

1 凝固・線溶系の生理的変動

 凝固・線溶活性は，年齢，性差，日内変動など，多様な生理的因子の影響を受けて変動する．様々な環境下において血流を適切に維持するための合目的的な生理反応と考えられるが，血栓症リスクもこれに伴って変動する．効率的で安全な血栓症の発症予防ならびに治療方法を確立するうえで，重要な因子となり得る．

A 日内変動

 午前中は血小板凝集能および凝固活性が亢進し，逆に線溶活性が低下することから，血栓症のリスクが高いことが知られている．身体活動が活発になる時間帯は出血のリスクが高くなるため，夜明けとともに止血能が亢進することは合目的的といえる．しかしながら，同時に午前中に心筋梗塞の発症が高い事実と一致することから，生理的意味合いだけでなく，様々な病態発生との関連も示唆される．

 最近，日内変動を制御する転写因子がいくつか発見され，これらの時間的制御機構の詳細が明らかになってきた．

血小板

 血小板凝集能は午前中に高く，午後に低下する．血小板凝集は血漿中のアドレナリン濃度に影響されることから，多くは交感神経系の活動性の変動によるものと理解されている．また，血小板凝集の促進物質であるセロトニンの血中濃度も同様の変動を示すことから，これも関わる可能性がある．一方で，セロトニン濃度の変化は血小板活性化に伴うセロトニン放出の結果であるとする考えもある．

 時計遺伝子である *clock* の欠損マウスでは血小板凝集の日内変動を認めないことから，いずれにせよこれらの原因物質の変動は CLOCK の制御を受けていると考えられる．

凝固系

 凝固活性も日内変動を示すという説もあるが，血小板凝集能の変動に付随した変動であるとの考え方もある．

最近，血管内皮細胞上の抗凝固因子であるトロンボモジュリンのmRNAならびに蛋白の発現には日内変動があり，その発現が直接CLOCKの制御を受けているという研究結果が報告された（Takeda N. J Biol Chem 2007）。心血管系の細胞で発現する蛋白の多くがCLOCKの制御を受けていることは知られているが，トロンボモジュリンは血管内皮の抗凝固活性の主役であり，その蛋白量の変動は血液の凝固活性の発現に直接影響するため，大変興味深い報告である。後述するように著明な日内変動を示すPAI-1と同期して変動することから，これらが協調して血管内の血栓形成能ならびに流動性の維持を調節しているようである。
　時間的な調節も含めた精緻な調節機構が破綻すると，血栓症のリスクが増加すると考えられる。

線溶系

　血栓は午前中に溶けにくく，午後には溶けやすいということは古くから知られていた。しかしながら，プラスミノーゲンやα_2アンチプラスミン（α_2AP）など血中濃度の高い主要な線溶因子は日内変動を示さないことから，その原因は不明であった。
　最初に日内変動が認められた線溶因子は組織型プラスミノーゲン活性化因子（tPA）である。しかし，tPAの血中蛋白濃度は午前中に高く，午後に低下するというものであり，午前に線溶活性が低い事実と合致しなかった。その後，PAI-1の血中蛋白濃度がやはり午前中に高く，午後から夜間に低下することが報告され，tPAの多くは不活性型のtPA-PAI-1複合体として存在することから，PAI-1が多い午前中に同じく高値を示すことがわかった。
　実際の線溶活性は活性型のPAI-1量で決まるため，PAI-1が高値を示す午前中はtPA活性と線溶活性が低下することになる。PAI-1もやはりCLOCKの制御下にあり，脂肪組織・肝細胞・血管内皮などにおける発現が局所的に制御されており，血中濃度の変動につながっていると考えられている。

clock 遺伝子と遺伝子発現の時的制御機構

　内分泌系および循環器系に関わる多くの因子は，遺伝子発現が日内変動する。その制御機構の詳細が最近明らかになってきた。
　制御機構の中心となるのは，いずれも概日性を有する蛋白である3つのPeriod蛋白（PER1，PER2，PER3），2つのCryptochrome（CRY1，CRY2），およびCLOCKとBMAL蛋白（BMAL1，BMAL2）である（Hirayama J. Curr Opin Genet Dev 2005）。CLOCKとBMALはヘテロダイマーを形成し，*period*と*cryptochrome*のプロモーター領域にあるE-boxエレメント（CACGTG）に結合して，その遺伝子発現を開始する。産生されたPERとCRYは核内に移行し，

clock と *bmal* の遺伝子発現を負のフィードバックで抑制する．これらの正と負のフィードバック機構により基本的な日内変動のリズムが生じる．

さらに，CLOCK-BMAL ヘテロダイマーは多くの clock-controlled gene (ccg) の発現を制御し，生理機能の日内変動に寄与している．PAI-1 遺伝子もその1つであり，午前に発現が高く，午後に低くなる．このことが午前中に線溶活性が低い主な原因である．

> **Key Point** 血小板，凝固・線溶系は CLOCK の制御により著明な日内変動を示す．これにより午前中は血栓症のリスクが高い．

B 加齢による変動

心筋梗塞の発症は男性では加齢とともに増える．女性は若年期は発症は少ないが，更年期以降は男性並みに増える．これには加齢に伴う血管壁のアテローム性変化のほかに，凝固因子などの血中濃度の変動が関与し，高齢者は易血栓性を示すようになる．近年明らかになった年齢軸による蛋白発現調節機構を紹介し，凝固・線溶活性の加齢に伴う変化を説明する．

血小板

加齢に伴って出血時間が短縮し，凝集能は増強する．加齢とともに進行する全身性のアテローム性動脈硬化病変部で血小板が部分的に活性化（プライミング）されることが関わるようである．

女性では閉経期以降，男性と同様に凝集能が増強するという報告がある．閉経前はエストロゲンの作用により動脈硬化が抑制されていることが主な理由である．さらに，巨核球および血小板もエストロゲン受容体を有していることから，エストロゲンは巨核球においてインテグリンや受容体量の発現調節を介して血小板機能を調節している可能性もある．他の血球成分が高齢者で減少するのに対して，血小板数には年齢による変動を認めない．

凝固系

凝固因子のなかで，フィブリノーゲンや FⅦ・FⅧ・FⅨ・FⅫ・プレカリクレイン・高分子キニノーゲン・VWF は，加齢とともに血中濃度が上昇する．一方，アンチトロンビン・プロテインC・プロテインS という主要な抗凝固因子の活性は，男性では 40 歳代をピークとして加齢とともに低下し，結果的に易血栓性に傾く．

血栓症の好発年齢に合致する顕著な変動であり大変に興味深いが，複数の因子

が同様に易血栓性に向けて変動するのをみると,「何のために？」と改めて疑問がわいてくる。

■ 年齢軸恒常性分子調節機構

近年,倉地らにより年齢軸恒常性分子調節機構という新しい概念（Kurachi K. J Thromb Haemost 2005）が提起された。その中心となるのが,遺伝子発現調節に関わる,ASE（age-related stability element）およびAIE（age-related increase element）という2つの応答配列である（図57）。ヒトFIXの野生型遺伝子および変異遺伝子をマウスに導入し,一生を通じてその発現量を血中濃度で測定するという大変手間のかかる手法により立証された機構である。

ASEは5′プロモーター上流にあって加齢に伴う遺伝子発現を安定化させるエレメントであり,AIEは3′の非翻訳領域にあってASE依存性に加齢に伴い遺伝子発現を増強するエレメントである。FIXのように加齢とともに血中濃度が上昇する遺伝子はASEとAIEの両方を有し,プロテインCのように変化しない遺

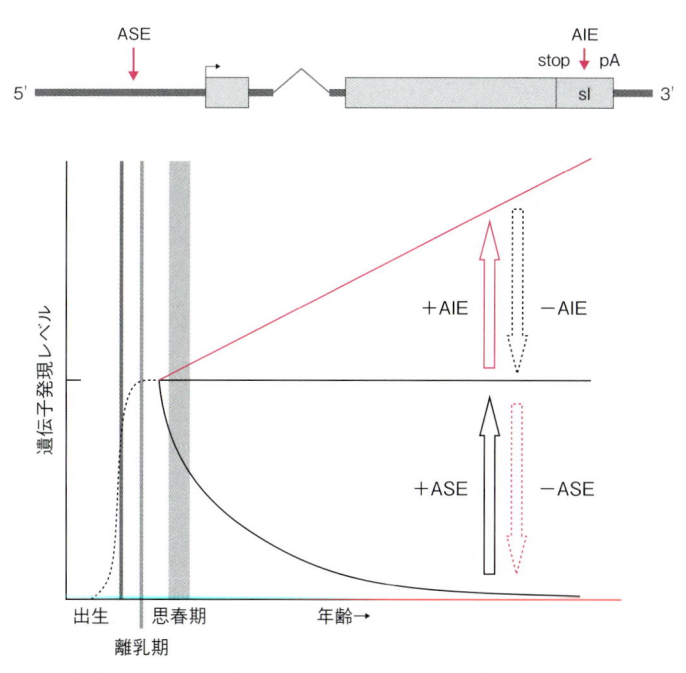

図57 年齢軸遺伝子発現調節機構。ASE/AIEにより思春期以降の遺伝子発現が調節される。ASE欠損により低下する遺伝子の発現がASEにより安定化する。さらにASEに加えてAIEが存在すると,遺伝子発現は加齢とともに増強する。（Kurachi K, et al. Molecular mechanisms of age-related regulation of genes. J Thromb Haemost 2005；3：909-14, Wiley-Blackwellより許可を得て改変）

伝子は ASE のみを有する。ASE を欠失させると，これらの遺伝子発現は加齢とともに低下してしまう。FIX遺伝子とプロテイン C 遺伝子の相同性は高くないが，ASE に関しては互いに入れ替えても生理的に機能することが実証されており，普遍性の高いエレメントである。線溶系のインヒビターである PAI-1 も ASE と AIE の両方を有し，加齢とともに血中濃度が上昇する。

今後，年齢軸遺伝子発現調節機構に関わる多くの因子が明らかになると予想される。また，その生理的意義が明らかになることで，年齢軸による遺伝子発現調節，すなわち加齢に伴う遺伝子発現変動を治療標的とした薬剤の開発が進むことが予想され，高齢者の血栓症発症を抑制できると期待される。

■ FIX Leiden の不思議

FIX の抗原量および活性値が思春期まで低く血友病症状を示すが，それ以降は活性値が増加し出血症状が消失する，FIX Leiden（血友病 B Leiden）という遺伝性疾患がある。世界で約 80 家系，14 の特異的遺伝子変異が知られている。いずれも FIX 遺伝子の発現調節部位にある Leiden-specific region（LSR）に変異を有し，出生時から思春期まで FIX 欠乏による血友病 B 症状を示すが，その症状は思春期以降に性差非依存的に自然治癒する特異な疾患である。思春期以降に回復する機構の詳細は長い間不明であった。

最近，ASE が遺伝子発現安定化因子として機能し，思春期以降の成長ホルモンの急激な分泌増加に呼応して FIX の発現を増加させる機構が明らかになった（Kurachi S. Proc Natl Acad Sci USA 2009）。ASE に直接作用する転写因子は Ets1 であることが示されている。ASE/AIE が関与する年齢軸遺伝子発現調節機構が生理的に機能していることを実証した重要な発見である。

線溶系

線溶活性は，男性では加齢とともに低下する。女性では更年期まで高い活性が維持され，更年期以降に男性と同様に低下する。

これは線溶ポテンシャルの規定因子である PAI-1 の血中濃度の変動と一致する。PAI-1 遺伝子も ASE と AIE を有することが明らかになっており，これにより加齢とともに血中濃度が上昇すると考えられる。PAI-1 の増加は，血漿中および血管内皮上の線溶ポテンシャルを低下させ，血栓症のリスクを高めることになる。女性では PAI-1 は更年期前まで低値を示す。エストロゲンによる発現調節機構が多く報告されているが，一定の見解は得られていない。

脂肪細胞や肝細胞では炎症性サイトカインによる発現増強を抑制すると考えられているが，受容体を介する直接刺激により発現が増強するという報告もある。

> ***Key Point*** 加齢に伴い，血管壁の性状だけでなく血液成分も易血栓性に変化するため，血栓症のリスクは高まる。

C　生活習慣による変動

食事による変動

　疫学調査では，オリーブオイルやビタミンC豊富な果物を多く消費する地中海地方では血栓症のリスクが低く，また適量のアルコール摂取は心血管イベントの発症を低下させることが明らかにされている。動物実験でも特殊飼料を用いて，食事性の因子で凝固・線溶系因子が変動することが多く報告されている。

　ヒトにおける負荷試験では背景の均一化に問題があり，明らかに易血栓性を改善する食事因子を証明した報告は今のところない。しかし，下記に関してはおおむね専門家の意見の一致がみられている。

■ 食事中の脂肪分の影響

　動物性脂肪に多く含まれる飽和脂肪酸に比べ，魚類あるいは植物に多く含まれる不飽和脂肪酸を多量に摂取していると，アテローム性動脈硬化性疾患のリスクは低いようである。これは，エイコサペンタエン酸（EPA），ドコサペンタエン酸（DHA）などの魚由来の不飽和脂肪酸を多く摂取するエスキモーに冠動脈疾患の発症が少なく，また血小板凝集能が低下している事実を基盤に証明されたものである。しかしながら，通常の食事を摂りながらこれらをサプリメントとして服用しても心血管疾患の減少にはつながらず，また凝固・線溶系因子への影響もなさそうである。

　血中のトリグリセリド値とPAI-1濃度は正相関する。飽和脂肪酸摂取制限のみならず，フィブレートによるトリグリセリド値の改善によってもPAI-1濃度は低下する。しかし，サプリメントとしての不飽和脂肪酸摂取による血中PAI-1濃度低下効果はやはり証明されていない（Lee KW. Arch Intern Med 2003）。

■ アルコール摂取の影響

　適量の飲酒習慣は心血管イベントの発生を抑制するという疫学的な報告があり，HDLコレステロールの増加がその主要な理由と考えられている。実験的には，飲酒直後の血小板凝集能の抑制が報告されている。しかしながら，この血小板凝集抑制効果は数時間しか続かず，その後は逆に凝集能の増強効果が認められている（リバウンド）。赤ワインに多く含まれ，抗酸化作用によるアテローム性

硬化の抑制作用を有するポリフェノールは，このようなリバウンド現象を抑えるとの報告もある．

アルコールの過剰摂取ではこのような有益な作用は認められない．逆にPAI-1増加に伴う線溶活性の低下も報告されていることから，適量に限るということであろう．

喫煙の影響

喫煙は全身性の酸化ストレスを増加させ，炎症反応を引き起こすことが知られており，血液・血管壁・血流の3要素のいずれにも影響して，易血栓性に相乗的に寄与することになる．

まず血液の因子では，喫煙者は非喫煙者に比べ，FⅦa，フィブリノーゲンおよびPAI-1の血中濃度が有意に高いことが示されている．血管壁においては，酸化ストレスによる内皮傷害のため様々な抗血栓性機能が失われる．血流に関しては，ニコチンそのもの，あるいはNOとPGI_2の産生抑制を介する血管収縮のため，ずり応力の増強が示されている．

これらの影響には禁煙後も残存するものがある反面，時間経過とともに改善するものも多いことは朗報であろう．

運動による変動

継続する身体運動が心血管イベントの発症を低下させることは，多くの疫学調査により明らかである．体重や血圧の正常化，血清脂質の改善などが直接の要因と考えられる．さらに，ストレスの発散，QOLの改善などの精神的要素も関わる可能性がある（Lee KW. Arch Intern Med 2003）．

■ 継続運動

継続運動により，血漿中PAI-1量の減少，フィブリノーゲン値の低下を認めるという多くの報告がある．PAI-1は脂肪細胞における産生が多く，また正常肝と比べ脂肪肝で発現が多いことから，内臓脂肪および体重の減少，さらには脂質異常の改善がこれらの産生を減少させると考えられる．さらに，脂質異常の改善に伴い慢性炎症反応が減弱することも，急性相蛋白であるフィブリノーゲンとPAI-1の血中濃度の低下に寄与すると考えられる．

血栓症発症予防の観点からも，継続運動の重要性が広く説かれるべきである．

■ 短時間の急激な運動

手負いのシカが逃げ回った末に死ぬとその血液は固まらない．これは血管壁からのtPA分泌増加に伴う線溶過剰発現によるといわれている．このように急激

な身体運動は，tPAの抗原量および活性を増加させる。この際，PAI-1抗原量は変化しないため，運動量に応じて線溶活性が増強することになる。運動に伴う線溶活性の増強程度は個体により異なり，動脈硬化症例や喫煙者では弱い。また，高PAI-1血症では分泌tPAは速やかに不活性化されるため，線溶活性の増強程度は弱いことも示されている。

一方，過激な運動ではフィブリノーゲン量が増加するために凝固能が亢進し，血小板凝集能も増強する。これには炎症反応の増強とアドレナリンの血中濃度の急激な上昇が関わる。短時間の急激な運動では，線溶活性の増強は極めて短時間で消失し易血栓性のみ遷延して残るため，血栓症リスクの回避にはつながらないようである。

精神的ストレス

精神的ストレスは心血管イベントを増加させる。震災において心筋梗塞や深部静脈血栓症の発症が増加したように，精神的ストレスは血栓症の危険因子である。

FⅦ・フィブリノーゲン量の増加に伴う凝固能の亢進，血小板凝集能の亢進，血小板凝集を高める血漿中セロトニン濃度の上昇，血中PAI-1濃度の上昇に伴う線溶活性の抑制などが証明されており，これらが総合して易血栓性をまねくと考えられる。血栓形成傾向が高じている冬場の早朝に，グリーン上で手に汗握るパットを試みるというのは，ゴルフ中の心筋梗塞発症に多いパターンである。

生活習慣の改善と血栓症リスク低下

現時点で多くの支持を得ている血栓症リスクの軽減方法は，
1）肥満の解消
2）禁煙
3）運動習慣の確立
4）適量の飲酒と青魚の摂取
であろうか。

食事と運動を主体としたメタボ対策がすべて血栓症リスクの軽減につながることは事実であろう。

> *Key Point* 食生活やストレスにより凝固・線溶系と血小板機能は大きく影響を受ける。生活習慣の改善により血栓症のリスクは軽減できる。

文　献

- Takeda N, et al. Thrombomodulin is a clock-controlled gene in vascular endothelial cells. J Biol Chem 2007 ; 282 : 32561-7.
- Hirayama J, et al. Structural and functional features of transcription factors controlling the circadian clock. Curr Opin Genet Dev 2005 ; 15 : 548-56.
- Kurachi K, et al. Molecular mechanisms of age-related regulation of genes. J Thromb Haemost 2005 ; 3 : 909-14.
- Kurachi S, et al. An age-related homeostasis mechanism is essential for spontaneous amelioration of hemophilia B Leyden. Proc Natl Acad Sci USA 2009 ; 106 : 7921-6.
- Lee KW, et al. Effects of lifestyle on hemostasis, fibrinolysis, and platelet reactivity : a systematic review. Arch Intern Med 2003 ; 163 : 2368-92.

2 遺伝子欠損動物からわかった凝固・線溶系因子の生理的役割

　血液凝固・線溶系因子の生理的機能は，他の機能蛋白と同様に，その欠損症あるいは異常症の発見によって明らかにされてきた。近年の遺伝子欠損動物や遺伝子改変動物を用いた研究によって，さらに詳細な情報が得られるようになり，血液凝固系蛋白の多彩な生理機能が明らかになってきた。

　特に遺伝子欠損により胎生期に致死的となる凝固関連因子に関しては，遺伝子欠損動物（胎児）の病態の解析によって，ヒトの異常症では推定できない基本的な生理機能がはじめて明らかになった。一方で，最近筆者らが見出した，生命を脅かす出血を認める PAI-1 欠損症 (Iwaki T. J Thromb Haemost 2011) のように，ほとんど出血傾向を認めない遺伝子欠損マウスの表現型とはまったく異なる例もある。

　限界を認識したうえで情報を整理してみよう。

外因系凝固カスケードは胎児発育に不可欠である

　まず，「血液凝固系は胎児発育・出生に不可欠である」ということが，様々な凝固因子の遺伝子欠損動物が胎生期に死亡する事実から明らかになっている。

　血液凝固の開始因子である組織因子 (TF) の遺伝子欠損マウスは，卵黄嚢血管形成不全により胎生早期に死亡する。プロトロンビン，FV の遺伝子欠損マウスも同様の理由で，胎生早期あるいは周産期に出血で死亡する。FⅦおよびFXの遺伝子欠損マウスは，頭蓋内あるいは腹腔内の出血により周産期または生後早期に死亡する。

　表現型にばらつきはあるが，マウスの種差や，欠損因子が母胎からわずかながら胎児へ移行し得ることを考慮すると，TF/FⅦa，FX，プロトロンビンという外因系凝固の基本経路は，胎児発育に不可欠といえよう。

　一方，フィブリノーゲン欠損マウスは，ヒトの欠損症患者と同様に易出血性を示すものの，少なくとも胎児期の発育には問題はない。胎児発育にフィブリン形成は必ずしも必要ではないようだ。同欠損マウスの出生後の経過は系統により異なり，発育過程で失血死するものもある。重要な共通点は，妊娠の維持ができないことである。

　したがって，凝固系，特に外因系凝固が出生と胎児発育に不可欠である理由と

しては，血栓形成機転だけでなく，血管新生などの特に胎児期に不可欠なシグナルの伝達を介している可能性が示唆される．実際，トロンビン受容体であるPAR-1の欠損マウスでも約50％が胎児死亡することが報告されている．

凝固系の過剰な活性化はやはり致死的である

TF/FⅦaインヒビターである組織因子経路インヒビター（TFPI）遺伝子欠損マウスも致死的である．卵黄嚢血管形成不全とDICに伴う出血が原因であることが示されている．TFPI遺伝子欠損マウスはFⅦの発現を低下させることにより救命されることから，凝固活性の過剰発現が胎児死亡に関わると考えられる．TFPIが凝固活性の過剰発現を抑えることにより，血管の開存性が維持されていると考えられる．

トロンボモジュリン/プロテインC系も不可欠

トロンボモジュリンと血管内皮細胞プロテインC受容体（EPCR）の遺伝子欠損マウスも胎生早期に死亡する．胎盤の機能発育不全を伴うようである．プロテインC遺伝子欠損マウスも周産期までに血栓症とDICにより死亡する．

活性化プロテインCによる直接的なシグナル伝達機構か，あるいは抗凝固活性か，いずれが関わっているのかは現時点では不明である．いずれにしても，トロンボモジュリン/プロテインC系も妊娠維持と出生に不可欠である．

線溶系も血管の開存性の維持に関わる

血管の開存性の維持には，凝固系の調節機構だけでなく，線溶活性も積極的に関わっている．線溶系の主要な因子であるプラスミノーゲンやtPAの遺伝子欠損マウスは，致死的ではないが容易に血栓症を発症する．

生理的には，血管傷害部位の過剰な血栓形成により完全閉塞をきたさないように，必要に応じた線溶活性の発現による迅速な溶解が寄与していることを示すものである．

血小板凝集にフィブリノーゲンは必要ない？

血小板はGPⅡb/ⅢaによりフィブリノーゲンあるいはVWFを介して凝集する．フィブリノーゲン欠損マウスでは，血管内皮傷害による血栓形成において，脆弱ながらもほぼ野生型と同じ大きさの血小板血栓を生じる．VWF欠損マウスでは血小板の粘着・凝集に長時間を要し，血小板血栓のサイズも小さいことから，VWFはこれらの一連の過程に深く関わっているようである．

興味深いことに両者のダブル欠損マウスでも，時間はかかるが血小板凝集が認められる．このことから，フィブリノーゲンやVWF以外の蛋白，例えばビトロ

ネクチンやフィブロネクチンなどがリガンド蛋白として機能する可能性が示唆されている。

> ***Key Point*** 凝固・線溶系因子の遺伝子欠損動物は，個々の因子についての，胎児形成から成長過程における基本的な生理機能の解析に貢献した。多くの因子が器官形成にも必須であることは，当該因子欠損動物の胎児期の器官形成過程を詳細に観察することによりはじめて明らかになったものである。ただし，いくつかの遺伝子欠損動物がヒトにおける欠損症とは明らかに異なる表現型を示しているので，注意が必要である。

文　献

・Iwaki T, et al. Life-threatening hemorrhage and prolonged wound healing are remarkable phenotypes manifested by complete plasminogen activator inhibitor-1 deficiency in humans. J Thromb Haemost 2011；9：1200-6.

索　引

【英文索引】

A群溶血性連鎖球菌（A群溶連菌）　7, 105
abciximab　163
activated partial thromboplastin time（aPTT）　54
acute promyelocytic leukemia　146
ADAMTS13　152, 156, 193
ADP　62, 78, 121, 184
ADP受容体　70, 121
ADP受容体拮抗薬　160（P2Y₁₂受容体拮抗薬も参照）
ancrod　189
angiostatin　30
arachidonic acid　79
ARISTOTLE試験　174
atopaxar　122, 165

bat-PA　92
Bernard Soulier症候群　67, 68, 85
bivalirudin　171
blood-borne TF　31
Buerger病　187

C型レクチン受容体スーパーファミリー（セレクチンファミリー）　75
C4b結合蛋白（C4bp）　50, 127, 145
cAMP　14, 82
cangrelor　162
CAPRIE試験　161
CD36　118
CD40L　121
CD63　122
cGMP　14, 82
CHADS2スコア　140, 142, 175
CHA2DS2-VAScスコア　140, 142, 175
CLOCK　198
cyclooxygenase（COX）　71
CYP2C9　169
CYP2C19　160
CYP3A4　173

Dダイマー　41, 56, 89, 102, 144, 147
deep venous thrombosis（DVT）　143
disseminated intravascular coagulation syndrome（DIC）　145

E-セレクチン　118, 120
elinogrel　162
endothelial protein C receptor（EPCR）　48, 107
ENGAGE AF-TIMI 48　175
epidermal growth factor（EGF）　23
eptifibatide　163

fibrin degradation product（FDP）　88
fibrinogen　39
fibrinopeptide　39
fibroblast growth factor（FGF）　111
focal adhesion kinase（FAK）　64

G蛋白　72, 79
GAS6　120
Glaドメイン　22

heparan sulfate　9
heparin-induced thrombocytopenia（HIT）　61, 184
HOKUSAI VTE　175

immunoreceptor tyrosinebased activator motif（ITAM）　74
inside-outシグナル　64
integrin　64

Kasabach Merritt症候群　147

LDL　131
low-density lipoprotein receptor-related protein（LRP）　109
lysine binding site（LBS）　21

matrix metalloproteinase（MMP）　111
myeloproliferative leukemia virus onco-

gene ligand（c-MPL） 59

N-メチル-D-アスパラギン酸（NMDA）受容体 113
NO（一酸化窒素） 14, 72, 82, 118, 204

outside-in シグナル 64

P-セレクチン 61, 75, 107, 118, 122
$P2Y_1$ 84, 121
$P2Y_{12}$ 63, 70, 84, 121
$P2Y_{12}$ 受容体拮抗薬 70, 160（ADP 受容体拮抗も参照）
phosphatidylinositol 4,5-bisphosphate（PIP$_2$） 79
phosphatidylinositol-3 kinase（PI-3K） 67, 78
phospholipase A$_2$（PLA$_2$） 79
phospholipase C（PLC） 79
plasminogen 88
plasminogen activator（PA） 88
plasminogen activator inhibitor（プラスミノーゲン活性化因子インヒビター：PAI）
―― PAI-1 10, 93, **94**, 99, 110, 127, 130, 137, 139, 145, 190, 199, 203
　　　PAI-1 阻害薬 96, 110, 181
―― PAI-2 94, 96, 110, 132
platelet factor-4（PF4） 61
platelet-derived growth factor（PDGF） 61
posphatidylserine（PS） 22
prasugrel 161
protease activated receptor（PAR） 6, 106
protein induced vitamin K absence（PIVKA） 168
PT-INR 55, 170, 177

RE-LY 試験 172, 176, 178
REACH registry 137
ROCKET AF 試験 173, 178

serine protease 18
serine protease inhibitor（SERPIN） 44, 94
shear stress 10
src ファミリーキナーゼ（SFK） 74, 78
Staphylococcus 92

Streptococcus 92

TF/FⅦa 複合体 29, 33, 44
　―― 機能 31
therapeutic time window 194
thrombin activatable fibrinolysis inhibitor（TAFI） 52
thrombomodulin 9
thrombotic microangiopathy（TMA） 152
thromboxane A$_2$（TXA$_2$） 70
ticagrelor 162
tirofiban 163
tissue factor pathway inhibitor（TFPI） 43
tissue factor（TF） 10, 29
Toll-like 受容体 69
tPA（組織型プラスミノーゲン活性化因子） 9, 15, 21, **92**, 98, 111, 112, 142, 188, 193, 194, 199, 208
tPA-PAI-1 複合体 93, 199
tPA 添加血漿クロット溶解時間 103
TRA 2P 試験 122
TRACER 試験 122
transforming growth factor β（TGFβ） 96
tumor necrosis factor α（TNFα） 96

uPA（ウロキナーゼ型プラスミノーゲン活性化因子） 33, 92, 109, 142, 188
uPA-PAI-1 複合体 109
uPA 受容体（uPAR） 109
Upshaw-Schulman 症候群 153

vascular endothelial growth factor（VEGF） 108
Virchow の 3 徴 8, 140
VLDL 96, 131
von Willebrand 因子（VWF） 10, 61, 67, 77, 117, 208
　―― 超巨大分子量（UL-VWF） 152
von Willebrand 病 36
vorapaxar 72, 122, 165

Weibel-Palade 体 75, 92

ximelagatran 171

【和文索引】

あ

悪性新生物（悪性腫瘍，癌）　11, 92, **107**, 112, 126, 146, 148, 154, 187
アスピリン　83, 130, 139, 154, **159**
アスピリンジレンマ　82
アスピリン抵抗性　120
アデニル酸シクラーゼ　70, 79, 82
アテローム血栓症　136, 139
アテローム性動脈硬化　9, 31, 73, 118, 134, 136, 178, 184, 193, 200, 203
アドレナリン　73, 198, 205
アネキシンⅡ　111, 146
アネキシンⅤ　132
アピキサバン　141, **174**
アラキドン酸　79
アルガトロバン　149, 171, 185, 187
アルギニン（Arg）　15, 21, 101, 187
アルコール　203
α顆粒　**61**, 75, 78
$α_2$マクログロブリン（$α_2$M）　97, 103
$α_2$プラスミンインヒビター（$α_2$PI）/$α_2$アンチプラスミン（$α_2$AP）　41, 90, 97, 101, 189
アンジオスタチン　30, 112
アンチトロンビン　11, 15, 44, 149
アンチトロンビン欠損症　123, 186
アンチトロンビン製剤　186

易血栓性　10, 12, 51, 103, 116, **126**, 136, 143, 186, 200（血栓傾向も参照）
一次止血　8
胃腸障害　160
イノシトール三リン酸（IP_3）　79
イプシロンアミノカプロン酸　149
インスリン抵抗性　96, 119, 137
インターロイキン
　――IL-6　50, 59, 145
　――IL-8　108
　――IL-11　59
インテグリン　64
　――$α_2β_1$　77, 117
　――$α_2β_3$　66
　――$αⅡbβ_3$　64（糖蛋白Ⅱb/Ⅲaも参照）
　――$αVβ_3$　66

運動　204

エコノミークラス症候群　13
エストロゲン　51, 131, **200**
エドキサバン　144, **174**
エノキサパリン　183
炎症（炎症反応）　6, 10, 31, 50, 75, 96, 107, 120, **126**, 136, 140, 145, 204

オールトランス異性体　146, 148

か

外因系凝固　6, 10, 15, **29**, 207
外傷　128, 143
開放小管系　62
解離性動脈瘤　147
過凝固状態　143, 185
下肢閉塞性動脈硬化症　163
活性化部分トロンボプラスチン時間（aPTT）　55, 132, 177
活性化プロテインC（aPC）　16, 36, 43, 107, 145, 149, 171, 186, 208
　――抗炎症作用　50
　――作用機序　48
　――レジスタンス　50
活性酸素種　118
ガベキサート　149
可溶性トロンボモジュリン製剤　186
可溶性フィブリンモノマー　56
カリクレイン　32, 46
カルシウムイオン（Ca^{2+}）　25, 34, 54, 72, 79, 82, 113
加齢　11, 123, 137, **200**
肝機能障害　160, 171
管腔形成　109, 111
間欠性跛行　163
感染（感染症）　31, 69, 126, 154, 184
感染防御　7, **105**
冠動脈バイパス手術　162
偽性血小板減少症　85
喫煙　120, 137, 204
急性冠症候群　122, 136, 154, 161
急性心筋梗塞　193
急性前骨髄性白血病　32, 146, 148

休眠療法　112, 130
凝固　15
凝固・線溶系
　——生理作用　**105**
　——生理的変動　**198**
　——生理的役割　**207**
凝固因子
　——FⅡ　→プロトロンビン
　——FⅤ（FⅤa）　27, 37, 49, 186
　　　FⅤ Leiden　38, 50, 125
　——FⅦ（FⅦa）　10, 15, 29, 126, 132, 141
　——FⅧ（FⅧa）　33, 36, 49, 132, 186
　——FⅨ　15, 29, 33, 141, 202
　　　FⅨ Leiden　202
　——FⅩ（FⅩa）　15, 26, 29, 33, 35, 44, 49, 141, 179
　——FⅪ　32
　——FⅫ　32, 126
　——FⅩⅢa　89
凝固因子Ⅹa阻害薬　173, 177, 179
凝固因子Ⅺ阻害薬　180
凝固活性過剰発現
　——後天性　**126**
　——先天性　**123**
凝固系　**6**
　——活性化　**18**, **20**, 25, 29
　——加齢による変動　200
　——共通経路　33
　——制御機構　43
　——日内変動　198
凝固系検査　**54**
凝固制御因子　47, 123
局所接着キナーゼ（FAK）　64, 67

クリングル構造　21
クロピドグレル　63, 70, 120, 138, 139, 154, **160**

経口避妊薬　131
形質転換増殖因子β（TGFβ）　96, 127, 131, 137
経皮的冠動脈インターベンション（PCI）　161, 193
血液　11, 116, 140, 143
血液粘度　10, 143
血管拡張　83, 163

血管細胞接着分子-1（VCAM-1）　118
血管収縮　7
血管新生　62, 108, 109, 111, 208
　——阻害　30, 62, 108, 112
血管新生阻害薬　129, 146
血管内皮（細胞）　9, 14, 16, 31, 43, 92, 96, 107, 118, 142, 146, 185
血管内皮細胞プロテインC受容体（EPCR）　48, 50, 186, 208
血管内皮傷害　78, 117, 120, 204, 208
血管内皮増殖因子（VEGF）　62, 108, 111
血管平滑筋（細胞）　31, 73, 142, 163
血管壁　9, 117, 140, 144
血漿交換　154
血小板　25, **58**
　——加齢による変動　200
　——形態と構造　**61**
　——日内変動　198
　——プライミング　15, **117**, 200
血小板活性化　61, 78, 106, **117**, 179
　——マーカー　85
血小板機能評価法　86
血小板凝集　7, 70, 72, 78, 120, 160, 198, 205, 208
　——抑制　9, 14, 121, 81, 82, 165, 203
血小板凝集抑制薬　189
血小板検査　84
血小板減少　60, 69, 85
血小板数測定　85
血小板第4因子（PF4）　61, 69, 85, 122, 184
血小板膜
　——接着分子と受容体　63
　——変化と粘着・凝集　76
血小板輸血　60, 150
血小板由来増殖因子（PDGF）　61
血栓傾向　10, 108, 126, 130, 137（易血栓性も参照）
血栓形成過程　39
血栓症　8, 123
　——遺伝子多型　125
　——後天性素因　11, **126**
　——先天性（遺伝性）素因　11, **123**
血栓性微小血管障害症（TMA, 血栓性血小板減少性紫斑病）　152
血栓摘除術　195
血栓溶解薬　必要量と安全量　190

血栓溶解療法　137
　　── 脳梗塞　142
血友病A　37
血友病B　35, 202
血流　10, 140, 143

高PAI-1血症　130
抗凝固薬　141, 189
　　── モニタリング　177
　　── 出血性副作用　28, 175, 180, 193
抗凝固療法　133, 137, 139, 140
　　── DIC　149
　　── 経口薬　168
　　── 深部静脈血栓症と肺血栓塞栓症
　　　　144
　　── 注射薬　183
　　── 脳梗塞　142
高血圧　140
抗血小板療法　119, 133, **159**
　　── 深部静脈血栓症と肺血栓塞栓症
　　　　144
　　── 脳梗塞　142
抗血栓療法　130, 143, 175, 179
膠原病　154
高脂血症　12
合成抗トロンビン薬　185, 187
合成蛋白分解酵素阻害薬　149
合成ペンタサッカライド　47, 149, **183**
抗トロンビン薬　149, **171**, 177, 179
高分子キニノーゲン　32
高ホモシステイン血症　134
抗利尿ホルモン　154
抗リン脂質抗体症候群（APS）　**132**
コラーゲン　15, 27, 77, 184
コラーゲン受容体　74, 77
コレステロール　119
コンプライアンス　179

さ

サイトカイン　10, 29, 59, 69, 127, 145
細胞間接着分子（ICAM）　76, 120
サルポグレラート　63, 164
酸化LDL　118, 122
酸化ストレス　118, 204

ジアシルグリセロール（DAG）　79
シクロオキシゲナーゼ（COX）　71

　　── COX-1　79, 82, 159
　　── COX-2　82, 159
シクロオキシゲナーゼCOX-2特異的阻害
　　薬　83
止血血栓　6, 189
脂質異常　96, 119, 122, 136, 139
ジピリダモール　164
脂肪細胞　96, 137, 202, 204
手術　128
出血傾向　35, 37, 54, 67, 102
出血時間　85
出血症状　145
出血性腸炎　154
出血性副作用　149, 175, 180, 183, 193
腫瘍壊死因子α（TNFα）　96, 131, 137
腫瘍細胞　7, 32, 107, 110, 146
腫瘍増殖　96, 108, 129, 146
消化管出血　176
消化性潰瘍　160
消費性凝固障害　145, 147
上皮増殖因子（EGF）　23, 92, 109
静脈血栓　11, 62, 128, 133, 173, 175
食事　203
シルデナフィル　164
シロスタゾール　142, **163**
腎機能障害　153, 172, 178
心筋梗塞　118, **136**, 160
　　── 線溶療法　193
　　── 治療　137
神経細胞死　112, 114, 194
心原性塞栓　139
人工弁　141
深部静脈血栓（DVT）　13, 124, **143**, 173,
　　175, 183, 187, 195
心房細動　**140**, 171, 173, 175
心房内血栓　140

髄膜炎球菌　127
頭蓋内出血　122, 175, 190
スクランブラーゼ　26
スタチン　137
スタフィロキナーゼ　92
ステント　137, 154, 193
　　── 薬剤溶出性（DES）　137, 164
ステント血栓症　161
ストレス　132, 143, 205
ストレプトキナーゼ　7, 92, 105, 193

ストロメリシン　126
ずり応力　10, 58, 68, 78, 139, 204

生活習慣　203
生理的血栓　189
生理的抗血栓作用　14
生理的止血機構　32, 117, 176
赤血球沈降速度　147
接触因子　32, 141
セリン酵素　18
セリンプロテアーゼ・インヒビター（SERPIN）スーパーファミリー　44, 94
セロトニン　62, 78, 121, 198, 205
セロトニン受容体拮抗薬　63, 73, 121, 164
線維芽細胞増殖因子（FGF）　111
全身性エリテマトーデス　132
全身性炎症反応症候群（SIRS）　107
先天性分子異常　11, 116, 126
線溶（線維素溶解）　15, **88**
　── 加齢による変動　202
　── 日内変動　199
線溶因子　111, 125, 199
線溶活性
　── 後天性発現低下　126
　── 制御，抑制　94, 101, 127
　── 先天性発現低下　123
　── 促進　**97**
線溶系検査　102
線溶抵抗性　41, **101**
線溶療法　**188**, 114, 193
　── 心筋梗塞　193
　── 脳梗塞　194

僧帽弁狭窄症　141
組織因子（TF）　10, 15, 107, 126
　── TF/FⅦa 複合体　29, 31, 33, 44
　── 構造と機能　29
　── 発現臓器と調節　31
組織因子経路インヒビター（TFPI）　44, 208

た

胎児発育　207
胎盤早期剝離　145, 148
脱水　11, 143, 154
ダナパロイド　149, 184
ダビガトラン　141, **172**, 175, 178

ダルテパリン　183
蛋白分解酵素　6, 39, 108, 111, 113
チエノピリジン系　63, 154, 160
チクロピジン　63, 70, 154, **160**
低酸素　96, 107, 114, 129
低蛋白血症　51
低比重リポ蛋白受容体関連蛋白（LRP）　51, 109, 113
低フィブリノーゲン血症　188
低分子ヘパリン　47, 108, 144, 149, **183**
電撃性紫斑病　124, 169

糖蛋白（GP）
　── Ⅰb　30, 59
　── Ⅰb/Ⅸ　152
　── Ⅰb/Ⅸ/Ⅴ複合体　61, 66, 67, 77, 117
　── Ⅱb/Ⅲa　30, 59, 61, 64, 83, 117, 121, 152
　── Ⅳ　165
　── Ⅴ　59
　── Ⅵ　15, 59, 74, 77, 117
　── Ⅸ　59
糖蛋白（GP）Ⅱb/Ⅲa 受容体阻害薬　67, **163**
糖蛋白（GP）Ⅳ受容体阻害薬　165
糖尿病　96, 119, 122, 137, 140, 178
動脈血栓　11, 32, 62, 133, 196
時計遺伝子　96, 137, 198
トラネキサム酸　125, 149
トリグリセリド（中性脂肪）　12, 131, 203
トロンビン　7, 15, 26, 52, 72, 99, 121, 141, 171, 179
　── 生理作用　**106**
トロンビン-アンチトロンビン複合体（TAT）　56, 146
トロンビン活性化線溶阻害因子（TAFI）　52, 193
トロンビン受容体活性化ペプチド（TRAP）　165
トロンビン受容体阻害薬　72, 165
トロンボキサン
　── A₂（TXA₂）　70, 78, 83, 85
　── B₂（TXB₂）　79, 85, 120
トロンボキサン（TXA₂）合成阻害薬　**159**

トロンボスポンジン　108
トロンボテスト　55
トロンボポエチン　**59**
トロンボモジュリン　9, 15, 30, **48**, 149, 199, 208
トロンボモジュリンアルファ　186

な

内因系凝固　6, **32**, 141
7回膜貫通型受容体　69
ナファモスタット　149

二次止血　8
日内変動　**198**
妊娠　94, 126, 131, 143

年齢軸恒常性分子調節機構　201

脳梗塞(脳塞栓)　114, **139**, 160, 171, 187, 173
　──血栓溶解療法　142, 190, 194
　──抗凝固療法　142
　──抗血小板療法　142
脳出血　175, 194
濃染(δ)顆粒　62, 78

は

肺血栓塞栓症(PTE)　125, 132, **143**, 195
播種性血管内凝固症候群(DIC)　32, 51, 124, **145**, 186
　──治療　148
　──発症機転　145
反応増強分子　117, 120, 122

非ステロイド性抗炎症薬(NSAID)　83, 169
ビタミンK　22
ビタミンK依存性凝固因子　15, 22, 26, 50, 80, 133, 158, 168, 176
ビタミンK欠乏時産生蛋白(PIVKA)　168
ビトロネクチン　95, 110
肥満　11, 96, 119, 131, 143

フィブリノーゲン　6, 15, **39**, 61, 80, 88, 126, 132, 139, 147, 188, 204, 208
　──構造と生理機能　39

フィブリノーゲン異常症　189
フィブリノペプチド　39, 56, 146
フィブリン　6, 15, 21, **39**, 80, 88, 98, 101, 171, 179, 188
フィブリン血栓　6
フィブリン分解産物(FDP)　15, 88, 102, 148
フィブロネクチン　61
フォンダパリヌクス　144, 149, 183
プライミング　15, **117**, 200
ブラジキニン　33
プラスミノーゲン　7, 15, 21, 88, 90, 98, 105, 208
プラスミノーゲン活性化因子(PA)　88, **92**, 94, 188
　──ウロキナーゼ型　→ uPA
　──組織型　→ tPA
プラスミノーゲン活性化因子インヒビター　→ PAI
プラスミノーゲン活性化因子インヒビター(PAI-1)阻害薬　96, 110, 181
プラスミノーゲン欠損症　125
プラスミン　21, 97, 100, 111, 188
プラスミン-α₂プラスミンインヒビター複合体(PIC)/プラスミン-α₂アンチプラスミン複合体(PAP)　97, 102, 148
フリーラジカル　114, 195
プレカリクレイン　32, 200
プロゲステロン　131
プロスタグランジン(PG)
　── E_2　122
　── G_2　79
　── H_2　71, 79
　── I_2　9, 14, 70, 79, 82, 118, 204
プロスタグランジン I_2 受容体　72
プロスタグランジン I_2 誘導体製剤　164
プロスタノイドファミリー受容体　70
プロテアーゼ活性化受容体(PAR)　6, 106
　── PAR-1　72
　── PAR-2　29
プロテインC　11, 15, **48**, 107, 149, 169, 180, 208 (活性化プロテインCも参照)
プロテインC異常(欠損)症　124, 132, 149, 169
プロテインS　11, 50, 127, 131, 145, 186
プロテインS異常症　124, 132
プロテインキナーゼ

—— A（PKA）　82
　　　—— C（PKC）　79
プロトロンビナーゼ　27, 80
プロトロンビナーゼ複合体　36
プロトロンビン（FⅡ）　15, 21, 26, 49, 80, 36, 132, 141, 163
プロトロンビン時間（PT）　34, 54, 147, 177
プロトロンビンフラグメント1+2　36, 56

閉塞性動脈硬化症（ASO）　187
βトロンボグロブリン（β-TG）　61, 85, 122
ペスト菌　105
ヘパラン硫酸　9, 15, 44, 185
ヘパリノイド　184
ヘパリン　46, 123, 144
　　　—— 低分子　47, 108, 144, 149, **183**
　　　—— 未分画　47, **183**
ヘパリン起因性血小板減少症（HIT）　61, 69, **184**, 187
　　　—— HITⅠ　184
　　　—— HITⅡ　184
ヘパリンコファクターⅡ　47
ヘビ毒　42, 166, 189
ヘマトクリット　12
ヘモコアグラーゼ　189
ベラプロスト　164
ベロ毒素　154
弁膜症　141

ホスファチジルイノシトール三キナーゼ（PI-3K）　67, 78
ホスファチジルイノシトール二リン酸（PIP$_2$）　79
ホスファチジルセリン（PS）　15, 22, 25, 27, 80, 163
ホスホジエステラーゼ（PDE）阻害薬　163
　　　—— PDE3　163
　　　—— PDE5　164
ホスホリパーゼ
　　　—— A$_2$（PLA$_2$）　79, 82
　　　—— C（PLC）　79
ホルモン補充療法　131

ま

マイクロパーティクル　31, 85, 122, 145

マグネシウムイオン（Mg^{2+}）　34
末梢動脈血栓症　195
マトリックスメタロプロテイナーゼ（MMP）　111, 121, 194
慢性動脈閉塞症　187

未分画ヘパリン　47, **183**

メタボリックシンドローム　12, 96, 130, 136
免疫グロブリンスーパーファミリー　74
免疫受容活性化チロシンモチーフ（ITAM）　74, 78, 184
免疫抑制薬　155

や

薬剤誘発性血小板減少症　69

ユーグロブリンクロット溶解時間（ECLT）　103

溶血性尿毒症症候群　→血栓性微小血管障害症
溶血性貧血　153

ら

ラクナ梗塞　141

リジン（Lys）　15, 21, 42, 90, 91, 99
リジン結合部位（LBS）　21, 91
リストセチン　68
リツキシマブ　155
リバーロキサバン　141, **173**
リン脂質　25, 33, 35

ループスアンチコアグラント　133

レプチン　119

ロイシンリッチリピート（LRR）ファミリー　66

わ

ワルファリン　22, 124, 133, 141, 144, **168**, 175, 179, 186
　　　—— モニタリング　170

<著者略歴>

浦野 哲盟 浜松医科大学医生理学講座 教授
1981 年　浜松医科大学医学部医学科卒業
　　　　　浜松医科大学第 2 生理学・第 2 外科学（血管外科）
1986 年　米国ノートルダム大学
1987 年　浜松医科大学医学部助手
1990 年　スウェーデン Umea 大学（文部省在外研究員）
1991 年　デンマーク王立病院（文部省在外研究員）
　　　　　浜松医科大学助教授
2001 年〜　現職
・日本血栓止血学会理事，日本血液学会代議員，日本生理学会評議員
　国際線溶学会理事，アジア太平洋血栓止血学会理事，国際血栓止血学会，米国血液学会
　日本血栓止血学会誌編集委員長，Current Drug Therapy アジア地域編集長，Thrombosis Journal 編集委員，Archives of Medical Science 編集委員

後藤 信哉 東海大学医学部内科学系循環器内科学 教授
1986 年　慶應義塾大学医学部卒業
1992 年　米国カルフォルニア州スクリプス研究所
1996 年　東海大学医学部第 1 内科助手
1998 年　同　循環器内科講師
2002 年　同　循環器内科助教授
2007 年〜　現職
2008 年　東海大学バイオ研究医療センター代謝疾患研究センター長兼任，東海大学総合医学研究所代謝システム部門長兼任
・日本血栓止血学会理事，日本バイオレオロジー学会理事，NPO 法人臨床研究評価機構理事，日本循環器学会認定循環器専門医，日本内科学会認定内科認定医，日本心臓病学会
　米国心臓学会（AHA）・米国心臓協会（ACC）特別会員
　Thrombosis and Haemostasis 編集委員，Journal of Atherosclerosis and Thrombosis 編集委員，Archives of Medical Science 編集委員

血栓形成と凝固・線溶
―治療に生かせる基礎医学―　　　定価（本体5,000円＋税）

2013年3月12日発行　第1版第1刷 ©

著　者　　浦野哲盟
　　　　　後藤信哉

発行者　　株式会社　メディカル・サイエンス・インターナショナル
　　　　　　代表取締役　若松　博
　　　　　東京都文京区本郷1-28-36
　　　　　郵便番号113-0033　電話(03)5804-6050

印刷：アイワード／表紙装丁：トライアンス

ISBN 978-4-89592-736-9 C3047

本書の複製権・翻訳権・上映権・譲渡権・公衆送信権(送信可能化権を含む)は，㈱メディカル・サイエンス・インターナショナルが保有します。
本書を無断で複製する行為(複写，スキャン，デジタルデータ化など)は，「私的使用のための複製」など著作権法上の限られた例外を除き禁じられています．大学，病院，診療所，企業などにおいて，業務上使用する目的(診療，研究活動を含む)で上記の行為を行うことは，その使用範囲が内部的であっても，私的使用には該当せず，違法です．また私的使用に該当する場合であっても，代行業者等の第三者に依頼して上記の行為を行うことは違法となります．

JCOPY〈㈳出版者著作権管理機構 委託出版物〉
本書の無断複写は著作権法上での例外を除き禁じられています．
複写される場合は，そのつど事前に，㈳出版者著作権管理機構
(電話 03-3513-6969，FAX 03-3513-6979，info@jcopy.or.jp)
の許諾を得てください．